The theory of Mastication and Occlusion

咀嚼・咬合論

丹羽 克味
田島 基紀

学建書院

増刷にあたり

　中国の五経の1つに『礼記』がありますが，そのなかに次のような格言があるそうです．

「教うるは，学の半ば」

　この意味を『ことわざ格言小辞典』から借用すると，人に教えることは自分の知識のあいまいなところがはっきりして，自身のためにもよい勉強になるものだ，ということだそうです．同じようなことを，司馬遼太郎先生が『司馬遼太郎の日本史探訪』という著書のなかで，次のように述べられています．
　「私は『竜馬が行く』という小説を書いていて，最後の回を書き終わったときに，ハッと気づいたことがあるんです．ああそうか，と思った．それは書かなければわからないことなので，小説というものは不思議なものです．書くときにはわかってないことが，書いてからわかることがあるんです」．司馬先生も上記の格言を，書くという作業をとおして感じられているのです．
　著者は，平成20年11月，『咀嚼・咬合論』を上梓しました．以来多くの先生方に読んでいただいています．それらの先生方から，内容を解説したセミナーを開いてほしいという要望がありました．そこで21年2月より月1回のペースでセミナーを開催して今日にいたっています．
　そのセミナーで，著者もまさに上記の格言を，身を以て知ることになりました．
　わかりやすく話をしよう，また現象や事象を，理論に即して話をしようとしているうちに，自身の思いもよらなかった理論との結びつきに気づきました．まさに「教うるは学ぶの半ば」です．

　今般，増刷の機会を得，それらを本文に加筆することにしました．第1冊の発行から1年を経ないこの時期に，多少とはいえ内容を追加した増刷版を出すことは，初版本を購入された先生方には本当に申し訳なく思います．
　そこで今回追加した内容を，学建書院のホームページに公開しました．必要があればダウンロードしていただきたいと思っています．また別刷りされたものを希望される場合には，学建書院までご連絡いただけると幸いです．

　最後になりましたが，追加原稿の執筆にあたり，飯田和雄先生には模型づくりで大変お世話になりました．この場をお借りして厚く御礼申し上げます．
　この本が，先生方にとって確実な治療への一助となれば，著者としてこれに勝る喜びはありません．

平成21年8月

丹　羽　克　味

はじめに

　「咬合とはなにか」，著者はこれまで40年余にわたって，あらゆる症例に適用できる咀嚼運動理論（咬合理論）が，はたして存在するのだろうかと悩んできました．そしてようやく1つの結論に到達し，平成15年11月，咬合に関する考えをまとめた小冊子『ベクトル咬合論』を上梓し，世に問うことになりました．
　以来，思いもかけないほど多くの先生方から貴重なお教えや叱責，また励ましをいただきました．私自身あらためて読み直してみますと，間違いや書き足りないところが目につき，機会があれば訂正したいと思っていました．このたび学建書院のご好意により全面改訂の機会を得ることができました．そしてタイトルも『咀嚼・咬合論』として改めて出版できたことは著者の望外の喜びとするところです．

　本書の執筆にあたり，多くの先生方からお教えや協力をいただきました．元明海大学教授 放射線科専門医の山中延元先生からは医学的な面からお教えをいただきました．元奥羽大学教授で友人でもある矢崎 武先生には，貴重な資料やアドバイスだけでなく原稿にまで眼をとおしていただきました．奥羽大学教授 堀内 登先生には，骨の代謝について教えていただきました．明海大学教授 奥村泰彦先生からは，資料や文献について，また同大学准教授 山田英彦先生には物理的な面からお世話になりました．東京医科歯科大学 田島賢一先生には，症例や模型づくりでお世話になりました．友人の田村俊晶先生と榎本 浩先生からは文献や資料，またアドバイスをいただきました．明海大学 花輪小百合先生，池 真樹子先生には文献検索などでお世話になりました．その他，多くの先生方からお教えをいただきました．この場を借りて厚く御礼申し上げます．

　さて著者らは，咀嚼運動の理論や咬合に関して，臨床の場で実践した経験を基に議論を重ねてきました．本書はその到達した結論を踏まえて，『ベクトル咬合論』に加筆訂正したものです．ここに著者の考える「あらゆる症例に適用できる1つの咀嚼運動理論」として体系化することができたと思っています．
　最後に歯ぎしりや顎関節症の治療に関する部分まで触れました．これらの1症例で治療の説明ができるものではありません．しかし歯ぎしりや顎関節症の治療に関する咬合も，小さなインレーの咬合も，なんら異なるところはありません．まったく同じ理論で治療ができるのです．
　この小冊子をお読みいただき，咀嚼機能の原点である咬合について想いを新たに治療にあたっていただきたいと願っています．また本書が咀嚼運動や咬合に関して再考する一石になれば，これに勝る喜びはありません．

　著者は本書をとおして咀嚼運動の理論をすべて解き明かしたとは考えていません．むしろ本書はその入り口にあると思っています．真の理論の確立とは，臨床医一人ひとりの理論に対する理解と，それを臨床の場で実践し，そこに発生した矛盾を解決しようとする試行錯誤のなかから時間をかけて解き明かされ，自己修正されながら導き出されるものなのです．そして確立された理論とは，すべての症例に理論的に説明ができること，臨床的に適用できる1つの理論でなければなりません．したがって本書は，その一里塚の1つにすぎないのです．咀嚼理論が確立された暁こそ，歯科医学の発展にとって真のスタートの切られるときではないでしょうか．

平成20年10月

丹羽　克味
田島　基紀

Contents

Prologue すべての症例に適用できる理論の確立を　1

基礎編 咬合の確立と構成

Part 1 咬合面は変化する　6
　　Summary 咬耗という生理現象　8

Part 2 咬合面は，なぜ存在するのか　9
　1　咬合面傾斜角度は，正常咬合への誘導のため　9
　2　第一大臼歯の早期萌出は，咬合高径の確立のため　10
　3　1対2歯咬合は，正常排列への誘導のため　11
　4　第一小臼歯の萌出によって，咬合平面は確立する　12
　5　第二大臼歯の晩期萌出は，中心位と中心咬合位の一致のため　13
　6　上下顎歯の半咬頭のずれは，咀嚼運動の円滑化のため　14
　7　咬合面傾斜角度は，顎骨の発育に影響する　15
　　Summary 咬合面傾斜角度は，便宜形態である　16

Part 3 咬合面の害　18
　1　咬合性外傷を発生させる　18
　2　咬耗は，咬合性外傷を防止する　20
　3　食片圧入の発生は，1対2歯咬合のため　21
　4　咬耗は，食片圧入を防止する　22
　5　咬合面形態は，歯冠や歯根破折の原因となる　23
　6　咬耗と根管の存在は，歯根破折を防止する　24
　　Summary 昔の無縫冠（SP冠）は長持ちしたか　28

Part 4 咬耗の功罪　29
　1　咬合高径の低下をきたす　29
　2　咬合性外傷の発生につながる　30
　3　咬耗は，咬合を不安定にするか　30
　4　歯冠破折を起こす　31
　5　咬耗は咬合を完成させる　32
　　Summary 利益と弊害の二面性　35

Part 5 咬合性外傷の存在とは　36
　1　咬合性外傷の発生メカニズム　36
　2　咬合性外傷は，異常な咬合からの回避現象　37
　3　歯ぎしりやくいしばりは，異常な咬合に対する修復行為　38
　　Summary 為害作用の裏に隠されたもの　40

Part 6　咬合平面の形　42
1　モンソンの 8 インチ球面は，咬合安定の基本形　42
2　スピーの彎曲は，咀嚼運動の円滑化と歯の近心移動を促す　43
3　ウィルソンの彎曲は，側方運動の安定をはかる　44
4　咬合高径と咬合平面のレベルは，どこにあるのか　46
　　Summary　木をみて，森をみず　49

Part 7　隣接歯の関係　50
1　歯の近心傾斜は，大臼歯の萌出方向と歯冠形態による　50
2　臼歯部のわずかな咬合変化が，前歯排列に影響する　51
3　歯冠修復後の食片圧入は，咬合調整不良による　52
4　歯の挺出のもつ意味　53
　　Summary　歯は群れて安定する　55

Part 8　顎関節の機能　56
1　顎関節は，咬合力に耐える構造ではない　56
2　咀嚼時の顎関節は，まったく自由な動きをする　58
3　下顎頭の前下方への移動は，大臼歯部の顎間距離を大きくとるため　59
4　咬合高径の急激な低下や挙上のもたらすもの　61
5　エックス線写真でみる顎関節　63
　　Summary　強いようで弱く，弱いようで強い組織　65

Part 9　中心位と中心咬合位　66
　　Summary　重要視されない大切な顎位　74

Part 10　中心位への誘導　75
1　ドーソンテクニック　77
2　オトガイ誘導法　77
3　ヒポクラテス変法　77
4　水平位誘導法　78
　　Summary　中心位への誘導とは　80

理論編
新しい咀嚼運動理論

Part 11 顎の動きは咬合面で決まる　82
　　　Summary　さまざまなかみ合わせの理論　84

Part 12 リンガライズドオクルージョン　85
　　　Summary　兄弟のようで実は他人　89

Part 13 理想的なかみ合わせ　93
　1　顎位が，正しい位置関係にあること　93
　2　スピーの彎曲とウィルソンの彎曲を付与すること　96
　3　咬合は，リンガライズドオクルージョンにすること　98
　4　側方滑走運動は，グループファンクションにすること　99
　5　片側性均衡が成り立つようにすること　99
　　　Summary　歯科治療で最もむずかしいものとは　101

Part 14 正常なかみ合わせの要件　103
　　　Summary　正常咬合の大切な要件とは　106

Part 15 かみ合わせの確立と安定　107
　1　オーバージェットやオープンバイトは，咬合異常ではない　107
　2　前歯は，咀嚼運動や咬合の安定に関与しない　109
　3　咬合高径の確立は，顎骨と咀嚼筋の発育バランスによる　110
　4　咬合の主力は，年齢とともに第一大臼歯から第二大臼歯に移る　113
　5　咬合高径の維持と咬合の安定は，$\frac{7-4|4-7}{7-4|4-7}$ で決まる　114
　6　咬合の安定は，最終咬合接触点の均等な咬合力にある　116
　7　咬合の長期安定は，対合する歯の材質によって左右される　117
　8　咬合高径は，加齢とともに徐々に低下する　118
　9　咬合高径は，治療に伴い低下する　120
　10　咬合高径と咬合平面は，つくるもの　122
　　　Summary　1回の通院に込めるもの　125

Part 16 咀嚼とは　130
　　　Summary　もう一度，咀嚼とは　133

Part 17 新しい咀嚼運動論　134
　1　破砕運動とは　135
　2　すりつぶし運動とは　135
　3　咀嚼運動とは　137
　4　側方滑走運動の役割とは　138
　5　前歯の役割とは　139
　6　咬合様式とは　141
　　　❶犬歯誘導　141
　　　❷フルバランスドオクルージョン　143
　　　❸グループファンクションオクルージョン　144

　　　　　7　正常咬合の具体的基準とは　145
　　　　　　　Summary　咀嚼という機能を支配する理論は1つ　150

実践編　新理論からみた臨床

Part 18　歯科治療のもたらすもの　152
　　　　　　Summary　レベルの高い医療とは　156

Part 19　かみ合わせの診断と治療　158
　　1　局所的な咬合異常　158
　　　　❶咀嚼時に原因不明の咬合痛があるとき　158
　　　　❷習慣性に同じ部位の頬や唇をかむとき　159
　　　　❸臼歯部の陶材冠に咬頭破折がみられるとき　160
　　　　❹咬頭頂にエナメル質の崩れや，唇面にクラックがみられるとき　161
　　　　❺隣接面に食片圧入がみられるとき　161
　　　　❻抜歯後放置したため，隣在歯の傾斜や対合歯の挺出がみられるとき　162
　　　　❼上下顎臼歯の一部が咬合せず，低位になっているとき　164
　　　　❽咬耗によりエナメル破折や咬合性外傷の発生があるとき　165
　　　　❾根尖部に原因不明の歯根吸収がみられるとき　166
　　　　❿特定の歯の歯根周囲に骨吸収がみられるとき　167
　　2　全顎的な咬合異常　168
　　　　⓫最大の咬合力でタッピングができないとき　168
　　　　⓬咬合高径が，低位になっているとき　170
　　　　⓭上下顎前歯がぶつかり，動揺がみられるとき　172
　　　　⓮咬耗によって咬合平面が逆ウィルソンの彎曲を呈するとき　174
　　　　⓯歯ぎしりやくいしばりの症状が存在するとき　175
　　　　⓰顎関節症の症状がみられるとき　175
　　　　　Summary　千里の堤も蟻の一穴から　176

Part 20　かみ合わせの調整　177
　　1　咬合調整は，治療のなかで最も軽視された存在である　177
　　2　咬合は日々変化するほどデリケートな存在である　178
　　3　口腔は唯一にして究極の咬合器である　179
　　4　咬合の診査と調整は，なんのために行うのか　181
　　5　咬合調整は，数ミクロンの精度で削合調整する　184
　　6　咬合調整は，どのような手順で行い，どこで終了とするか　186
　　7　リンガライズドオクルージョンとグループファンクションへの咬合調整　188
　　8　咬耗した歯の咬合調整　189
　　9　歯ぎしりやくいしばりで歯周組織が障害を受けることはない　190
　　　　　Summary　歯科治療は咬合に始まり咬合に終わる　192

Part 21　咬合器の役割　193
　　1　有歯顎の咬合診査における咬合器の使用　194
　　2　全部床義歯における咬合器の使用　197
　　　　　Summary　咬合器が語る咬合　201

Part 22	ブラキシズムの治療　203	
	Summary　打つ手がないときの一手　206	
Part 23	顎関節症の治療　207	
	Summary　すべてのケースに適用できる咬合様式　212	
Epilogue	真の理論とは，すべての症例に適用できる理論　213	

Column
- 人工歯の咬合面からみえるもの　17
- 天然歯でも歯根破折は起こる　27
- 歯周疾患の病因とは　40
- ナソロジーのあれこれ　91
- 人体の成長発育と諸器官の機能　112
- 歯列矯正治療に伴う $\frac{4|4}{4|4}$ 抜歯に想うこと　128
- 現代人の食生活と骨格　157
- 顎関節症の病因とは　191
- 自分の音を奏でる　202

Clinical hint
- 歯根破折を起こしにくいコア形態　102
- コアはアンレーと考える　102
- コーヌスデンチャーは咬合力学的に成り立たない　126
- ブーツポンティック　127

参考文献　217
索　引　221

Prologue
すべての症例に適用できる理論の確立を

　難症例の全部床義歯をいかに安定させるか，そのために，これまで1世紀以上にわたってさまざまな咬合理論が出現し，それに伴って多くの技術や方法が報告されてきました．またここ半世紀では有歯顎の咬合についても論じられるようになりました．

　しかしこれまでの歯科学の発展を振り返って一言で言い換えるならば，その発展はおもに材料の進歩によるもので，咀嚼運動などの理論的な解明から導かれた発展ではなかった，といっても過言ではありません．

　もちろん材料の進歩は，それ自体が歯科治療の発展につながることは確かです．その開発によって新しい技術や理論が生まれることもあります．しかしこの材料の開発も，歯学を専門とする研究者によってなされたというより，ほかの分野の方々によってつくられたものを臨床に利用したにすぎないのです．

統一した咬合理論の確立

　最近出版された咬合に関する数々の解説書を拝見すると，記述が非常に複雑で，それを読んだだけでは臨床のさまざまなケースにどのように対処したらよいのか苦慮します．

　このことは，著者が40年ほど昔に，咬合に疑問を抱いたころと少しも変わりがありません．その複雑さの根源は，すべての臨床例に適用できる統一した咀嚼理論がいまだ確立されていないことにあると思います．

　本書では，小さなインレーから義歯，さらにはインプラントまで，あらゆる症例に適用できる1つの咀嚼理論とはどのような理論か，という咀嚼の根幹にかかわる問題について著者の考えを述べてみたいと思います．

シンプルで美しいもの

　アインシュタインが，自身の研究成果について述べたものを読んだことがあります．そのなかで最も印象に残ったことばがあります．

　それは「自然現象をむずかしい理論や数式によって解明するが，最後に到達した結論はきわめてシンプルな式になり，それはまた非常に美しいかたちである」，という意味のものでした．

　このことは自然科学に限ったことではなく，われわれが日常遭遇する患者さんの治療にもあてはまるように思います．むずかしい理論や技術を駆使しなければならない治療は，まだ本当に治療法として確立されたものではないのです．

　その最たるものが癌の治療でしょう．たとえば化膿などの感染症は，病因は化膿菌による感染であり，抗生物質の投与によって治癒します．

　このように癌を治療する手立ては本来薬によるのが理想であり，アインシュタインのいう美しい姿ではないでしょうか．しかしまだそのような特効薬がないため，外科手術や化学療法，そして放射線治療などが行われて

います．これらの治療法は特殊でむずかしい技術を必要とし，また患者さんに与える苦痛も甚大なものがあります．

歯科治療に求められるもの

ひるがえって歯科治療に眼を向けると，抜髄や感染根管処置などは非常に技術的にむずかしく，患者さんの口腔の状態や歯根の解剖学的形態によっては治療が不可能な場合もあります．

また補綴学領域で用いられるパントグラフなどは，きわめて緻密で高度な技術を要します．しかしそれがその後どのように日常の臨床に役立っているのか，言い換えるとパントグラフによる測定が咀嚼運動を左右するほど重要な数値を表しているのか．あるいはそこから導かれたわずかな数値の違いが，患者さんの顎の動きを左右するほどのものなのか，まだまだ顎の動きと咬合との関係はよくわかっていないように思います．

したがって歯科治療のなかにも，未完成であるといわざるを得ないものが多々あるように思われてなりません．

咀嚼理論の原点

「咬合」ということばは臨床の場では日常的によく用いられますが，実はこれがわかっているようで，よくわからないのです．歯科医師によっては十人十色の咬合に対する考え方があるのです．

正常咬合という用語を専門書で調べると，「咬頭嵌合位において，上下顎の歯が解剖学的に正常と思われる咬合状態にある場合をいう」とあります．

このなかの「正常と思われる」という記述は，正しい咬合の具体的な基準が定まっていないことを表しているのではないでしょうか．ましてや咬合不良とはどのような咬合をいうのか，さらに咬合面形態と咀嚼運動の関係などは，まったくわかっていないのです．

著者の考える咀嚼理論の原点は，「歯の咬合面は，萌出したときの形態がそのまま一生不変ではなく，年齢とともに変化する」．そして「年齢に相応して咬耗した咬合面形態こそ，その人にとって最も適した形態である」というところにあります．そしてそこから導かれる咬合から，正常咬合や異常咬合が明確に定義づけられるのです．

歯や顎骨および周囲組織に関して生来備わっている形態，そしてそれらが年齢とともに変化する様を機能の面から考え，その意味を追求することは，咀嚼運動とはどうあるのかを生体から気づかされ，教えられることになるのです．本書は，ここに軸足を置きながら話を進めたいと思います．

すべての症例に適用できる理論

ここで提示する咀嚼理論とは，インレーに始まり，部分床義歯や全部床義歯はいうに及ばず，歯周疾患やインプラントも含めた有歯顎すべて，さらに顎関節症などの治療にも適用できる1つの理論です．そしてきわめて単純明解な理論です．

著者の提唱する咀嚼理論は，「上下顎の咬合平面は，モンソン球面を基準とした球面であるとします．そして上下顎の2つの球面がぴったり適合し，前後左右に自由に滑走運動するところに最良の咬合がある」とするものです．

著者は，この理論を「ベクトル咬合理論　Vector Occlusion Theory」と名づけています．

　本書の内容は難解なものではありません．歯科知識の少しある方なら，どなたでも簡単に理解できます．
　したがって全編をとおして，技工士や衛生士の方々にも読んでいただきたいと思っています．内容によっては，技工士や衛生士の業務内容と特別に関係の深い章があります．これらのスタッフとつながりをもつ章では，冒頭にその旨を記しています．
　大切なことは，チームとして同じ理論を共有し，おなじ理念に立って診療にあたることではないでしょうか．

注1）かみ合わせと咬合の用語について

　「かみ合わせ」と「咬合」という用語が出てきます．一般的には，これらは同じ意味として扱われていることが多いのですが，本書では明確に区別しておきたいと思います．
　萌出直後の上下顎臼歯は，咬頭嵌合をするように萌出し，その完了時には咬頭対窩が咬合してかみ合います．そして最終的に咬合した顎位が，咬頭嵌合位となります．
　そこで咬頭嵌合位や咬頭対窩の最大咬合接触位など，すべてを総合して「**かみ合わせ**」とよぶことにします．
　一方「**咬合**」とは，上記の咬頭対窩の咬合接触状態のみを表す用語として，両者を区別して使い分けることにします．

注2）咀嚼理論と咬合理論について

　この2つの用語は，一般的には同じ意味合いで用いられています．しかし左記したかみ合わせと咬合の使い分けから，本書では，この2つは明確に異なった扱いになります．
　「**咬合理論**」とは，上下顎臼歯の咬合接触を扱う理論をいい，「**咀嚼理論**」とは，食塊を咀嚼する運動を扱う理論をいうことにします．したがってこれまで一般的に顎運動理論とよばれている用語と同義語になります．
　ただ顎運動ということばの意味は，咀嚼運動とそうでない顎自体の運動の場合があります．たとえば下顎の限界運動など咀嚼と関係のない運動もあります．
　そこで本書では，顎運動理論とも明確に区別し，咀嚼にかかわる歯や顎の運動理論を「**咀嚼（運動）理論**」とよぶことにします．

注3）生理的咬耗，非生理的咬耗，咬耗不全について

　本書では咬耗した咬合面を3つのグループに分けて扱っています．
　生理的咬耗とは，咬耗した咬合面が咬合平面と平行になっている状態をいいます．
　非生理的咬耗とは，咬耗よって咬合面が頬舌的に斜めに傾斜した状態をいいます．
　咬耗不全とは，年齢を経てもほとんど咬耗のみられない咬合面をいいます．このなかには若いころ金属製の歯冠修復物が装着されたため，老人になっても咬耗のみられない場合も含まれます．
　非生理的咬耗と咬耗不全のなかには，咬合性外傷や歯周疾患を伴う場合と伴わない場合とがあります．疾患がみられる場合は治療の対象になります．

基礎編

咬合の確立と構成

Part 1

咬合面は変化する

咬耗とは,「上下顎歯の咬合によって咬合面に起こったエナメル質および象牙質の摩耗」と成書には記載されています.

咬合と咬耗の関係については,ほとんど非生理的咬耗の害作用について触れられているだけです.本章では,咬耗によって変化する咬合面形態と咬合とのかかわりについて考えてみたいと思います.

10歳代と80歳代の咬合面

図1に10歳代で萌出が完了した上下顎歯の咬合面と,80歳代の咬合面を示します.またそれらが正常に咬合した状態を図2に示します.上下顎の歯が正常に咬合した状態とは,上顎歯が下顎歯に対して半咬頭外側にずれた状態をいいます.

咬耗していない歯の咬合面の傾斜角度は,図3に示すように30～35度もあります.スキーの経験がある方ならおわかりだと思いますが,30度以上の斜面に立つと,下は垂直に感じられるほどの急斜面です.

平坦な咬合面

この急斜面が,その後40年,50年と咀嚼を行うことによって,80歳代の歯のように斜面がほとんどなくなり,平坦な咬合面に変化します.もちろんこのようなケースは,金属製の歯冠修復物などによる治療をまったく受けていない場合の変化です.

図4に示す写真は,日置 誠先生がオーストラリアの原住民(アボリジニ)の咬耗について調査された文献からのものです.咬合面をみると上下顎ともに平らに咬耗しているのがわかります.図5の写真は,井上直彦先生の文献から拝借したものです.鎌倉時代と縄文時代の比較で示された写真です.いずれの歯も本文で示した80歳の患者さんとまったく同じ平らな咬合面を呈しています.

これらの歯は,長年の咀嚼によって咬合面が平坦な形態に形づくられたものであることは明らかです.加齢に伴い咬合面は平坦になっていくのが自然の流れです.硬い食品が食生活の中心であったアボリジニや日本の古い時代では,歯の摩耗はさぞかし著しかったものと推測されます.井上直彦先生による縄文時代の日本人の調査があります.対象数は72体で,このうち咬耗のあったものが66体,そのうち48体(67%)に象牙質を超える咬耗があったと報告されています.これまでの説明のように,歯科治療などがまったく行われていなかった古代人において,咬合面が平坦になっていくのは自然の流れであり,それによって咀嚼機能が障害を受けることはありませんでした.

年齢とともに変化する咬合面形態

このように咬合面の形態は生涯不変ではなく,年齢とともに変化するものです.これはあたり前のことであり,成書ではごく自然な生理的現象として記載されています.

しかしこれまでの咬合に関する解説書などでは,萌出直後のような形態

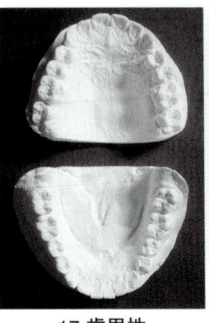
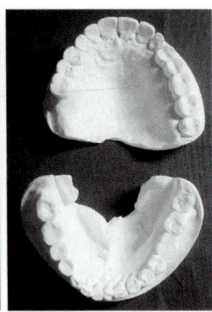

17歳男性　　80歳女性

1 咬合面の形態

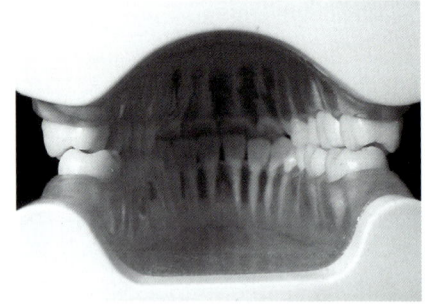

2 半咬頭ずれて正常に咬合した状態

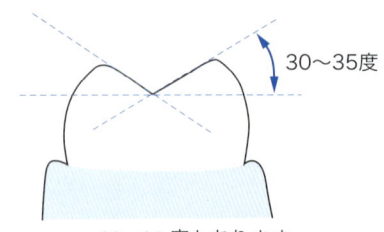

30～35度もあります.

3 咬合面傾斜角度

をした歯の咬合について解説されているのがほとんどで，咬耗した咬合面と咬合を関連づけて解説したものを拝見したことがありません．

この「年齢とともに変化する咬合面の形態にこそ，咬合の最も重要で基本的な原則が存在する」のです．

咬合面の咬耗による変化の意味するもの

咬合面の咬耗を詳細に観察すると，歯の咬合面傾斜角度は年齢とともに鈍化します．その咬耗の様相は皆一様で，高齢になると水平な咬合面となり，その面は平坦になります．

この事実の意味するものは何でしょうか．

それは咬合面の咬耗による変化は，「顎関節の顆路傾斜角度と咬合面傾斜角度とは，なんら相関をもつものではない」ことを表しているのです．

咀嚼運動時の歯の動きは，顎関節の形態や下顎頭の動きになんら制約されるものでなく，すべての人で咬合面を水平に咬耗させるような動きをしている，と考えざるを得ないのです．

そして80歳の咬合面に代表されるように，咀嚼運動によって咬耗した咬合面が等しく平坦になっても，なんの支障もなく咀嚼を行っています．

それでは咀嚼時の歯や顎の動きは，何によって導かれているのでしょうか(詳しくは Part 11 参照)．

咬耗によって平坦化する咬合面

咬耗はいつも理想的な状態で起こるとは限りません．人によっては非生理的咬耗とよばれる状態を呈することがあります．そのような状態では思わぬ害作用が発生する場合があります(詳しくは Part 4 参照)．

咬合学の成書によると，咬耗によって平坦になった天然歯では，垂直方向の咬合圧(本書で扱う垂直ベクトルと同義語)は，歯にとって非生理的なストレスを加えることになるので有害とされています．さらに咬耗した咬合面は，咬合関係の永久的な破壊につながるとされています．その根拠は，咬耗した咬合面は平坦で，ここに大きな咬合圧が加わると考えられるためでしょう．

そこで傾斜角度をもつ萌出直後のような咬合面を理想形とし，それによって咬合圧を分散させ，歯根が受ける咬合圧の負担を防ぐというものです．

しかし，ほんとうにそうでしょうか．

臨床において，生理的な咬耗によって平坦化した咬合面をよくみかけますが，それらの歯は健全で，周囲の骨の破壊がみられないのはどうしてでしょうか．

図6に示す下顎模型とパノラマエックス線写真は，先に示した80歳の患者さんのものです．この写真からも歯周疾患はみられません．歯に加わる垂直圧(歯軸方向に加わる咬合圧)は，その患者さんの最大咬合力によっても歯周囲組織の破壊につながることはないのです．患者さんは，これまで上顎右側第二大臼歯の喪失以外，臼歯ではう蝕が1本もなく経過してきました．

側方ベクトルの発生

問題は歯軸に対し直角方向に加わる力，すなわち側方ベクトルの発生です．側方ベクトルは斜面を有する咬合面から発生し，これが咬合によって

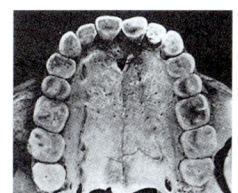
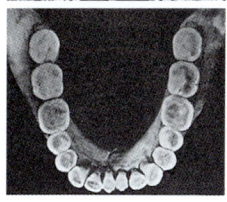

4 オーストラリア原住民の咬耗した咬合面
(日置 誠：歯界展望，第54巻 第4号，昭和54年10月)

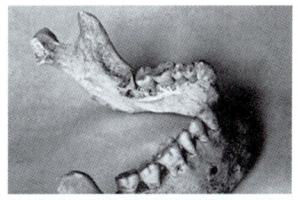
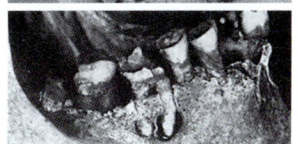

5 鎌倉時代(上)と縄文時代(下)の咬合面
(井上直彦：歯界展望，第56巻 第6号，昭和55年12月)

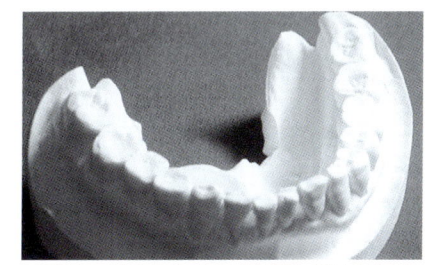

咀嚼機能に障害はなく，咬合面と顆路角とは，なんら相関がないことを物語っています．

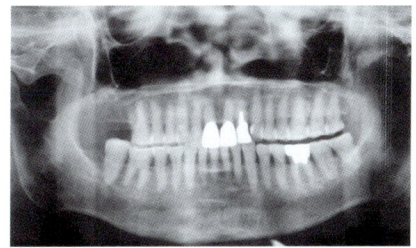

同じ患者さんのパノラマエックス線写真です．歯周疾患はみられません．

6 80歳の患者さん：咬耗によって平坦化した咬合面

歯をゆする力となるのです．

　この側方ベクトルがなぜ有害なのか，それはどうして発生するのか，そしてそれを防ぐにはどうしたらよいのか．そのことを明らかにすることが本書の目的であり，著者の提唱する咀嚼理論の原点がここにあります．

　それでは歯は，なんのために咬合面傾斜角度をもって萌出するのでしょうか（詳しくは Part 2 参照）．

Summary

咬耗という生理現象

　咬耗に起因する咬合上の問題点について，ある専門書では，「臼歯部の咬合面や咬頭の傾斜角は，アンテリアガイダンスやポステリアガイダンスと調和がとれていることが必要」とあります．このことからすると，咬耗によって平坦化した咬合面は，ポステリアガイダンスなどと調和がとれなくなると考えられます．

　また別の専門書では，「萌出直後の歯の対合歯との接触は点接触で始まり，その後，機能活動によって面接触へと変化する．そしてその咬耗面は徐々に顎運動と調和した面となり，咬耗の状態はポステリアガイダンスとうまく調和し，機能的にも最良の状態となり，歯列の成熟期ともいえる時期をむかえる．その時期をすぎると咬耗過多の時期へと進む」とあります．

　そして「この咬耗過多の病的な状態は歯の負担荷重を引き起こし，歯周病増悪の原因となる」と記載されています．

　これらの記述から，著者は1つの物足りなさを感じます．それは咬耗した歯がポステリアガイダンスと調和がとれなくなった結果，日常生活においてどのような不都合が起きているのかということです．そのことに関して記述から唯一読みとれるのが，歯周病増悪の原因という事項です．

　では歯周疾患で咬耗が原因して増悪した病態と，そうでないものとはどのように異なるのでしょうか．もし区別ができないなら，歯周病で増悪した症例について，ポステリアガイダンスと調和のとれていない状態とは，どのような咬耗した咬合面を呈しているのかという実例を知りたいのです．しかしそれらの提示がありません．

　歯が咬耗によって機能的に最良の状態となった咬合面とは，顆路傾斜角度と調和がとれていることなのでしょうか．ということは萌出したばかりの歯では，まだ顎運動と調和がよくとれていないのでしょうか．

　それをいえるのは，顎運動とはどんな動きをする運動であるかが解明されていること，そしてその測定精度がμm単位でなければなりません．

　なぜなら上下顎歯の咬合接触は10μm前後の誤差内にあるからです．したがって測定にもその精度が要求されるのです．パントグラフはこの精度で測定し，咬合器上にその精度で再現できているのでしょうか．

　上下顎歯の咬合接触の精度と，顆路角の測定や咬合器による再現精度を比較すると，後者は二桁くらい精度が悪いのです．

　調和がとれているか否かは，これらの条件がみたされて初めていえることなのです．

　咬耗とは，人類が地上に誕生して以来有している生理的現象です．本文で記載したように，古代人の歯は咬耗から免れることはできませんでした．しかし咬耗に対して，人体は調和をとるための，いわゆる順応としての機能を有しているのです．そして咬耗に起因する咀嚼上の不都合はなんら存在しないのです（詳しくはPart 8，5節参照）．

　生理的に咬耗した咬合面は，著者の提唱する咀嚼運動理論の根底になっている咬合面なのです．

　そして繰り返しになりますが，その咬合面の傾斜角度は顆路傾斜角度となんら関係がないのです．

Part 2 咬合面は，なぜ存在するのか

歯の咬合面が傾斜角度をもった形態として萌出するのはなぜでしょうか．もし80歳代の歯のように，咬耗した咬合面形態が最も理想的なものであれば，最初からそのような形態をした歯が萌出すればよいわけです．しかし現実はそうではありません．そこで本章では，咬合面傾斜角度を有する歯が萌出する意義について考えてみたいと思います．

1 咬合面傾斜角度は正常咬合への誘導のため

仮に歯冠形態が**図7**に示すような台形をしているとします．これが図のようにずれた位置関係で萌出し咬合したとします．この場合，上下顎の歯は永久にこのままの位置となり，図のように半咬頭がずれて正常な咬合関係になることは永久にありません．

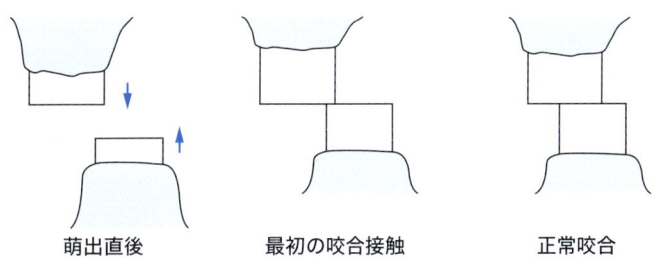

7 仮に平坦な咬合面では，最初に咬合接触した位置から正常な咬合関係に変わることはありません．

しかし咬合面が**図8**に示すような傾斜角度を有する形態をしていると，最初の接触位置がずれていても，萌出に伴い傾斜角度の影響でだんだん中央に移動し，正常な咬合関係に落ち着くことになります．また**図9**に示すように，上下顎歯で萌出方向（歯軸方向）が多少ずれていても，咬合面傾斜角度の影響で微調整が可能になります．

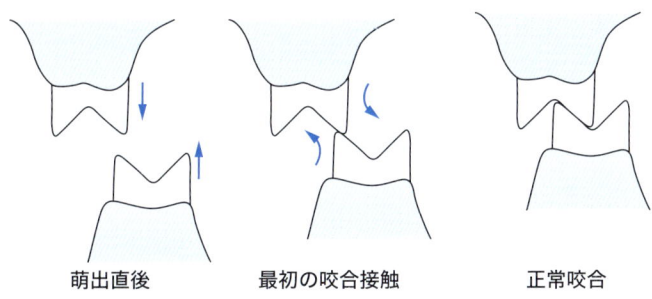

8 咬合面傾斜角度によって最初の咬合接触位置がずれていても，正常咬合に誘導されます．

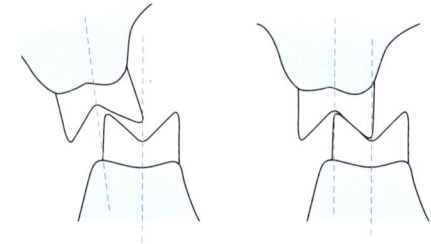

9 萌出方向が多少ずれていても，咬合面傾斜角度によって微調整されます．

すなわち歯の咬合面傾斜角度のもつ役割の1つは，萌出に伴い，上下顎歯を正常な咬合関係へ誘導することです．

咬合面傾斜角度 30 度の意味

　ここに咬合面傾斜角度 30 度の意味があるのです．30 度より小さい角度では，萌出圧に対し歯を移動させる側方圧の発生が小さいため，正常咬合への誘導がうまくできないのです．

　逆に角度が大きいと，萌出後の咀嚼運動や咬耗が健全に行えず，やがて咬合性外傷から骨の破壊につながります．

　そのようなことから咬合面傾斜角度としては，30 度あたりが最も適した角度であると考えることができます．

臼歯の正常な咬合関係の構築

　上下のまったく独立した顎堤から，ほぼ同時期に萌出してくる第一大臼歯をはじめとする臼歯の正常咬合を構築するためには，この咬合面傾斜角度はどうしても具備しなければならない要素であり，そのはたす役割は大きいのです．

　さらに咬合面傾斜角度は，正常な歯の排列や顎骨の発育など，さまざまな役割を担っているのです．

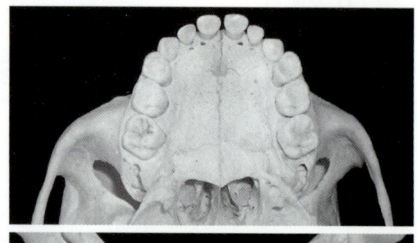
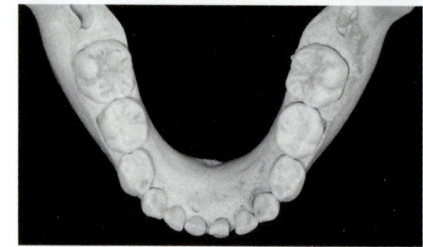

第一大臼歯は咬合高径を確立するための重要な役割を担っています．

2　第一大臼歯の早期萌出は咬合高径の確立のため

　第一大臼歯は図 10（上）に示すように，6 歳ころに永久歯臼歯群のなかで最初に，第二乳臼歯の後方に萌出してきます．

　上下顎の第一大臼歯は，1 節で述べたような過程を経て正常に咬合しますが，この第一大臼歯が臼歯群のなかで最初に萌出するのは，それなりの理由があります．ここでは，そのことについて考えてみます．

不安定な咬合高径

　仮に第一大臼歯が最初に萌出せず，乳臼歯の脱落のあとに第一小臼歯から順次萌出する交換の仕組みであるとします．このような場合には，永久歯との交換のため歯根吸収を伴った乳臼歯や，乳歯が脱落したあと永久歯の萌出が完了するまでのあいだは，顎位すなわち咬合高径が非常に不安定になります．

　次々に萌出してくる永久歯根が未完成なるがゆえに，それらによって咬合高径が正確に確保されることはむずかしいでしょう．また発育盛りの小児の摂食に際して，ぐらついた乳歯や未完成な根では，その役割を担うことはできません．

第一大臼歯の早期萌出の役割

　そこで第一大臼歯は，図 10（上）のようにこれらの役割をはたすため早期に萌出し，とくに咬合高径を確立し維持するための重要な役割を担っているのです．

　第一大臼歯の萌出後も顎骨や筋肉は発育をつづけるでしょう．それらの発育からもたらされる顎位の変化に，第一大臼歯単独ならば十分対応することができるのです．顎骨と咀嚼筋の発達に伴い，咬合高径の不足分は萌出しながら常に咬合を維持するように対応します．

咬合高径の確立と咬合の安定

　そして図 10（下）に示すように 13〜14 歳ころに第二大臼歯が萌出し，大

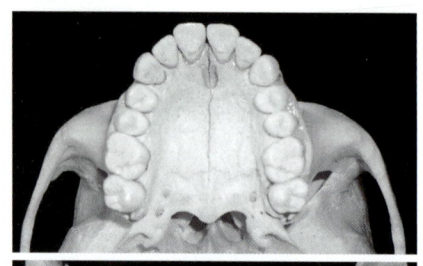
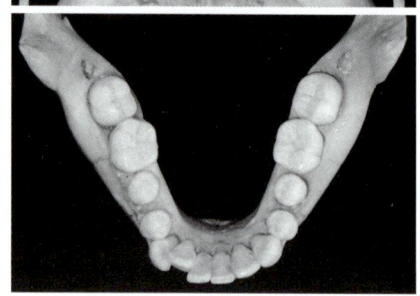

第二大臼歯の萌出と顎骨発育の完成によって，咬合高径と咬合が安定します．

図 10　第一大臼歯の早期萌出

人の顎骨として咬合高径の確立と，咬合の安定をはかることになります．

咬合高径の確立とは，顎関節との調和，すなわち中心位と中心咬合位の一致した関係がはかられていることです．

第一大臼歯は咬合高径の確立に役割をはたしたあとも，引きつづき咬合高径の維持，そして咬合の安定にとって重要な役割を担っていくのです．

3　1対2歯咬合は正常排列への誘導のため

第一大臼歯の萌出した6歳以後，しばらくはほかの永久歯の萌出はなく推移します．そして8〜9歳ころから小臼歯や犬歯の萌出が始まります．

歯の交換の順序

一般的な交換の順序をみると，図11のようにまず男子では上顎第一小臼歯，次いで下顎犬歯が萌出します．女子では下顎犬歯，次いで上顎第一小臼歯が萌出します．その後，下顎第一小臼歯，上顎犬歯，第二小臼歯の順序に萌出します．

なぜこのような複雑な萌出の仕方をするのでしょうか．

脇坂 聡先生の記述によると萌出の順序は歯の発生開始の順序とかかわりがあるとのことです．では発生順序を決定しているのはなにか，ということについてはよくわかっていないようです．

この一見無秩序に萌出する歯でも，そこにはスムーズな咬合平面を形成する巧妙な仕掛けがあるのです．

永久歯が正常に排列するための巧妙なメカニズム

図12に上下顎が正常に咬合した状態を側面と咬合面からみたものを示します．それぞれの歯は1対2歯の咬合をしています．そして犬歯以後の臼歯はほぼ直線状に排列しています．この一見複雑な萌出の仕方とほぼ直線状の排列には，咬合平面がスムーズに排列されるための巧妙なメカニズムが存在するのです．

スムーズな咬合平面が形成される理由

図13に1対2歯の咬合によってスムーズな咬合平面が形成される理由を説明します．

それは近遠心的に半咬頭がずれて咬合することによって，萌出時期のずれた臼歯でも，隣り合った歯は必ず同じレベルまで萌出し，そこで止まることになります．そこで隣り合った歯は隣接面の高さがそろい，スムーズな咬合平面が形成されることになります．

この咬合の仕方は，平坦な咬合平面のレベルに，それぞれの歯を揃えるための唯一の方法なのです．すなわち1対2歯の咬合関係になっているのは，萌出時期がずれていても犬歯や小臼歯を正常な排列にし，フラットな咬合平面を構築するためです．

第一大臼歯のはたす役割

そのためにも第一大臼歯が早期に萌出し，咬合高径が確立していることは，正常排列にとって重要な役割をはたしていることになります．もちろん臼歯群の歯冠長はみな同じで，顎間距離に対し調和のとれた長さである，という遺伝情報を有しているでしょう．

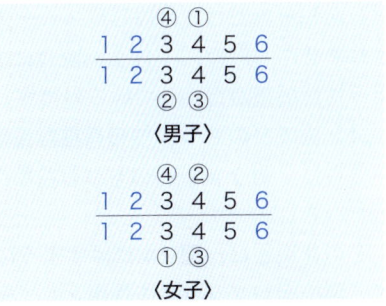

図11　歯の交換順序

$\dfrac{1\ 2\ 6}{1\ 2\ 6}$ はすでに萌出しています．

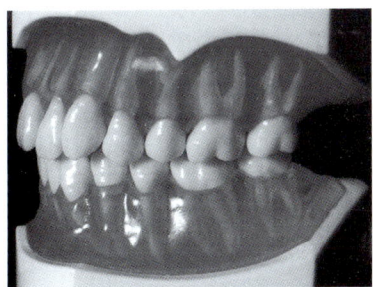

犬歯より後方の臼歯は1対2歯咬合をしています．

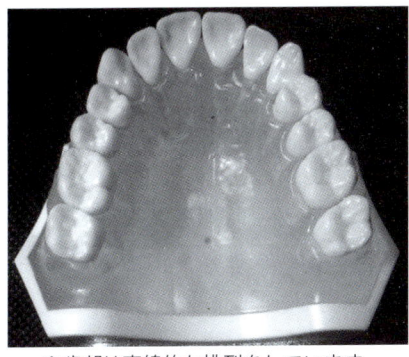

臼歯部は直線的な排列をしています．

図12　上下顎が正常に咬合した状態

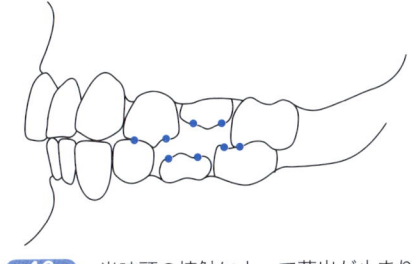

図13　半咬頭の接触によって萌出が止まり，スムーズな咬合平面が形成されます．

しかしそれだけでは決してスムーズな咬合平面と緊密な咬合関係は構築されません．最後に1対2歯咬合によって隣在歯の隣接面のレベルが合うように微調整が行われているのです．

1対2歯咬合のもう1つの有益な役割

さらに1対2歯咬合のもつ有益な作用は，食塊をグリップする働きを有していることです．

その作用とは，**図14**に示すように食塊が隣接面にはみ出すことによって，隣接面がグリップの作用として働いているのです．ここに対合歯の咬頭が入り込むことによって，食塊が動かず破砕され，咀嚼効率が上がることになります．

ここでいう食塊とは，軟らかくてかみ切るのに苦労するようなもの，たとえば「こんにゃく」のようなものをさします．これに対してピーナッツのような食材を破砕するには，1対2歯咬合でなく，どのような咬合関係でも咀嚼できます．

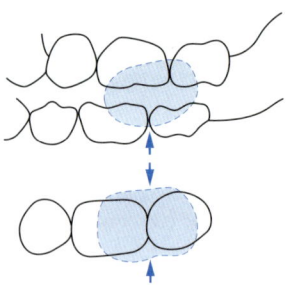

14 隣接面の隅角部は，食品をグリップする機能を有しています．

4　第一小臼歯の萌出によって咬合平面は確立する

3節で述べたように，第一大臼歯が萌出したのちの永久歯の萌出順序をみると，犬歯から第二小臼歯までの犬歯小臼歯群のうちで，最初に萌出するのが第一小臼歯です．

なぜ第一小臼歯が最初に萌出するのか

萌出の一般的な順序は，男子では最初に上顎第一小臼歯，次いで下顎犬歯，女子では下顎犬歯，上顎第一小臼歯となっています．男女とも上顎第一小臼歯の萌出時期に合わせて，下顎の犬歯と第一小臼歯が萌出してきます．この萌出の順序は一見複雑にみえますが，そこには大事な意義があるのです．

第一大臼歯の萌出後，しばらくは永久歯の萌出がない

6歳ころに萌出した第一大臼歯は，その時点では歯根が未完成です．したがってその時期の第一大臼歯は大きな咬合圧に耐えることができません．第一大臼歯の萌出後しばらくは永久歯の萌出はありません．そして約2年後の8歳ころになって，ようやく第一小臼歯が萌出してきます．

この約2年の期間は，顎骨や筋肉の発育と第一大臼歯の歯根の完成期とみることができます．このあいだの咀嚼と咬合高径の維持は，乳歯と第一大臼歯がその役割を担うことになります．

第一小臼歯が最初に萌出する意義

咬合高径は，これまで第一大臼歯と乳歯列で維持されてきました．これから永久歯列として新たに咬合高径を確立し咬合平面を形成するために，乳歯から順次永久歯へと交換が行われなければなりません．

そのためには第一大臼歯から最も離れた位置にある第一小臼歯が最初に萌出することです．

なぜなら早期に萌出した第一小臼歯と第一大臼歯の咬合によって，永久歯列としての咬合高径の安定と咬合平面の確立を最も早くかつ確実に成し遂げることができるからです．

左右の第一小臼歯と第一大臼歯による4点の咬合によって，咬合高径と咬合平面が確立し安定するのです．その後の歯はゆっくりと咬合平面のレベルに萌出すればよいことになります．

　すなわちテーブルは4本の脚によって安定するように，左右の上下顎第一小臼歯と第一大臼歯の4点の咬合によって咬合高径は安定し，咬合平面は確立するのです．

　このような理由から，第一小臼歯が早期に萌出するものと考えられます．

　上顎では第一小臼歯の萌出を受けて，下顎では犬歯と第一小臼歯が萌出してきます．これは1対2歯咬合によって咬合が安定するためです．

咬合高径と咬合平面は，臼歯の咬合によって成り立ち維持される

　第一小臼歯が犬歯小臼歯群のなかで最初に萌出してくる意義は，咬合高径と咬合平面を早く正常に構築するために，自然に獲得された理想的な順序なのです．

　とくに日本人では，上顎犬歯は萌出順序が最後になります．その結果，萌出のスペースがなくなり，八重歯になることも珍しくありません．

　第一小臼歯が犬歯小臼歯群のなかで最も早期に萌出すること，そして犬歯は晩期に萌出して八重歯となるような萌出異常がよくみられること，これらは何を意味しているのでしょうか．

　それは**咬合高径の確立と咬合平面の安定は，臼歯の咬合によって成り立ち維持される**ことを表しているのです．そして上下顎の前歯は，そのことにまったく関与しないのです．

　咬合高径の確立と咬合の安定については，のちの Part 15，その他で詳しく説明します．

5　第二大臼歯の晩期萌出は中心位と中心咬合位の一致のため

　6歳ころに第一大臼歯が萌出し，その後小臼歯や犬歯が萌出し，13～14歳ころに第二大臼歯が萌出してきます．

　第一大臼歯の萌出から約6年後，第二大臼歯はようやく萌出してきます．第三大臼歯を除くと，第二大臼歯は臼歯群として最後に萌出する歯になります．

第二大臼歯が最後に萌出する理由

　犬歯や小臼歯の萌出は時期的にばらばらなのですから，このなかに第二大臼歯が含まれていてもよいはずです．しかも下顎第二小臼歯が犬歯小臼歯群のなかで最後に萌出してから，さらに1～2年の間隔をおいて，ようやく萌出してきます．

　その理由は，萌出のスペースを確保するために，顎骨の発育を待つ期間が必要と考えられます．しかし第二大臼歯が最後に萌出する真の理由は，それだけではないのです．

　もし第二大臼歯が第一大臼歯と相前後して早期に萌出してきたら，どんなことが起こるのでしょうか．

顎関節や咬合の安定を保つ

　大きな3根を有する上顎大臼歯と2根の下顎大臼歯の咬合は，咬合関係

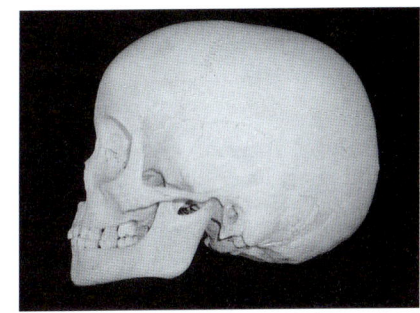
第一大臼歯の萌出によって，咬合高径の確立と顎関節の安定をはかります．

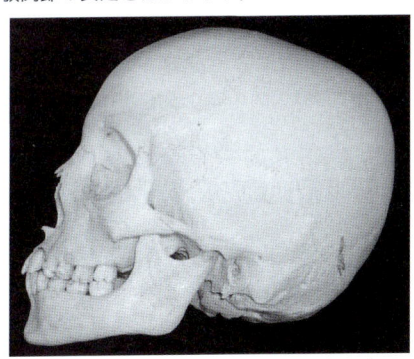
第二大臼歯の萌出によって，完全な永久歯列としての咬合高径の確立と咬合の安定，すなわち中心位と中心咬合位の一致をはかります．

15　第一大臼歯と第二大臼歯が萌出したころの顎骨

の構築にとって絶対的な力を有しています．

　顎関節における下顎頭と下顎窩の位置関係はきわめて不安定で，下顎頭の位置は臼歯の咬合に左右されます．極論をいうと，臼歯の咬合が変わると，下顎頭はどんな位置にでも動かされることになります．

　上下顎の第一大臼歯の萌出後に，顎関節や咬合の安定を待たずに，さらに第二大臼歯が萌出したらどうなるでしょう．

　2本の大臼歯の咬合関係に狂いが生じると，下顎頭がとんでもない所に位置することになりかねません．そうなると顎関節に障害が発生することになります．

中心位と中心咬合位の一致をはかる

　そこで咬合を決定する大臼歯のなかで，第一大臼歯は乳歯列の咬合が確立した時期である6歳ころに萌出し，図15(上)に示すように，まず咬合の確立と顎関節の安定をはかります．

　その後，犬歯から第一大臼歯までの永久歯列の萌出が完了した時期，図15(下)のように永久歯列で咬合が確立する13〜14歳ころに，第二大臼歯が萌出してきます．そして完全な永久歯列として咬合高径の確立と咬合の安定，すなわち中心位と中心咬合位の一致をはかっているのです．

咬合の最も安定した時期

　咀嚼機能を行ううえで最も大切な咬合を構築する第一大臼歯と第二大臼歯の萌出時期は，それぞれ咬合の最も安定した時期にあたります．

　2本の大臼歯の強固な咬合によって，中心位と中心咬合位の一致した不動の咬合関係が構築されるのです．

生理的な許容範囲

　もちろんこの2つの位置に多少のずれが存在するものの，なんら異常のみられない場合もあります．そのようなケースは萌出時に微妙な狂いが生じ，2つの顎位に多少の違いが発生したものと考えられます．

　これを裏返すと，中心位と中心咬合位[注1]の多少の違いは，生理的な許容範囲としてある程度の自由度が存在すると考えることができるのです．

顎骨や筋肉の発育をバランスよく導く

　第二大臼歯が萌出するころには骨格や筋肉が発達し，肉体的な成長が完成しつつあります．この完成の時期までに正しい咬合を確立するために，顎骨や筋肉の発育をバランスよく導く必要があります．この役割で主要な働きをするのが2本の大臼歯の咬合と咀嚼筋の咬合力なのです．

6　上下顎歯の半咬頭のずれは咀嚼運動の円滑化のため

　破砕運動は，図16に示すように上顎歯の咬合面上に食塊を置き，下顎頬側咬頭でかみつぶすか，下顎歯の咬合面上に食塊を置き，上顎舌側咬頭でかみつぶすかのいずれかで起こります．いずれの位置で破砕が行われるかは，どちらがより大きな咬合力を食塊に加えることができるかによって決まります．

すりつぶし運動

　食塊が砕かれて食片となり上下顎の臼歯が接するくらいになると，図の

> **注1）中心咬合位について**
> 　ここでお断りしておきたいことは，中心咬合位という用語についての扱いです．補綴歯科学会では，「中心咬合位は形態的機能的に正常な咬頭嵌合位」と定義されています．
> 　しかし最大咬頭嵌合位には，嵌合したとき下顎頭が中心位にある場合の正常な嵌合位と，下顎頭が中心位からずれて咬合している異常な嵌合位があります．どうしてそうなるのかは，のちの章で解説します．
> 　本書では，正常であれ異常であれ，最大咬頭嵌合位で咬合した顎位を中心咬合位という用語を用いて記述することにします．
>
> 　また咬頭嵌合位という用語を本書では用いていません．
> 　というのは咬頭嵌合という咬合は，老齢になり咬耗して平坦になった咬合面では存在しないからです．「咬頭嵌合位という顎位は，高齢者では存在しなくなる」すなわち若年者では咬頭嵌合による咬合がみられますが，年齢を重ね，咬耗によって平坦になった咬合面では，もはや咬頭嵌合による咬合は存在しないのです．
> 　そこで本書では咬頭嵌合位という用語は用いないことにします．

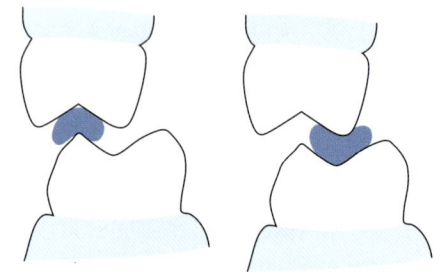

破砕運動における2つの食品の位置

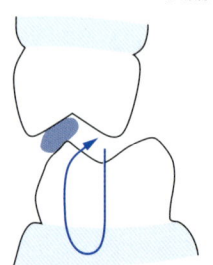

従来のすりつぶし運動

図16　破砕運動とすりつぶし運動

ように上顎歯の頬側咬頭内斜面に沿って食片を介在させながら，下顎歯の頬側咬頭が滑走し，中心咬合位までかみ込むことになります．この繰り返し運動が臼磨運動，すなわちすりつぶし運動とよばれています．

すりつぶし様運動

しかしすりつぶし運動に関して著者の見解はまったく異なります．

著者は，このような咀嚼運動はないと考えています．しかし咀嚼運動には，それに似たような運動はあるとしています．

その運動を「すりつぶし様運動」として本書では説明します．この運動は破砕運動と同じような運動です（詳しくは Part 17，2 節，4 節参照）．

咀嚼と嚥下

咀嚼運動の閉口運動終末期に大きな咬合力が加わると，内側翼突筋の収縮によって筋束はかたく太くなり口腔内に張り出し，口腔内では頬粘膜が歯により密着するようになります．舌側では舌の側縁が歯に密着します．

したがって咀嚼中は，頬粘膜と舌側縁によって，食片が咬合面からこぼれないように，しっかり挟み込むことになります．

次にすりつぶし様運動を行いながら，無意識のうちに食片を嚥下します．するとその体積分だけわずかに口腔内は陰圧になります．この陰圧によって頬粘膜と舌側縁は，さらに歯に密着するようになり，細かな食片でも咬合面からこぼれにくくなります．

咀嚼運動と呼応して，頬や舌の筋肉の作用で口腔内にこぼれた食片をふたたび咬合面上に押し上げ，次の破砕とすりつぶし様運動に入ります．このような咀嚼運動によって食塊は効率よく粉砕されることになります．

円滑な咀嚼運動

ここで頬粘膜の歯への押しつけと，口腔内の陰圧によって，頬粘膜や舌側縁（実際はやわらかい舌下面の粘膜）は，図 17 に示すように咬合面上に吸い込まれることになります．

仮に歯が図（中）に示すような台形で，咬頭同士が同じ位置に合わさっているとします．すると咬合面上に吸引された頬粘膜を誤ってかむことになります．

しかし図（下）のように半咬頭のずれた咬合をしていることが，頬粘膜や舌側縁が咬合面から外側や内側に圧排された状態となり，咀嚼時に誤ってこれらをかむことが回避され，円滑な咀嚼運動が行われることになるのです．

半咬頭ずれた正常な咬合関係は，歯が咬合面傾斜角度を有するうちに形成され，その後，咬耗によって咬合面が平坦になっても，その位置関係は永久に維持されることになります．

7 咬合面傾斜角度は顎骨の発育に影響する

図 18 に示すように上顎歯の頬側咬頭内斜面と下顎歯の頬側咬頭で食片を挟み，破砕しようとすると，下顎歯の咬合力は食片を介して上顎歯に伝わります．この力は，図に示すように上顎歯の内斜面に垂直に加わる力となります．これを本書では咬合ベクトルとよぶことにします．

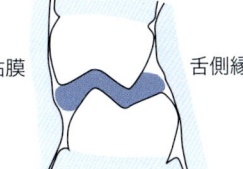

咀嚼中の口腔内は，嚥下によって陰圧になり，頬粘膜や舌側縁は歯に圧接されるようになります．

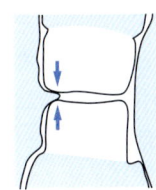

仮に咬合関係が半咬頭のずれのない状態では，陰圧によって頬粘膜は咬合面上に吸引され，あやまってかむ場合があります．

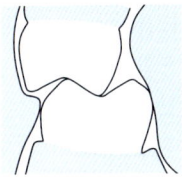

半咬頭のずれは頬粘膜をかむことを回避し，スムーズな咀嚼運動を行うことができます．

図 17 上下顎歯の，半咬頭ずれた咬合の意味

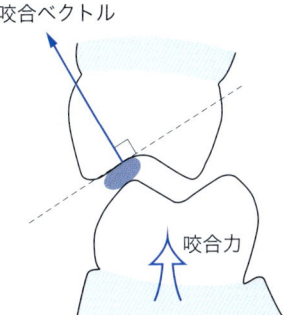

図 18 斜面の食片から，斜面に垂直な咬合ベクトルが発生します．

咬合ベクトルの分解

咬合ベクトルは，図19に示すようにさらに次の2つのベクトルに分解できます．第1のベクトルは，歯軸方向で根尖に向かう力，これを垂直ベクトルとよびます．第2のベクトルは，歯軸に対し90度外側方向に向かう力，これを側方ベクトルとよびます．

垂直ベクトルは歯軸方向に大きな力で作用し，その圧は根周囲の顎骨全体で受け止められます．側方ベクトルは上顎歯では歯根を介して，上顎骨に対し外側に押す力として働きます．これらの力は，第一大臼歯の萌出する6歳ころから上顎骨や下顎骨に作用することになります．

骨のリモデリングの活性作用

毎日の咀嚼によって発生する垂直ベクトルや側方ベクトルによる適度の圧は，図20に示すように顎骨の発育時の刺激作用として，すなわち骨のリモデリングの活性作用として働きます．そして身体の成長とともに小児から大人の顎堤へと発育をうながす働きをしているものと考えられます．

上顎歯が外側移動を伴うように顎骨の発育が促されると同時に，長管骨である下顎骨にも刺激が加わります．

これらの発育において，咬合面傾斜角度によって上下顎歯の正しい咬合が維持されながら，徐々に小児から大人の顎へと変化するものと考えられます．

咬合ベクトルは，正常な咬合関係や顎骨の発育に関与

このように咬合面傾斜角度によって発生する垂直や側方のベクトルは，その有益な働きによって正常な咬合関係や顎骨の発育に関与します．

ところが，害作用も存在します．

それは成人期以後に発生する咬合性外傷です（害作用については次章参照）．

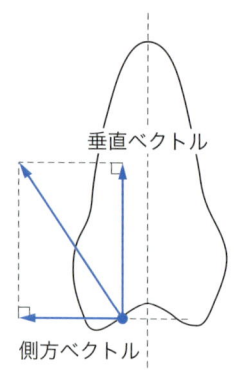

19 咬合ベクトルは，歯軸と平行な垂直ベクトルと，歯軸と直交する側方ベクトルとに分解できます．

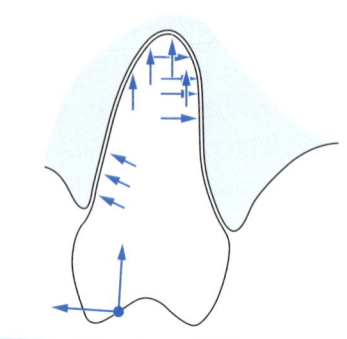

20 垂直ベクトルや側方ベクトルの適度な圧は，骨のリモデリングの活性作用として働き，顎の発育に影響します．

Summary

咬合面傾斜角度は，便宜形態である

本章では，萌出直後の歯の咬合面が，なぜ急峻な傾斜角度を有して萌出してくるのか，またその傾斜角度のはたす役割について考えてみました．ここに記載した事項以外にも，傾斜角度のもつ意味があるのかもしれません．

いずれにしても，それらの役割が完了した時期，つまり成人期以後の歯は，口腔機能の1つである咀嚼機能を，その人の人生とともにまっとうするために少しずつ咬合面形態を整えるのです．これが咬合面の咬耗であり，傾斜角度の鈍化なのです．

さらに咬耗によって咬合面が鈍化して平坦になっても，そのほかの口腔機能はまったく障害を受けることはないのです．

本章で述べたいことは，「**咬合面形態のもつ意義とは，正常な歯の排列，咬合高径の確立，そして顎関節を含めた咬合の安定を達成させるための，いわば便宜的な形態である**」ということです．

なぜなら生まれたままの歯の形態が，咀嚼において本当に重要な役割を担うのであれば，生涯にわたり形態が維持されなければなりません．また咀嚼を行ないながらその形態を維持するような，なんらかの機構が備わっていても不思議ではありません．しかし現実はそうでなく，高齢になるに従い咬合面は必ず鈍化し平坦化します．

では，なぜ咬合面は鈍化するのでしょうか．

そこには，どうしても鈍化しなければならないわけがあるのです．そのことに関してはPart 3で解説しますが，この咬合面の鈍化の現象は，生理学的に，また咬合力学的に実に理にかなっていることに驚かされます．それとともに咀嚼を行うための咬合面とはどうあるべきかを，ここから学ぶことができるのです．

Column　人工歯の咬合面からみえるもの

ギージーが 1929 年に発表した軸学説や咬合小面学説に基づく咬合面形態は，天然歯と似たような形態を呈していました．ギージーはその理論から人工歯を考案しました．
それ以来，義歯に用いられる人工歯や歯冠補綴物の咬合面には，萌出直後の歯のような形態が用いられるようになりました．そしてその形態は生涯不変と，いつのまにか考えられるようになったのではないでしょうか．
さらにナソロジー理論が展開されるようになり，咬合は 3 点接触が基本の考え方になりました．その後，咬合論を展開する場合にも，まず「咬合面の形態ありき」の原則から論じられることが常となってしまったようです．
したがってこのような咬合面形態の歯を使用して咬合を構築しようとする限り，うまく適応しない症例に必ず遭遇します．そのたびに例外や別の考え方を導入しなければならなくなります．

一方，このような咬合斜面をもって咬合を安定させようとする理論とはまったく別の発想から咬合の安定をはかろうとする理論もあります．それはのちに解説しますが，パウンドによるリンガライズドオクルージョンのような考え方です．この咬合の考えをつき進めていくと，咀嚼運動（顎運動）は顆路傾斜角度などとまったく関係のない理論に到達するようになります．

咬合理論の流れを反映するのが人工歯の咬合面形態です．そこで現在市販されている人工歯をみると，30 度前後の咬合面傾斜角度を有するものから，傾斜角度の小さいもの，あげくには 0 度のものまであります．
ここで考えてほしいのは，それぞれの人工歯のうちで咬合が成り立たないものがあるのでしょうか．成り立たない人工歯があるとすれば，なぜ販売されているのでしょうか．
咬合の専門書には，上下顎臼歯の咬頭対窩の咬合接触点が明確に記載されています．そこで述べられている咬合関係が正しい咬合であるとすれば，なぜ 0 度の人工歯が市販されているのでしょう．0 度の人工歯では正しい咬合がつくれないのでしょうか．

この事実の物語ることはなんでしょうか．
咬合とは，傾斜角度を有する咬合面から構成されるものではないということです．なぜなら Part 1 で提示した古代人の歯が，咬耗によって平坦になると咬合が成り立たなくなる，ということはないからです．
むしろ生理的な咬耗によって平坦になった咬合面は，咬合力学的に最も安定した咬合状態を呈するようになるのではないでしょうか．人が年を重ねることから生じる咬耗という現象を，咬合の安定から考えると，その安定に向かって咬合面を整えているといえるのではないでしょうか．
咬耗した咬合面の咬合が力学的になぜ安定しているか，ということが本書のテーマです．それについては理論編で述べることにします．

Part 3

咬合面の害

Part 2 では，咬合面傾斜角度のはたす役割について考えてみました．しかし咬合面傾斜角度はよい点ばかりではなく，その角度ゆえの重大な害作用が存在します．本章では，そのことについて考えてみたいと思います．
本章は技工物の製作とも関連することです．技工士にも理解していただき，歯科医師と知識を共有することが大切です．また衛生士には，口腔衛生管理のうえから理解していただきたい内容です．

1　咬合性外傷を発生させる

　10歳代後半に完成された永久歯列は，その後どのような経過をたどるのでしょうか．ここで再度，咀嚼運動について考えてみます．

破砕位置を瞬時に判断

　大きな食塊が口に入ると，まずこれをかみ砕く破砕運動が起こります．第一大臼歯で破砕運動を行う場合，食塊を咬合面のどこに置いて咬合力が加えられるのでしょうか．下顎歯の咬合面中央に置いて上顎歯の舌側咬頭で破砕するか，上顎歯の中央に置いて下顎歯の頬側咬頭で破砕するかのいずれかになります．いずれになるかは，どちらがより大きな咬合力を食塊に加えることができるかによって決まります（Part 2 参照）．
　その選択は下顎歯を左右に半咬頭も動かさずに，どちらの破砕位置がよいか瞬時に判断できるのです．

最大の咬合力

　食塊がかたいものであればあるほど，無意識にこのことを実行します．理由は，食塊を介して歯に加わる咬合ベクトルが，垂直ベクトルと同じベクトルとなり，それが歯軸方向であること，そのベクトルの加わる位置が歯の中央であるとき最大の咬合力が発揮できるからです．
　またこの咬合ベクトルは，図21に示すように上下顎の歯で負担されるため，双方の歯においてベクトルが歯軸方向と一致しているときに最大の咬合力が発揮できるのです．

側方ベクトルの発生

　もし図22に示すように食塊が頬側や舌側にずれて，内斜面の途中で破砕しようとすると，咬合面の傾斜角度の影響によって側方ベクトルが発生します．この力は，頬側または舌側の歯根膜を介して骨のごく一部に加わることになります．歯根膜内には圧受容器が存在するため，ある限度（歯根膜が耐えられる最大の力）以上の力が加わった場合には，その信号を受けてフィードバック機構が働き，まったく無随意に，瞬時にかみ込みを停止します．
　そして次に咬合面の食塊の位置を変えて再度かみ込みを試み，最も咬合力の発揮できる位置をあちこち探して破砕を試みます．しかし最大の咬合力でも破砕ができないとわかると，破砕行為を中止するか，唾液で食塊を

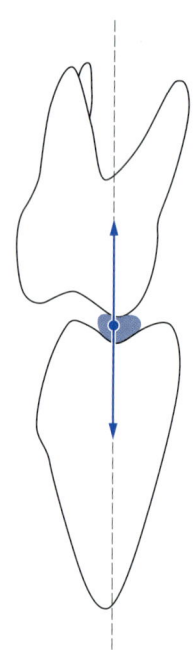

咬合ベクトルと垂直ベクトルが一致し，そのベクトルが歯軸と一致しているとき最大の咬合力が発揮できます．

21　最大の咬合力が発揮できる食塊の位置

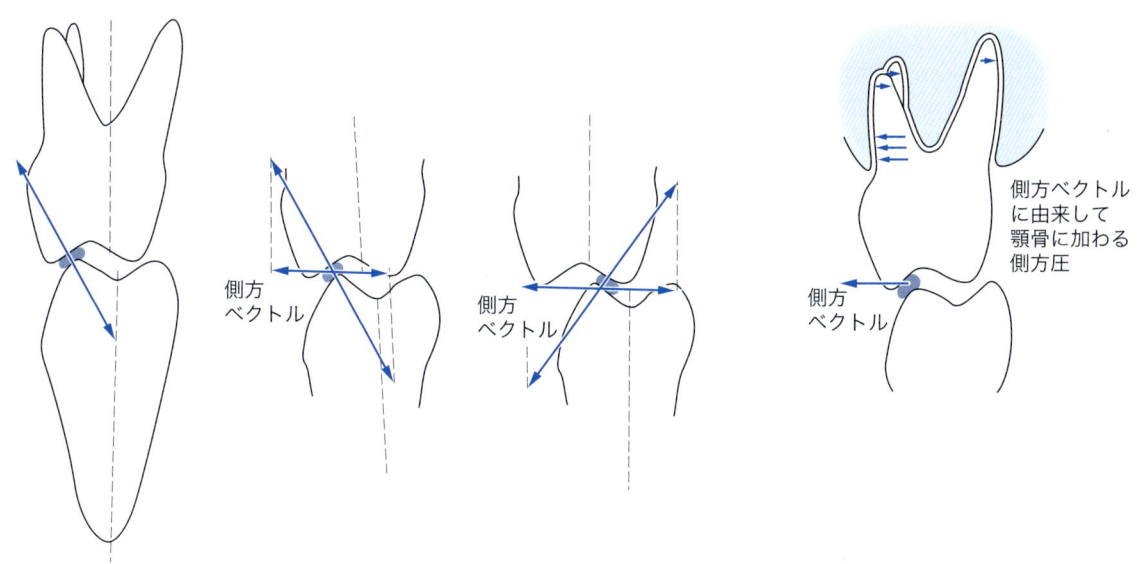

22 咬合斜面の途中で食塊を破砕しようとしても大きな咬合力は得られません．それは側方ベクトルが発生するためです．

湿潤させ，やわらかくなるのを待って再度破砕を試みます．

咀嚼の満足感

　この最大の咬合力で食塊をかみ込んだという感覚が大事です．その感覚とは，痛みは伴っていないにもかかわらず，それ以上のかみ込みはできない，というより，かみ込む必要を感じないといったほうがよい感覚です．

　そしてすべての臼歯が，無意識下において，同じ咬合圧感覚を食事中に享受することができれば，咀嚼運動の反射サイクルができることになり，満足な咀嚼が行えるのです．

咬合ベクトルと垂直ベクトルの一致

　天然歯において最大の咬合力が発揮できるのは，咬合力が歯根膜の全面で負担できるときです．それは咬合ベクトルが垂直ベクトルと一致し，垂直ベクトルの作用点が下顎臼歯咬合面の中央の位置にあるときです．

　側方ベクトルの発生がみられるときは，最大の咬合力は得られません．したがって最大咬合力は，単に歯槽骨内に植立している歯根の面積で決定できるような一元的なものではないのです．

　たとえば歯周疾患によって骨がかなり吸収されていても，咬合力の作用点が咬合面の中央に位置し，咬合ベクトルが垂直ベクトルと一致しているときには，かなりの咬合力が発揮できます．

　ここでおわかりのように，咬合面の傾斜角度が小さければ小さいほど側方ベクトルは小さな値となります．そして図23に示すように，モーメントの関係で，最大咬合力を発揮できる咬合面の範囲が広くなります．

側方ベクトルの大きさ

　食塊を咬合面に置き，それを破砕するときの歯に加わる咬合力を，もう一度考えてみましょう．

　図24に示すように咬合力が加えられた斜面に垂直な咬合ベクトルは，斜面の作用で，歯軸に直角な側方ベクトルと歯軸方向に向かう垂直ベクト

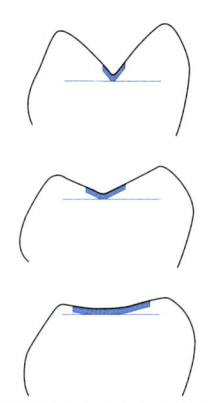

咬合面傾斜角度が小さくなればなるほど，その範囲は広くなります．

23 最大咬合力の加えられる咬合面の範囲

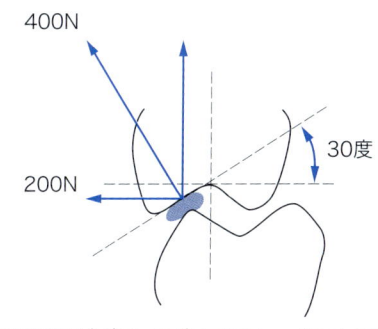

咬合面傾斜角度を30度とすると，400 Nの咬合力に対して200 Nの側方ベクトルが発生します．

24 側方ベクトルの大きさ

ルとに分解されます．

このうち問題になるのは側方ベクトルです．側方ベクトルの大きさは，斜面の傾斜角度を 30 度とすると，咬合ベクトルの 50% もの大きさになります．もし単位面積当たり 400 N/cm²（約 40 kgf/cm²，以後単に 40 kg とします）の咬合力で破砕しようとすると，20 kg の側方ベクトルが発生することになります．

この側方ベクトルは歯根全体にかかるのではなく，根側のごく一部の骨に加わります．この力に対しては，いかに強固な歯槽骨や歯根膜といえども耐えられるものではありません．

歯根膜内の圧受容器からの信号がフィードバックされ，破壊的な咬合力が加わるのを防ぐために，瞬時にかみ込みを中止し，開口します．

しかし咀嚼中に大きな力が加わるたびにかみ込みを中止するとはいえ，瞬時に加わった大きな咬合力は，少しずつ歯根膜や歯槽骨に破壊的な力として作用します．

咬合性外傷の発生

その結果なにが起こるのでしょうか．

咬合性外傷が発症します．咬合性外傷は側方ベクトルが原因で発生するのです．側方ベクトルがなぜ歯槽骨を破壊するのか，ということについては，のちの Part 5 で説明します．

2　咬耗は，咬合性外傷を防止する

近ごろ，高齢にもかかわらず，咬合面傾斜角度の急峻な歯が装着されている患者さんを拝見することがあります．

図 25 に示す患者さんもその 1 例です．臼歯部には，高価な陶材冠が装着されていました．訴えによると，食物がよくかめないとのこと，とくに右側ではまったく食事ができないとのことでした．そこで何度も調整したのですが満足できず，あげくのはてに全部つくり直してもらったが，やはりよくかめないとのことでした．

図に示すように，この患者さんの歯の咬合面は傾斜角度が大きくつけられ，外見的にはすばらしい歯が入っています．それでも患者さんにとって肝心の食事が満足にできないという不満は，このような高価な治療をまったく意味のないものにしているのです．

その原因をみてみましょう．

臼歯の咬合

この患者さんの臼歯の咬合をみると，上顎歯の舌側咬頭が下顎歯の咬合面中央に咬合していません．とくに右側では咬合関係が不完全です．そして全臼歯で咬合接触圧が一定ではないのです．一見咬合が完全なようでも，真の咬合力を歯軸方向に加えることができないのです．

そこで行った処置は，小臼歯から大臼歯まで，上顎歯ではおもに頰側咬頭内斜面を削除し，下顎歯では咬合挙上として咬合面の裂溝上に光重合レジンの接着を行いました．上顎臼歯の舌側咬頭を下顎臼歯咬合面に咬合させたのです．そして食事ができるようになった咬合面を図 26 に示します．

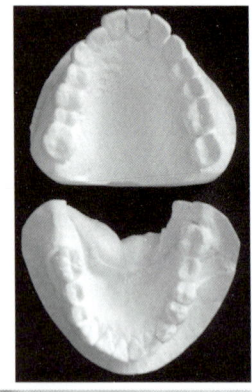
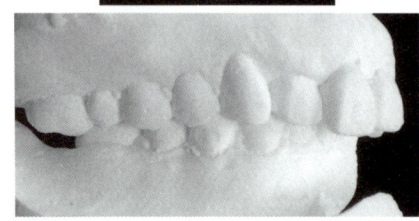
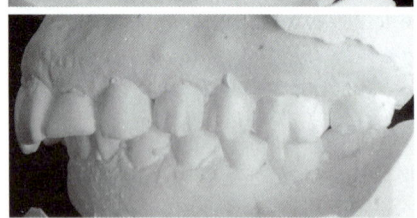
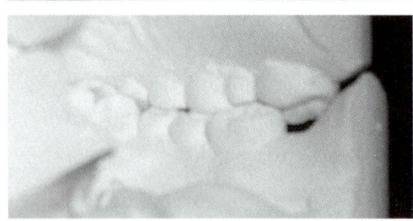
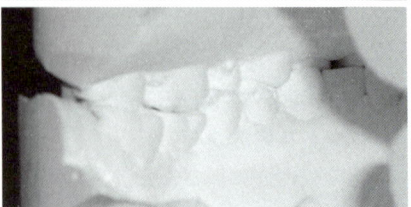

主訴は食事ができないとのことでした．

25 59 歳，女性：初診時の咬合面と咬合状態

リンガライズドオクルージョン

下顎の咬合面は，フラットで水平になっています．一方，上顎歯では舌側咬頭のみが下顎歯と咬合しています．

このような咬合では，咬合ベクトルはそのまま垂直ベクトルとなり，咬合力は常に歯軸方向に向くことになります．この咬合様式をリンガライズドオクルージョン（図27，詳しくは Part 12 参照）といいます．

この咬合様式は高齢者の咬耗した歯にみられるものです．暫間的にこのような咬合様式にして初めて，この患者さんは咀嚼ができるようになったのです．

安定した咬合の維持と咬合性外傷の防止

若いときからの毎日の咀嚼によって自然にエナメル質はすり減り，平坦な咬合面へと歯冠形態が整えられていきます．その結果，咬合はリンガライズドオクルージョンとなり，安定した咬合を維持するとともに，咬合性外傷の発生を自然に防いでいるのです．

年齢を重ねることと，咬耗による歯冠形態の変化において，うまくバランスのとれた例が，Part 1 で述べた80歳の患者さんの咬合面でしょう．

金属製の歯冠修復物には，咬耗は起こらない

現代の日本では，甘いものが氾濫し，若いころから金属製の歯冠修復物が装着されています．このような状況では，咬耗による咬合面の変化が起こらず，加えて食事の軟食化から，ますます咬耗が起こらなくなっているのです．これが現代の口腔事情ではないでしょうか．

金属によって修復された歯を多数有する現代人では，咬耗によって年齢に相応した形態へと，咬合面が自然に修正されていくことはありません．

そのような患者さんには，人為的に咬合面の修正をしない限り，咬合性外傷の発生を防止する手立てはありません．

3 食片圧入の発生は 1対2歯咬合のため

Part 2，3節で，1対2歯咬合は臼歯排列の完成にとってかけがえのない咬合関係であることを話しました．しかしこの1対2歯咬合も，その咬合ゆえの重大な副作用をもっています．

1対2歯咬合の重大な副作用

それは隣接面へ，野菜や食肉などの繊維の圧入が起こりやすいことです．食事中にこれらの繊維が歯間に挟まるのは不快であるばかりでなく，歯周疾患やう蝕に罹患する危険性があり，必ず治しておかなければならない病状，というより疾患です．

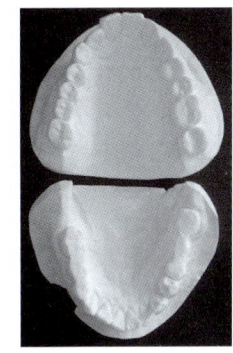
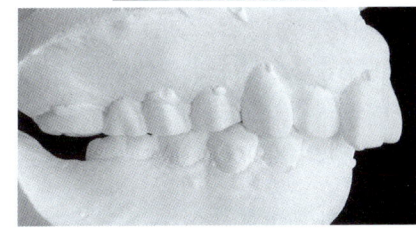
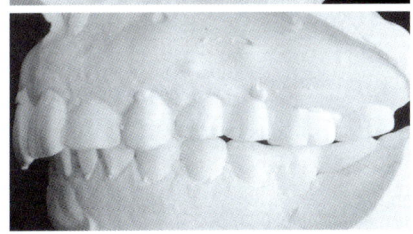
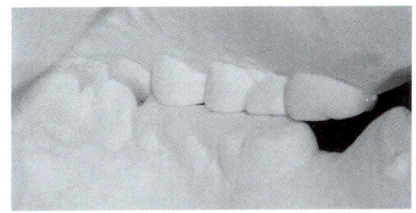
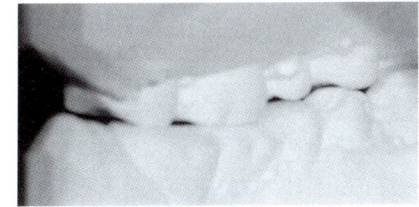

下顎臼歯咬合面に光重合レジンを添加し，咬合調整を行いました．

26 咬合調整によって咀嚼ができるようになった咬合面

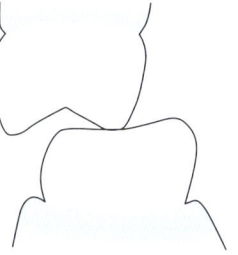

下顎臼歯咬合面中央に，上顎臼歯の舌側咬頭のみ咬合させる様式です．

27 リンガライズドオクルージョン

食片圧入の発生

食片圧入は，図28に示すようにV字型の谷のようになっている隣接面で起こりやすいのです．とくに1対2歯咬合から隣接面上に対合歯の咬頭が入り込んでいるような場合は，食片圧入が起こりやすくなります．またどちらか一方の最後臼歯を抜去し，そのまま放置することによって対顎の最後臼歯が挺出し，図29のパノラマエックス線写真に示すように，最後臼歯が壁をつくったような状態となった場合にも，食片圧入が起こりやすくなります．

食片圧入の原因

食片圧入の原因は，図30に示すように隣接面に存在するV字形の谷の形態にあります．この谷は歯の隣接面形態が丸みを帯びているためにできるもので，谷の深さと開き角度が食片圧入を起こすか否かを決定する因子なのです．

食片圧入の危険性

V字形態が大きく開いているよりも，あまり開かず，また辺縁からコンタクトポイントまでの距離が深い場合には，食片圧入の危険性は大きくなります．それは入り江に押し寄せる津波のエネルギーに通じるところがあります．

V字形の谷が深い場合に，繊維性の食片が谷の側壁で押し返され，繊維性ゆえに離散せず，そのまま束となり，逃げ場のない状態から，谷の奥に大きなエネルギーとなって押し込まれることになるためです．

食片圧入を防ぐには

V字形が大きく開いている状態，すなわち開き角度が大きい場合には，食片は近遠心方向に逃げ場があるため圧入が起こりにくいのです．

食片圧入を起こさないように自然に備わっている形態修正が，咬耗です．

4 咬耗は，食片圧入を防止する

これまでの説明でおわかりのように，食片圧入を防ぐには，図31に示すように次の3項目があげられます．

第1は，コンタクトポイントをできるだけ咬合平面に近づけること．
第2は，隣接面上の咬合平面はフラットで，同じレベルにすること．
第3は，歯の近心移動を促す力で隣接面を緊密に保つこと．

この3項目は，技工物で歯冠形態に付与されていることが大切です．この条件を備えた歯冠補綴物であって，食片圧入を防止する細かな咬合調整が可能になるのです．

フラットな咬合平面

食片圧入の起こりにくい形態は，咬耗によって自然に形づくられていきます．その状態を示したのが図32に示す患者さんの模型です．この患者さんは，Part 1で示した80歳の方です．このように咬耗によってコンタクトポイントは上位となり，咬合平面はフラットになります．このことが食片圧入を防止することになるのです．

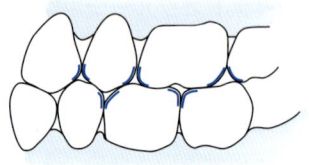

28 隣接面のV字形の谷には食片圧入の危険が常に存在しています．

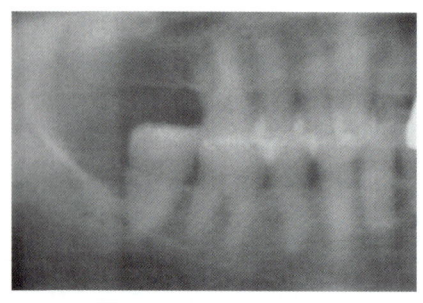

29 ７｜の挺出によって｜７６｜間に食片圧入が起こるようになりました．

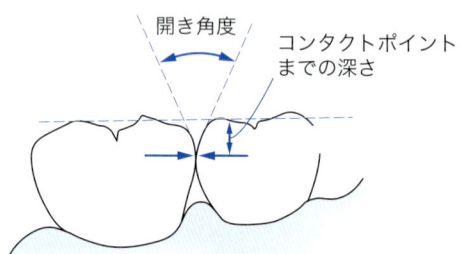

隣接面の開き角度：ある程度の開きがある場合は，大きく開いている場合より食片圧入が起こりやすくなります．
咬合平面からコンタクトポイントまでの深さ：深いほうが食片圧入が起こりやすくなります．

30 食片圧入の原因

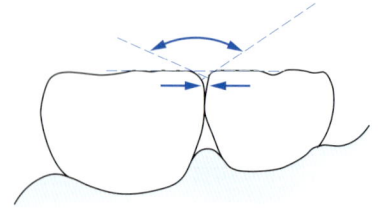

・コンタクトポイントを咬合平面に近づける．
・隣接部の咬合平面をフラットにする．

31 食片圧入の回避

隣接面の緊密度

食片圧入の原因に関しては，隣接面の辺縁形態だけではなく，第3に記したように，隣接面が生理的に緊密に接触していることもきわめて大切です．この隣接面を緊密に保つための歯の前方移動は，上下顎歯の咬合によってもたらされているのです(詳しくは Part 7 参照)．

隣接面の接触圧を大きくしても，挟まる原因は除去されない

あるとき技工士さんたちと食片圧入の話になったことがあります．彼らは歯冠修復物をつくるとき，隣接面をきつくつくるように求められることが，ときどきあるそうです．理由は，食片が挟まらないようにするためだそうです．しかしこのような補綴物を装着された患者さんにとっては，それこそ歯の間に物が挟まったようで不快きわまりないものです．

隣接面の接触圧を大きくしても，それは一時的なもので，挟まる原因が除去されたわけではないのです．挟まる原因がそこにある限り，しばらくするとまた挟まるようになるのです．

隣接面のわずかな間隙が微妙な動きを保障する

もちろん隣接面が緊密であることは大切なことです．しかし歯と歯が接触し存続していくには，それなりの接触の仕方があります．隣接面は50μm 程度のコンタクトゲージがかろうじて通るほどのわずかな間隙があって，それぞれの歯は独立し，微妙な動きをしながら存在しているのです．

これを一時的にきつくしても，やがてわずかな間隙をもっておたがいの歯が植立するようになります．そして圧入の原因が存在すると，また挟まるようになるのです．したがって隣接面を緊密にすることは，まったく意味のないことです．

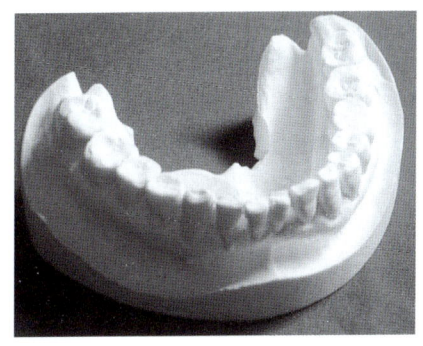

32 咬耗は咬合平面をフラットにし，コンタクトポイントを上位に位置づけることから，自然に食片圧入が防止されます．

5 咬合面形態は歯冠や歯根破折の原因となる

陶材冠などが装着された臼歯の咬合面をみると，図33 に示すように，かなりの割合で陶材の咬頭が破折しています．不思議なことに，その咬合面のままで，患者さんはなんの不自由もなく咀嚼機能を営んでいるのです．患者さんによっては，破折を承知しているものの，かえってかみよくなったと思っている方もいます．

歯冠破折を起こす咬合面

このような歯冠破折を起こす咬合面は，萌出したばかりのような形態の歯に起こります．もし破折が起こると，患者さんは治療した歯科医院を受診するでしょう．そのとき，その歯を再治療する歯科医師は何人いるでしょうか．

破折に際して大部分の歯科医師は，「このままでもとくに問題はないので心配はいりません」，とその場をやりすごしているのではないでしょうか．実は著者も過去にそういってその場をごまかしていました．

しかしこれは明らかな自己矛盾を含んでいます．

咬合面傾斜角度を有する歯の咬合関係が大切だと信じているのであれば，陶材冠が破折することも知っています．したがって臼歯の咬頭破折を承知のうえで陶材冠を装着し，それが破折した場合，そのまま放置することは，

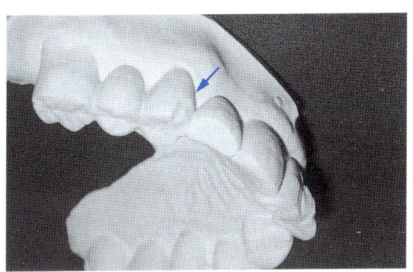
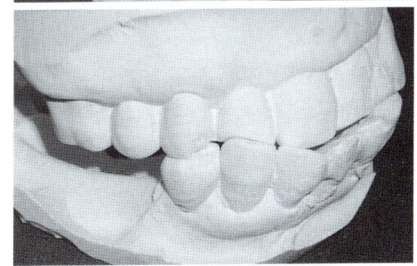

33 4｜陶材冠の咬頭破折

自己の咬合に対する考えに矛盾することになります．

次に起こるのは歯根破折

著者も30年ほど前までは，咬合面傾斜角度を有する歯が咀嚼機能を営むうえで最も大切な形態であり，その形態に変化が起きたら，それを修復しないと正常な咀嚼機能を営むうえで意味がないと考えていました．そこで再度同じものを装着しました．しかしまた破折が起こりました．その結果，臼歯には陶材冠をやめ金属冠を装着するようにしました．

すると次に起こったことは歯根破折でした．図34に歯根破折のエックス線写真を示します．

なぜ，歯冠や歯根が破折するのでしょうか．

その大きな原因は咬合面の傾斜角度にあります．ではなぜ天然歯は破折しないのでしょうか．破折の原因に関しては次の6節で説明します．

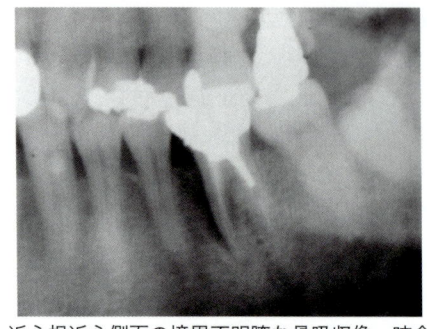

近心根近心側面の境界不明瞭な骨吸収像．咬合性外傷の第2次症状とは明らかに異なります．

図34 ⌐6 近心根破折のエックス線像

6 咬耗と根管の存在は歯根破折を防止する

メタルコアの入った歯根が，なぜ破折するのでしょうか．

その理由を図35に示します．咬合面傾斜角度を有する歯に加わった咬合力は，斜面に垂直に働く力として発生します．

破折を起こす元凶は，側方ベクトルにある

咬合ベクトルは前節でも話したように，垂直ベクトルと側方ベクトルの2つに分解されます．破折を起こす元凶はこの側方ベクトルにあるのです．

側方ベクトルは，図35に示すように力の作用点から歯軸と直角方向に力を加えます．その大きさは本章1節でも話したように，咬合面傾斜角度を30度とすると，40kgの咬合ベクトルからは20kgの側方ベクトルが発生します．

この側方ベクトルが頬側咬頭や舌側咬頭から歯に作用し，その力は歯頸部に応力として作用します．歯頸部に加わった大きな応力は，歯を彎曲させる力として働くことになります．

その彎曲の力に対して咬頭が弱い場合には，咬頭が破折します．咬頭が破折しないと，その曲げは歯根に及びます．すると金属コアのポストは彎曲しないので，結果的にポストが根を破折させることになるのです．

とくに破折しやすい歯根

それは感染根管で根管内壁にう蝕が存在する場合です．う蝕を除去すると，薄い根管壁しか残らない場合があります．このような根管では，破折が起こりやすいので注意しなければなりません．またう蝕除去の不完全な状態では，う蝕の進行とともにポストが根管内に浮いた状態となり，補綴物が脱落するか歯根破折が起こりやすくなります．

天然歯はなぜ破折しないのか

それは歯の構造にあります．萌出直後の歯は大きな歯髄腔と太い根管を有しています．この構造はちょうど竹の構造と似ています．竹は風や雪にしなることで，なかなか折れません．それは中が中空だからです．歯の構造も歯髄と根管が中空構造を呈し，外からの力に「しなり」をもって対応しています．

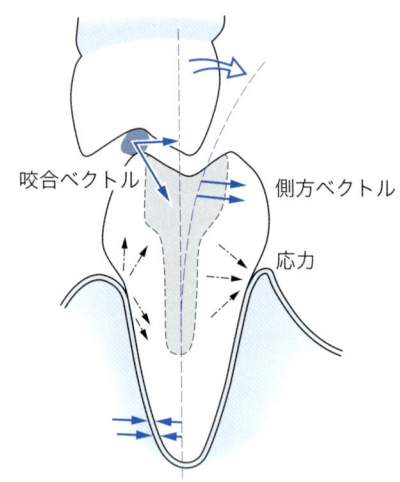

側方ベクトルの発生によって歯にはたわみの現象が発生します．メタルコアのポストはたわみが少ないため根を内側より破折させます．

図35 歯根破折の原因

歯冠部は薄いエナメル質の内側に，象牙質という曲げに強い材質で裏打ちされています．歯根では，歯根膜の粘弾性や歯槽骨の弾性も破折を防いでいると考えられます．しかしコアのポストを深く形成した歯根がとりわけ破折しやすいのは，根管が中空であるか否かが破折の鍵であることを物語っているのです．

破折は生活歯と失活歯の違いによるとの考えもあるでしょう．

ところが生活歯も失活歯も硬組織の弾性率は変わらないのです．とすれば，やはり根管の存在に帰することになります．

加齢現象を補う咬耗

歳をとると加齢現象によって髄腔は狭く根管は細くなり，曲げに弱く折れやすくなります．それを補っているのが咬耗です．根管の狭窄と時期を同じくして起こる咬耗によって，破折を起こさない咬合面形態になっていくのです．

ファイバーコアの問題

近年，メタルコアに代わってファイバーコアが用いられるようになりました．その理由の1つは，メタルコアでは歯根破折が起こるので，それを回避することにあるのでしょう．ほかの理由は，メタルコアは金属色のため，陶材やハイブリッド材などのジャケット冠には利用しにくいこともあります．

この2つの理由のうち前者は，おもに臼歯部，後者は前歯部における不都合な理由からですが，それぞれは目的をまったく異にしています．

ファイバーコアの素材は，中心にグラスファイバーやカーボンファイバーのポストとしてのコア材があります．これを中心にしてコア用レジンでポストコアを形成するものです．したがって曲げには強く，歯根破折は起こらないように思えます．

しかしここにも問題があります．

図36に示すようにコア装着後支台形成され，ここに全部被覆冠が装着された場合を想定してみましょう．

咬合面に加えられた咬合力は，咬合斜面を介して歯根に加えられると，歯全体にたわみが起こります．その応力による曲げのひずみは，図のように歯頸部に大きく加わることになります．

もしファイバーコアの曲げ強度が歯質よりもやわらかいとすると，大きな曲げひずみに，軟らかいコア材が耐えられるでしょうか．そこで起こる現象は，歯根の破折は起こりませんが，コアが歯頸部で破折するか，破折が起こらなければ，コアごと歯根から外れることになります．

一方，ファイバーコアの曲げ強度が強く，歯より硬い場合には，やはり歯根破折の危険性が存在します．したがってこのファイバーコアの曲げ強度，すなわち弾性率を象牙質とまったく同じにする必要があります．

近年のコア材

近年，レジンコアの材質もよくなり，象牙質の弾性率と変わらないものが開発されるようになりました．柏田聰明先生のデータによると，象牙質の弾性率は12〜19 GPa，金銀パラジウム合金は85〜95 GPa，某メーカーのレジンコアは17 GPaであるとのことです．したがって市販のレジンコ

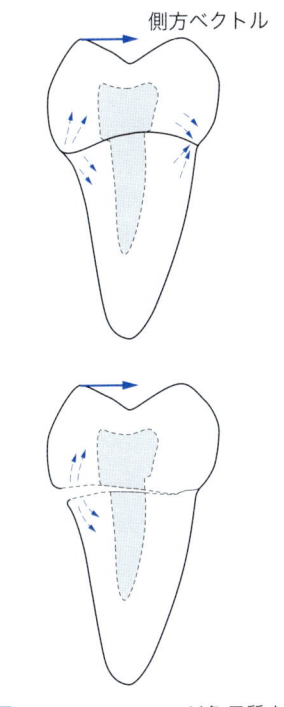

36 ファイバーコアが象牙質より軟らかいと，たわみによって歯頸部でコアの離断が生じます．

アは象牙質と同じ曲げ強度といえるようになりました．

しかしそれで問題が解決されたわけではありません．

今度はコアを接着する接着材の接着強さです．グラスアイオノマーセメントの接着強度は，5 MPa と極端に弱いのです．別な接着剤では，27 MPa まで強力なものがありますが，それでもメガとギガでは 3 桁違います．接着強度と弾性率では特性が異なりますが，接着剤の強度に弱点があるようです．

破折の原因となる側方ベクトル

コア材で弾性率が象牙質とまったく同じものができ，接着材の強力なものが開発されて象牙質とコアが一体となることができたら，歯根破折は起こらないのでしょうか．

そんなことはありません．そこには天然歯のような歯髄や根管がありません．天然歯と補綴歯では内部構造がまったく異なるのです．中空と剛体では繰り返しの曲げ刺激に対する強度が異なるのです．天然歯でも咬合力によって歯根破折することがあります．その臨床例をコラムに記しました．

咬合面傾斜角度によって発生する側方ベクトルが応力として歯頸部に加わると，やはり破折の原因となります．しかし側方ベクトルがなければ，この応力は発生しないのです．

一方，前歯のコアに関しては，著者の理論ではアンテリアガイダンスを必要としていません（詳しくは Part 15，17 参照）．したがって歯にかかる咬合圧は，まったくありません．コア材の強さを象牙質に合わせる必要もなく，ファイバーコアの利点を生かした利用ができることになります．

Column

天然歯でも歯根破折は起こる

図 37 に天然歯で歯根破折を起こしたまれな 1 例を示します．

症例は 68 歳の女性です．

主訴は下顎左側第二大臼歯部の咬合痛と，頬側歯肉の腫れです．

5〜6 年前，左上顎にブリッジを装着しました．その後しばらくして左側下顎臼歯部に冷温水がしみるのを感じていたのですが，たいしたことはないので放置していました．そのころと相前後して，硬いものをかむと痛みを感じるようになりました．

1〜2 年ほど前から，同頬側の歯肉がときどき腫れるのを自覚しています．ただ特別な痛みを伴うことがないため，そのまま放置していたとのことでした．

パノラマエックス線写真をみると，右側上顎大臼歯の欠損により咀嚼はすべて左側で行われていること，また上下顎第二大臼歯の近心傾斜により下顎同臼歯に相当大きな側方ベクトルが近心方向へ働いていることが読みとれます．

口内法写真からは，近心根の破折と，破折から受診までに相当長い年月が経過したことがわかります．それは近心根周囲の境界不明瞭な骨吸収像と，遠心根に根尖病巣がみられ，根全体の歯槽骨に緻密性骨炎 condensing osteitis を伴っていることから推測できます．

治療は，遠心根の保存処置を行い，ヘミセクションによって近心根を抜歯しました．その破折片の写真を図に示します．

う蝕のないこのような健全歯でも，咬合力の大きさと，作用する方向によっては歯根の破折を起こすことがあるのです．

この患者さんが，もし軟らかい食品をゆっくりかむような咀嚼をしていれば，歯根破折は起こらなかったかも知れません．しかし咀嚼では，思いもかけないほど大きな力が瞬間的に歯に加わることがあるのです．それは硬いものを破砕しようとして力を加えているとき突然破砕が起こり，その衝撃が咬合面に加わると，途方もなく大きな咬合力が衝撃として働くことになるのです．

さらにそこに咬合斜面が存在し，斜面の途中に咬合力が加わると，大きな側方ベクトルとなります．

この衝撃力が天然歯の根でさえ破折させることになるのです．咀嚼時の衝撃については理論編，新しい咀嚼理論で詳しく解説します．

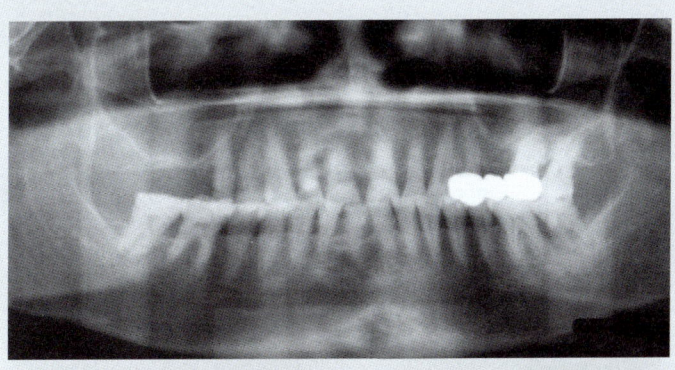

7̅ 有髄歯の歯根破折で，非常にまれな症例です．パノラマエックス線写真からは近心方向に大きな側方ベクトルの発生が疑われます．

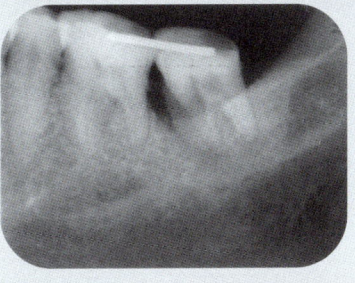

ヘミセクションによって除去した破折根．近心根中央の破折と根分岐部から縦の破折が確認されました．

大きな側方ベクトルは有髄歯根の破折をも引き起こします．

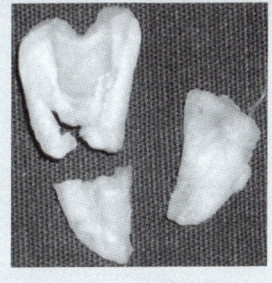

37 症例：68 歳，女性

Summary

昔の無縫冠(SP冠)は長持ちしたか

　本章では，咬合面傾斜角度のもつ害作用についてまとめてみました．この害作用のうち咬合性外傷は非常に厄介な疾患です．この疾患は，高齢社会を迎えて大きな問題になると考えています．

　さてだいぶ昔のことですが，歯科医師の集まりなどで，年配の先生方の，こんなやりとりを聞いたことがあります．
　「昔の無縫冠のほうが，今の鋳造冠より長持ちしたのではないか」と．無縫冠とは，鋳造技術のまだよくなかった時代，昭和初期ころ盛んに行われていた技術です．
　あらかじめ歯の大きさと同じくらいの既成の金属冠を選んでおきます．歯の陽型と陰型をメロットという低溶合金でつくり，選んでおいた金属冠を陽型にかぶせて陰型に打ち込み，歯のかたちにするものです．したがってこのような冠は，隣接面も歯頸部も不適合きわまりないものです．しかし，このような歯冠補綴物でも，20年30年と何不自由なく咀嚼に耐え，機能しているものも確かにありました．
　その理由は2つあります．

　第1は，咬合面がフラットなことです．このことは，これまで解説したように，咬合面傾斜角度がなくノッペリした咬合面のため，側方ベクトルがほとんど発生しないことです．したがって歯の周囲の骨破壊を起こすことがないのです．歯頸部の不適合によって，そこに歯石やプラークの沈着がみられるものの，重症の歯周疾患に罹患せず経過している場合もありました．
　第2は，このような修復物の装着はう蝕の大きくなった歯に行われ，装着時にう蝕の取り残しが存在していることがありました．しかし外界と遮断され，新たな食片の滞留がなくなることから，う蝕の進行速度が遅くなり，歯冠が食事中にぽっきり折れるようになるまでには，相当な時間を要したのです．このことは歯質の削除量が現在の鋳造冠よりはるかに少ないことに起因しているように思います．
　そのような理由から，いわばいいかげんな修復物でも相当長持ちした歯があったことは事実です．

　咬合面の形態は，その形ゆえにもつ有益な作用と，それとは反対に有害な疾患併発の危険性も有しています．しかし自然の摂理といいますか，その疾患が咬耗という現象によって巧みに回避されていくのをみるとき，こんな小さな1本の歯でも，まったく無駄なく実に巧妙にできていることに改めて畏敬の念を抱かざるをえません．

Part 4

咬耗の功罪

日々の咬耗によって咬合面は平坦化されますが，個人によって平坦化の様相が異なります．かなり高齢になってもほとんど平坦にならない人があるかと思えば，それほど高齢でもないのに咬合面は完全に平坦になっている方を見受けます．またその咬耗は，一定の傾向がみられるものの，際立って斜めに咬耗されていることがあります．

本章では，そのような異常な咬耗である非生理的咬耗が起きた場合に，そこに発生するであろう害作用，また生理的咬耗のはたす役割などについて考えてみたいと思います．

本章は，技工士，衛生士の方々にも理解していただきたい内容です．

1 咬合高径の低下をきたす

図38に16歳で完全に萌出した永久歯列の側面像，さらに71歳と80歳の患者さんの側面像を示します．

三者は同一人ではありません．そのため単純に比較はできませんが，70歳や80歳の咬耗した歯列は，咬合高径が多少低下した感じがします．単純に咬頭が全部咬耗して平坦になったとすると，咬耗によるものだけで2〜3 mm程度の低下になるのではないでしょうか．

ここに顎関節部や顎顔面骨の加齢による減少や萎縮があるのでしょう．しかし歯槽骨の加齢による変化はあまりないといわれています．これらの側面像からも歯槽骨の著しい低下はみられません．

老人様の顔貌

老人の咬合高径の低下のみを考えると，全体で3〜5 mm前後になると思われます．わずか数mmの低下が老人様の顔貌に変化させているのです．

老人の顔貌は，咬合高径だけでなく，皮膚の艶や毛髪などを総合したものです．しかし老人でも咬合高径を高くすると，顔貌を若返らせることが可能です．欧米諸国では，老人の咬合高径を変えることによって，若返りをはかる処置が行われているようですが，問題視する人もいます．

咬合高径の低下によって発生する疾患

咬合高径の低下によって発生する疾患は何でしょうか．コステンは咬合高径の喪失と顎関節症とを関連づけた論文(1934年)を発表しました．

著者も，咬合高径の喪失や低下が顎関節症とかかわりをもつと考えています．ただその場合，咬合高径の喪失や低下が，どのような状況で起こったかが問題です．たとえば突然か徐々か，その程度はどのくらいか，そして中心位との関係はどうかなどです．

その状況によってこの疾患が発症するか否かが決まります．加齢による自然な咬合高径の低下では問題は起こらないようです．

加齢によって咬合高径が変化する量は微々たるものです．しかし歯科治療においては，かなりの低下をきたすことがあります．そしてこのような場合には，咬合の狂いを伴っていることが多いのです．

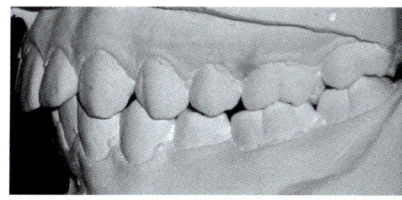

16歳，男性

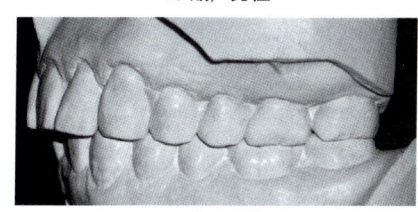

71歳，男性

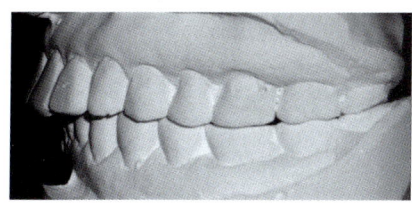

80歳，女性

38 年齢の異なる患者さんの咬合した側面

咬合の狂い

咬合の狂いとは，咬合高径の狂い，中心位と中心咬合位のずれ，咬合平面の狂い，そして臼歯の咬合接触の狂い，これらの4項目をいいます．

咬合平面の狂いとは，各歯の咬合平面の高さが不ぞろいで，スムーズなモンソン球面を呈していないことをいいます．

咬合接触の狂いとは，図39に示すように，下顎臼歯の頬側咬頭が上顎臼歯の咬合斜面の途中に咬合していたり，咬合斜面の途中で互いの咬頭が接触していることをいいます．このような咬合が各臼歯で起こると，咬合接触圧が各歯でばらばらな状態となります．

治療に際しては，咬合高径が低くならないように，また中心位と中心咬合位が一致するように，最終咬合接触点の位置と咬合接触圧に注意を払うことが必要です．これらの狂いについては，のちに詳しく説明します．

＜咬合の狂いとは＞
1．咬合高径の狂い．
2．中心位と中心咬合位のずれ．
3．咬合平面の狂い．
4．臼歯の咬合接触の狂い．

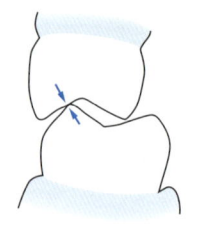

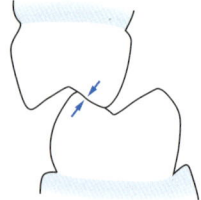

39 咬合接触の狂い

2　咬合性外傷の発生につながる

図40に 7 6| が極端に咬耗した咬合面を示します．6|は頬側へ傾斜した咬合斜面となり，7|は舌側方向に咬耗し傾斜しています．

一般に非生理的咬耗の咬合面は，下顎臼歯では頬側に傾斜した斜面を呈し，上顎臼歯では反対に舌側咬頭がすり減り，口蓋側に傾斜した斜面となる傾向がみられます．

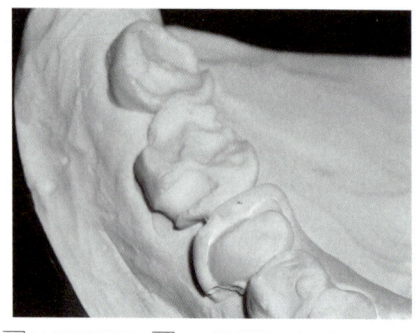

すべての咬耗した歯で咬合性外傷が起こるわけではない

ウィルソンの彎曲についてはのちほど説明しますが，大臼歯部でこのような非生理的咬耗が発生すると，逆ウィルソンの彎曲を呈することになります．

このような歯では側方ベクトルが発生し，図41のパノラマエックス線写真に示すように咬合性外傷を発生することがあります．

しかし咬合性外傷の発症は，すべての咬耗した歯で起こるものではありません．もし発症した場合は，咬合調整をするか咬合面を金属などによって修復する以外に治す手立てはありません．

咬合性外傷はなぜ発生するのでしょうか．そのことについてはPart 5で考えてみたいと思います．

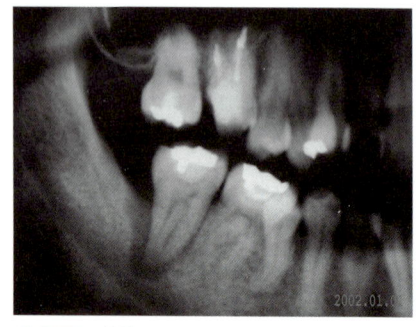

6|は頬側斜面，7|は舌側斜面が異常咬耗しています．

40 7|非生理的咬耗による咬合面

41 7|咬合性外傷による遠心側壁ならびに根尖部の骨破壊

3　咬耗は，咬合を不安定にするか

咬耗の害作用について，参考書には「咬耗は，側方滑走運動時のガイドの緩傾斜化による平衡側臼歯部の早期接触や咬合の不安定化を生じる，またこの咬合の変化による顎関節への過度な負荷も，顎機能障害の発生要因の1つと考えられる」とあります．

咬耗は，本当にそのような障害をもたらすのでしょうか．

もしそれが本当なら，Part 1で紹介した80歳の患者さんが顎機能障害を起こしてもよいはずですが，まったく正常でした．

また縄文人に顎機能障害が多発していたのでしょうか．

著者は，「咬耗によって咬合の不安定化や，咬合高径の低下から顎機能障

害を起こすことはない」と考えています．

咬耗の顎関節への影響

咬合高径の喪失や低下は，コステンの提唱した顎関節障害の原因です．しかしこれは急激にその症状が起こったときにみられるものです．咬耗のようにきわめてゆっくりと進行する場合の顎関節は，わずかな低下には十分対応する能力を備えているのです．

なぜなら人類の発生当時から咬耗は自然に起こる現象だからです．この咬合高径の低下分は，顎関節の下顎頭やその周辺骨で補正しているのです（詳しくは Part 8, 5 節参照）．

咬合が安定することで顎関節症が治る

次に咬耗は咬合を不安定化する，という考えです．

顎関節症の患者さんに治療のために装着するスプリントについて考えてみましょう．スプリントのうちでスタビリゼーション型は，図 42 のように上顎や下顎にフラットな咬合平面板が用いられ，これに対顎全歯の咬頭が均等に接触しています．この状態で咬合の不安定化は起こるのでしょうか．むしろ咬合が安定することで顎関節症が治るのです．

生理的な咬耗は，咬合や顎関節に障害を及ぼすものではない

これらの事実からいえることは，咬耗は咬合や顎関節になんら関与するものではないということです．それどころか Part 1 で紹介した 80 歳の患者さんや縄文人のように，咬耗は歯を健康に維持するための順応であるのです．

しかし 2 節で示したように，非生理的咬耗で傾斜した咬合面では，害作用として咬合性外傷の発生がみられることも事実です．

本節の冒頭で記したガイドの緩傾斜化というのは，非生理的咬耗をいうのです．生理的な咬耗ではなんら問題は起こらないのです．

したがって害作用を及ぼす咬耗と，そうでない咬耗を見分けることが必要です．その診断と治療はのちの Part 19 で説明します．

4 歯冠破折を起こす

図 43 に上顎歯の歯冠破折を起こした模型を示します．ほとんどの破折部は，頬側や舌側のエナメル質で，象牙質との境界部から剥離されたように破折しています．このような破折が起こっても，患者さんはとくに痛みやしみることはなく，なんとなく舌ざわりが悪いという程度の感覚しかありません．

エナメル質がすり減ることで破折が起こりやすくなる

咬耗した歯の咬合面をみると図 44 のようにエナメル質はほとんどすり減り，部分的に象牙質が露出し，そこがカール状にくぼんでいます．その辺縁はフリーエナメルとなっています．ここに硬い食片が当たり，強く咬合したときにエナメル破折が起こるのは容易に想像がつきます．

咬耗の程度には個人差がある

咬耗の程度には個人差があります．図 45 に示すように 70 歳をすぎても咬耗の少ない方があるかと思えば，それほどの高齢でもないのに，かなり

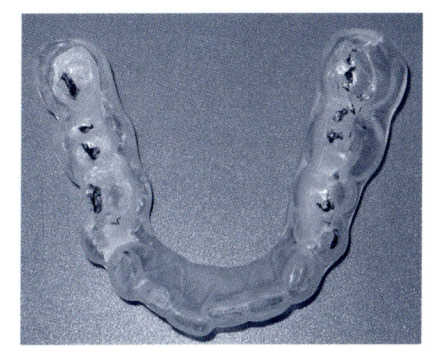

42 下顎スタビリゼーション型スプリント

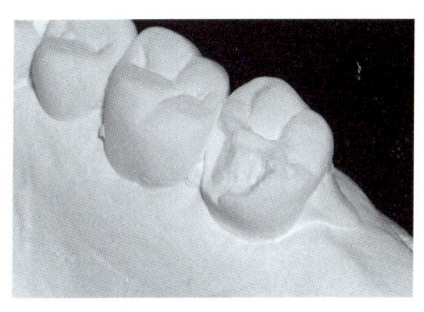

43 ⏌7 舌側咬頭のエナメル破折

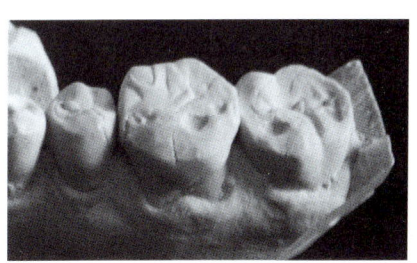

象牙質の露出部がカール状にくぼんでいます．
44 咬耗した咬合面

すり減っている方もあります．

それは歯の石灰化の程度や咬合力の大きさ，さらに食品の嗜好によるものと思います．いずれにしてもエナメル質の破折が起こった場合，どう治療するのでしょうか．

その判断基準は，破折後に発生する恐れのある疾患はなにかによります．咬耗した歯の治療や調整については Part 19 で述べることにして，ここでは省略します．

咬耗の咬合面は，単に埋めればよいというものではない

咬合面が咬耗によって平坦となり，ところどころに象牙質が露出し，そこがカール状のくぼみになっている状態を，咀嚼機能上どのように考えたらよいのでしょう．

咀嚼運動は，咬合面上に食塊を置き，粉砕することにありますが，このとき咬合面が食塊をしっかりグリップする必要があります．

咬合面の裂溝や隣接面は食品グリップの作用を有していますが，咬耗によって咬合面がでこぼこになった状態は，食品をグリップするにはきわめて都合がよいのです．

図 46 に 80 歳の患者さんの写真を示します．でこぼこの咬合面の，くぼんだところだけを光重合レジンで埋めた状態のものです．

治療後，患者さんから，いろいろな食品がすべる感じがするという訴えがありました．したがって咬合面に咬耗があるからといって，ただ単に埋めればよいというものではなく，充填するならば食品のグリップに関与する裂溝を形成し，スピルウェイの機能をもたせた咬合面を形成すべきです．またそのままにするなら，鋭利な辺縁を削合してエナメル質の破折が起こらないように処置をしなければなりません．

5　咬耗は咬合を完成させる

図 47 に 17 歳と 80 歳の患者さんの模型を示します．この 17 歳の患者さんが 60 年ほど経過すると，生理的咬耗によって 80 歳の咬合面に近くなることは想像に難くありません．

一般的に咬耗は，咬合にとって悪影響を及ぼすものとして扱われています．しかし，Part 3 に記したように，咬耗は咬合性外傷，歯冠や歯根の破折などの防止作用として働いているのです．さらに本節では咬耗が咬合の完成にはたす役割について考えてみたいと思います．

図 48 に示すように，ヒトの一生を少年期，青年期，中年期，壮年期，老年期と区分します．各期間の年齢区分は一般的な慣例に従うことにします．それぞれの期間において，咬耗による咬合面の変化を臨床の立場から考えてみることにします．

成書によれば，「永久歯の咬合は，永久歯の萌出完了をもって完成する」と考えられているようです．

しかし本当にそうでしょうか．著者は「永久歯の萌出完了と咬合の完成には，時間的にずれがある」と考えています．

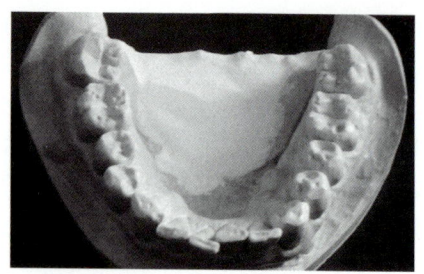

咬耗の少ない症例です．
45　71 歳，男性：下顎の咬合面

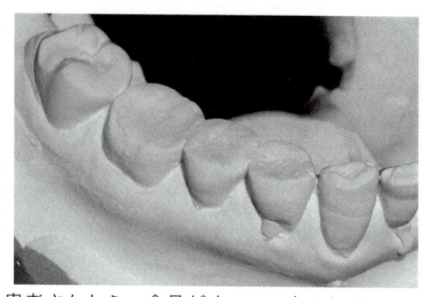

患者さんから，食品がすべってかみにくいとクレームがありました．
46　|654|の咬合面を光重合レジンで埋めたもの

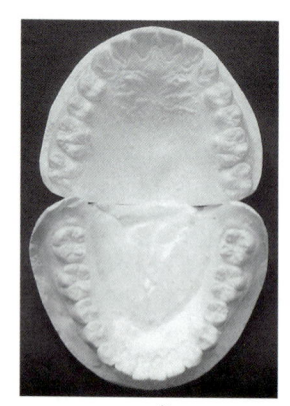

17 歳

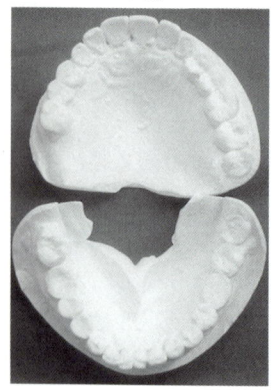

80 歳
47　咬合面の変化

青年期は萌出完了から咬合完成の期間にあたる

　咬合構築の過程をみると，少年末期から青年前期にかけて永久歯の萌出が完了します．しかしこの萌出完了の時点では緊密な咬合接触の完成には達していないのです．そこからつづいて咬合接触の緊密化がはかられて咬合が完成されると考えます．この咬合接触の緊密化のための主役を担っているのが咬耗です．

　そこで萌出完了から咬合完成にいたる過程の咬合接触の様相を模型からみてみます．

　図49に17歳男性，次いで28歳女性，71歳男性，80歳女性の咬合状態の模型を示します．これらをみると萌出の完了した17歳の永久歯列は咬頭嵌合をしているものの，個々の歯の咬合接触は不完全な部分があります．たとえば $\frac{4|4}{4|4}$ の咬合では $4|4$ の舌側咬頭が下顎咬合面中央に咬合していません．その他の臼歯についても咬合接触状態を厳密に診査すると，完全な咬合は得られていない部分があります．模型上から咬合の完成を裏づける所見をみることができます．

隣接面上の空隙の変化は，咬合の完成にいたる過程を物語っている

　それは隣接面上の空隙です．17歳の模型では空隙が大きいことがわかり

少年期	→		青年期	→
永久歯萌出開始	→	萌出完了	→	咬合完成

中年期	→	壮年期	→	老年期
咬合維持		→		→

48 各年齢期における咬合の推移

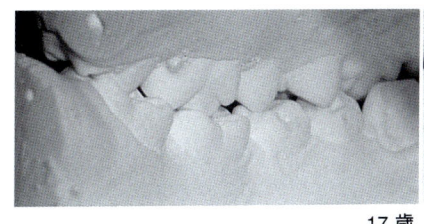

49 各年齢期における咬合状態の変化

17歳，男性

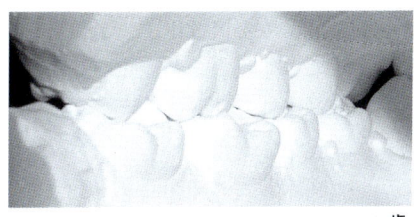

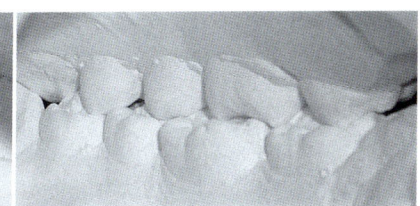

28歳，女性

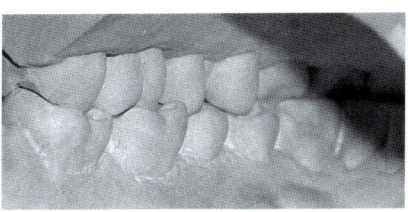

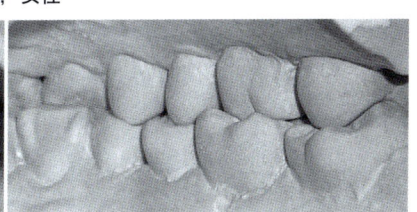

71歳，男性

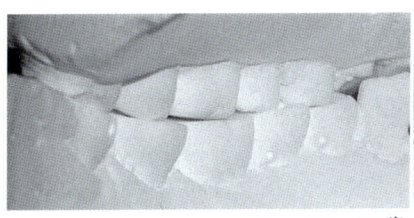

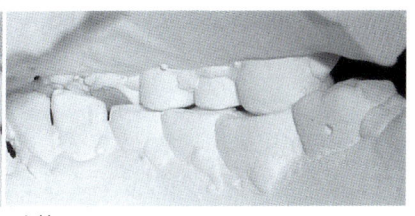

80歳，女性

ます．これは年齢が若いことを物語っています．しかし次の28歳女性の咬合をみると，隣接面上の空隙はほとんどなくなっています．そして対顎歯の咬頭や隆線が，隣接部に咬合していることがわかります．明らかに17歳の咬合より28歳の咬合はより緊密になっていることがわかります．この緊密な咬合を構築する働きの主役は咬耗であることは明らかです．他に歯の微小移動が関与していると考えられます．

さらに年齢を重ねると，71歳の咬合や80歳のように平坦な咬合面に変化し，緊密な咬合が維持されていくことになります．

少年後期から青年前期にかけて萌出の完了した咬合は，その後咬耗と歯の微小移動によって，すべての臼歯の咬頭対窩は緊密な咬合接触をするようになります．このような咬合接触が得られてはじめて咬合の完成といえるのです．

萌出完了から咬合未完成の時期に，顎関節症の症状が現れることがある

小学生の高学年から中高校生の口腔検診時に，よく眼にするのは顎関節症状や歯ぎしり（ブラキシズム）の症状を訴える学童がみられることです．これら学童のうち幾人かは，歯科を受診します．それらの患者さんの咬合を診査すると，萌出してきた臼歯のある歯に早期接触がみられることが多いのです．そこで治療としては，早期接触部を削合調整すると症状は改善します．したがって早期接触を回避して咬合することから咬合異常を呈し，顎関節症状やブラキシズムの症状が出現すると考えられます．

咬合の完成は，咬耗と歯の微小移動の働きによる

しかしそのような症状を呈する学童の大部分がそのまま放置されています．なぜならそれらの症状は日常生活に支障をきたすほど重症ではないからです．するとほとんどの学童が，その症状はいつの間にか消失します．

なぜ放置によって顎関節症状は消退するのでしょうか．

それは個々に萌出した歯の咬合は，まだ不完全な咬合接触状態であるといえます．そこで咬耗と歯の微小移動の働きによって咬合面が変化し，中心位と中心咬合位の一致した緊密な咬合接触が得られることによって顎関節の安定がはかられたためであると推測することができます．

咬合接触が咬耗によってより緊密となり，顎関節において中心位と一致するような咬頭嵌合位が得られれば顎関節が安定し，それらの症状が改善されると考えることができます．

さらにこの咬耗と歯の微小移動の働きは，咀嚼筋の咬合力によってもたらされていることはいうまでもないことです．したがって「**咬合の完成とは，中心位と中心咬合位，そして咀嚼筋の発育（筋長）と収縮力，これらがすべてバランスの取れた状態になることである**」，といえます．これらの関係の詳細については，Part 9で改めて解説します．

ここでもう一度咬合の構築にとって，咬耗とのかかわりについて整理してみます．

図50に示すように，少年末期から青年前期は萌出の完了期にあたります．その時期の咬合接触は，緊密な咬合接触にいたっていない部分があります．ここに咀嚼時の咬合力が加わると，咬耗や歯の微小移動が起こって咬合接触はより緊密になります．このような咬合接触の改善が青年期に行

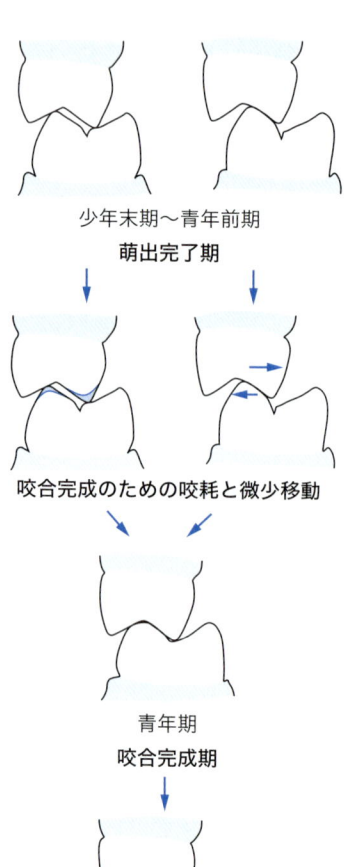

少年末期〜青年前期
萌出完了期

↓

咬合完成のための咬耗と微少移動

↓

青年期
咬合完成期

↓

中年期〜
咀嚼機能維持のための咬耗

50 萌出完了から咬合完成への咬合面の変化

われ完成されるのです．

そして中年期以降も咬耗はつづき，咬合面は徐々に平坦化されます．中年期以降にみられる咬合面の平坦化の臨床的意味は，咬合性外傷から歯を守り，生涯にわたって咀嚼機能を維持するためであり，中心位と中心咬合位の一致をはかるためなのです．

このように咬耗という生理現象は，一生をとおして歯を健全に保ち，咀嚼機能を維持するために，折々にかなった働きをしていることになります．

Summary

利益と弊害の二面性

著者が大学を卒業した昭和40年代は，高度経済成長に伴い電力の需要も急激に大きくなり，原子力発電が時代の花形になりつつありました．

そして原子力発電は，将来のエネルギー需要を一手に担う旗手のような存在でした．そのよりどころは当時問題となっていた排気ガスによるスモッグで，呼吸器系の疾患がクローズアップされ，世をあげてクリーンな大気を求めていたことにありました．そのなかには火力発電所から排出される窒素やイオウの酸化物，炭酸ガスも元凶としてやり玉にあがっていました．

ここで原子力発電は一気に日の目をみたのです．それは排気ガスを放出しないこと，一度燃料を入れるとかなりの年数にわたり燃料の補給なしに運転ができることなど，石油燃料を基にした火力発電との対比で利便性ばかりが強調されていました．そこに潜む弊害について一般市民はなんら知らされないまま，というよりこの開発のマイナス面を置き去りにしたまま，国をあげて原子力開発を推し進めたのです．

それから40年，今はどうでしょうか．原子力発電の結果，排出される燃えカスの核燃料や核関連廃棄物の処理，チェルノブイリ発電所の事故に代表されるように，事故によって放出される放射能の広域汚染など，その利益とは反対に，内在する重大な危険性に気づき，このままでは地球は核のごみ処理場と化してしまう，との危機感がようやく市民にもわかってきました．

そして原子力発電から撤退する国も現れるようになりました．ところが，最近では地球温暖化の元凶として炭酸ガスが注目されるようになりました．そこで炭酸ガスを排出しないエネルギーの確保として，皮肉なことに，また原子力発電がとりざたされています．

利益と弊害という二面性は，なにも原子力発電に限ったことではありません．1つの技術，1つのアイデアが実用化されるとき，そこには必ず利益と弊害という二面性をもち合わせているのです．本章のテーマである咬耗についても，これまで説明したようによい面ばかりではなく，本人の意思とはかかわりなく咬耗のされ方によって，とんでもない弊害が発生する危険性を含んでいるのです．

新しい技術が発表されると，よい面ばかりが強調されがちですが，開発者はマイナス面も同時にさらす勇気が必要です．またその技術を利用する歯科医師は，マイナス面を熟知したうえで，二面性を常に考慮しながら治療にあたることが大切と考えています．

Part 5 咬合性外傷の存在とは

咬合性外傷はどうして発生するのでしょうか．そしてなぜ顎骨にこのような現象が存在するのでしょうか．本章では，その発生と存在の意味について考えてみたいと思います．
本章は歯科医師だけでなく技工士，衛生士にも理解していただきたい内容です．

1 咬合性外傷の発生メカニズム

図51に示すように骨のような硬組織に一点から圧が加えられ，骨が局所的に彎曲させられると，その部にピエゾ電位が発生します．

骨では常に破壊と再生を繰り返すリモデリングが行われています．骨の破壊は破骨細胞の働きによるものですが，破骨機転は，このピエゾ電位から始まるいくつかの過程を経て，圧の加わっている部分に破骨細胞が多く出現するようになるといわれています．

したがって破壊的な咬合力が加わるような部位では，再生機能が追いつかず，破壊が先行するようになります．

破壊的な咬合力が加わるような部位では，再生機能が追いつかず，破壊が先行する

ここで起こる骨破壊は，化膿性の炎症などによって引き起こされる破壊ではありません．この現象を利用したのが歯列矯正治療です．矯正治療では，移動させようとする歯にスプリング，ワイヤー，ゴムバンドなどを用いて一定の力を加え，力の加わった部分に骨破壊を起こさせて歯を移動させるものです．

歯の移動が完了したら，そこで歯に加える力を止め，固定して動かないようにすることによって破壊が止まります．すると骨芽細胞による再生機能が優勢となり，もとの堅固な歯槽骨に戻り，歯は安定します．

身体の骨では，重力が適度な刺激になって骨のリモデリングが活性化されるように，毎日の咀嚼においても歯根膜を介して顎骨に適度な生理的咬合力が加わり，これが顎骨のリモデリングを活性化していると考えられます．

しかし許容できる限度以上の咬合力が少しずつ加わることによって，破壊が再生より先行し，歯根周辺の骨破壊が進むことがあります．矯正治療では，わずか100gの力を歯に持続して加えることによって移動が起こるといわれています．したがってkgレベルの側方ベクトルがいかに大きな力であるか理解できます．

骨破壊は，咬合力から発生する側方ベクトルの大きさに比例する

骨破壊は，咬合力から発生する側方ベクトルの大きさに比例するため，年齢とは関係ないといえます．一方，再生機能は個体差があるものの，年齢によって異なり，増齢とともに衰えるのが一般的です．

若年者であれば再生機能も旺盛で，少々の破壊があっても修復も活発で

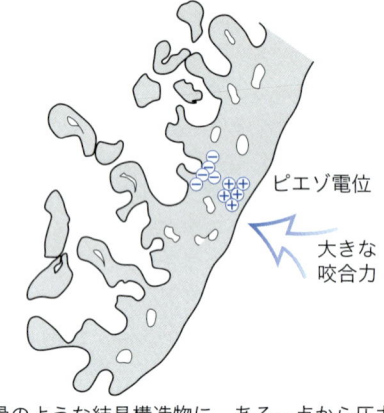

骨のような結晶構造物に，ある一点から圧力が加えられると，その部が彎曲し，そこにピエゾ電位が発生します．

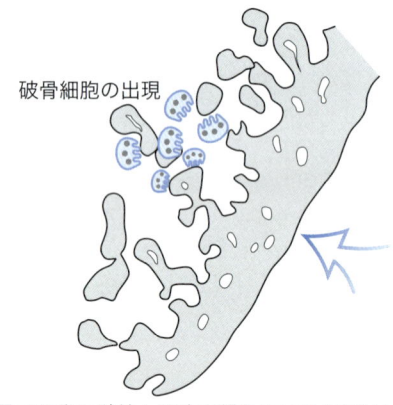

骨では常に破壊と再生を繰り返すリモデリングが行われています．ピエゾ電位の刺激作用から始まる過程を経て，破骨細胞が多く出現し，破壊が再生より優勢となります．これが歯根周囲で起こると咬合性外傷が発症します．

51 咬合性外傷の発生メカニズム

あるため，若年者の咬合性外傷はほとんどみられません．

しかし高齢になるに従い再生機能が低下し，破壊と再生のバランスが崩れやすくなり，咬合性外傷の発生する危険性が大となるのです．したがって高齢の患者さんに咬合面傾斜角度の大きな歯を装着することは，咬合性外傷に罹患する危険性をきわめて大きくしているのです．

2 咬合性外傷は異常な咬合からの回避現象

咬合性外傷のエックス線写真の特徴を図52で説明します．咬合性外傷のごく初期のエックス線写真は正常像とまったく変わりがありません．臨床症状は，物をかむと特定部位，この患者さんでは6部に痛みを感じる咬合痛です．また小臼歯部では知覚過敏を呈することもあります．

この症状から少し経つと，過剰圧の加わっている側の歯根膜腔の拡張と，歯槽硬線の消失像がみられるようになります．これが図に示す第1次症状です．この時期では歯周囲の大きな骨の破壊や吸収の所見はまだみられません．

さらに過剰な圧が加わりつづけ第2次症状になると，その圧の加わっている根側の骨破壊と吸収を伴うようになります(図参照)．

しかしそこにはまだ細菌の感染はありません．

歯周疾患に移行

そこに細菌感染が加わり，慢性の化膿性炎症が存在するようになると，歯周疾患に移行するのです．咬合性外傷から歯周疾患に進行したと思われる典型的な例を図53に示します．

咬合性外傷のエックス線写真像には，次のような特徴があります．
1．初期では近心ないし遠心の歯頸部歯根膜腔に，クサビ状の拡張像がみられる．
2．複根歯では，根によって骨の破壊や吸収の程度が異なる．
3．1歯ないし数歯に限局した骨破壊吸収像である．
4．上下顎の対合歯で比較すると，いずれかの骨破壊吸収像が重症である．

図53では下顎前歯小臼歯より大臼歯部のほうが重症です．下顎の左側第一大臼歯をみると，近心根では根先まで骨が吸収されているのに対し，遠心根では根中央部までしか吸収されていません．

さらに右側の上下顎では，下顎の第二大臼歯の近心根に骨破壊吸収がみられます．この第二大臼歯と上顎歯の咬合をみると，下顎歯の遠心辺縁に上顎歯の遠心からの咬合力が斜めに作用しているのがわかります．

この咬合状態から，下顎歯が近心にゆすられる力として働いていることは明らかです．したがって下顎歯の近心根の周囲には骨破壊がみられます．

歯根周囲の骨破壊は，
上下顎で骨植の弱いほうの歯が大きなダメージを受ける

歯根周囲の骨破壊の現象は，上下顎歯で咬合力に対して弱いほうが大きなダメージを受けるのです．

さらに臨床所見として次のような特徴があります．
1．他の歯より，わずかな動揺がみられる．
2．咀嚼時に，咬合痛や知覚過敏を伴う場合と伴わない場合とがある．

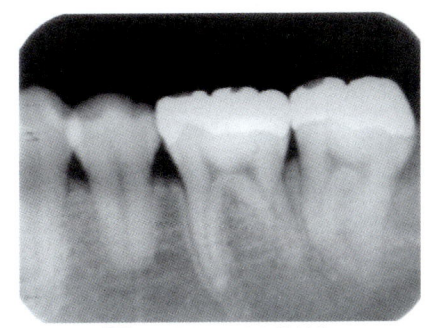

6 ごく初期の咬合性外傷
ときどき6の咬合痛を自覚する程度です．エックス線写真では異常はみられません．

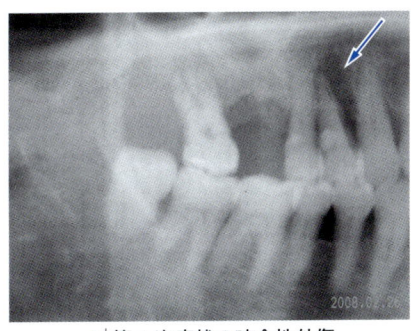

4 第1次症状の咬合性外傷
4の近心側歯槽硬線の消失と歯根膜腔の拡大がみられます(矢印)．

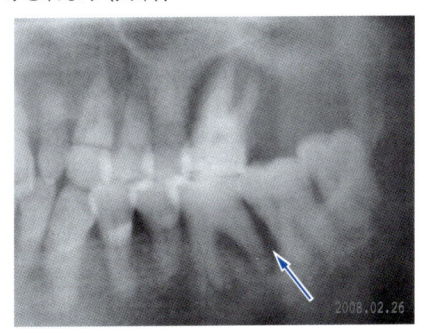

6 第2次症状の咬合性外傷
6の遠心根周囲は第2次症状の咬合性外傷像を呈しています(矢印)．

52 咬合性外傷エックス線写真の特徴

3．臼歯部唇面にクラックがみられることがある（下顎臼歯に多い）．
4．上顎小臼歯の唇側歯頸部にアブフラクションがみられることがある．
5．無痛性の歯肉腫脹を伴うことがある（このとき反対側で咀嚼し，安静にしていると腫脹は消退する）．
6．さらに進行すると，慢性化膿性炎となり，時々急性炎症を伴うようになる．

この疾患は咀嚼時の咬合力に原因しています．これが咬合性外傷です．
本章1節で咬合性外傷の発生メカニズムについて考えました．さらなる疑問は，生体には，なぜこのような骨破壊を伴う現象が発生しなければならないのか，ということです．
その答えはきわめて簡単です．

歯は，咬合力を利用して，わずかな移動を起こす

歯は外界と接し咀嚼を行っているため，破折や咬耗などによって咬合に狂いが生じます．これを修復する機能を有さないと摂食が満足にできなくなります．そこで歯は咬合力を利用して，わずかな移動を起こすことによって，異常な咬合を回避し，咬合の改善をはかっているのです．

咬合性外傷による骨破壊の現象とは，咀嚼機能の健全化をはかろうとする生体反応であり，歯の移動をはかるための手段なのです．ここに化膿性の炎症を伴わない咬合性外傷の存在する意義があるのです．

歯周疾患の前駆疾患としてみられる病的な咬合性外傷

しかし残念なことに，この咬合の狂いが，人間の顎ではほとんど人為的な処置によって発生しているのです．そして少しばかりの生理的な歯の移動では咬合の改善がはかれないほどの狂いを生じさせてしまうことがあります．これが歯周疾患の前駆疾患としてみられる病的な咬合性外傷です．

咬合の安定がはかられたら，すぐに周囲の骨の修復が行われる

近年，破骨細胞が出現すると，破骨細胞が骨芽細胞を誘発するという研究があります．その意味することは，破壊された骨をすぐに修復しようとする生体反応があるということです．

このことは臨床を行っていて気づくことがあります．
咬合性外傷で動揺している歯を咬合調整すると，1週間後には動揺が止まり，歯は微動だにしなくなっていることがよくあります．その回復の早さに驚くことがありますが，この治癒力は上記の研究を裏づけるものではないかと，著者は思っています．

歯は顎骨内で常にしっかりと植立して，咀嚼機能を行わなければなりません．そこで咬合が狂った場合に，歯が微小移動することによって安定がはかられたら，すぐに周囲の骨の修復が行われるのです．
しかし咬合面傾斜角度から発生する側方ベクトルが，途方もなく大きな移動量を必要とすることがあります．この場合，わずかな移動量では咬合の安定をはかることはできず，決定的な骨破壊をきたすようになるのです．

3 歯ぎしりやくいしばりは異常な咬合に対する修復行為

著者の個人的な感想ですが，40年以上昔と近年の歯科疾患における違い

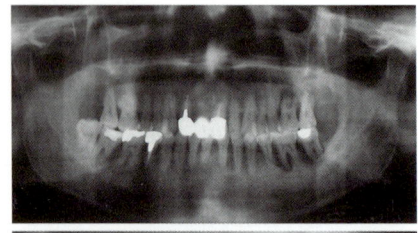

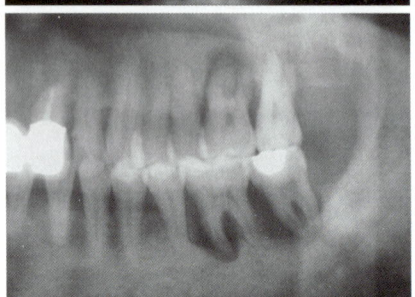

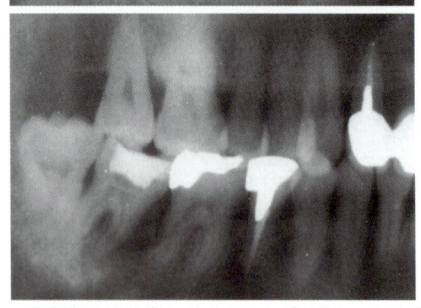

・骨破壊の伴う歯とそうでない歯がはっきり分かれています．
・1本の歯の周りで骨破壊の大きい部と，それほどではない部が混在します．
・上下顎の対合歯で比較すると，どちらかの歯の骨破壊が重症です．

それは1本の歯では側方ベクトルの加わる方向の骨が破壊され，上下顎では骨植の弱い方の歯がダメージを受けるためです．

53 咬合性外傷のエックス線写真の特徴

の1つは，顎関節の異常，歯ぎしりやくいしばりなどを訴えて来院する患者さんが多くなったのではないかということです．

その理由は，この疾患に対する診断や治療法が進歩したこと，また市民の認識の広まりから受診率が高まったためであろうと思われるところもありますが，あながちそうでもありません．

咬合を調整すると歯ぎしりが改善される

ずいぶん昔の話になりますが，リンガライズドオクルージョンの咬合様式を臨床に取り入れるようになってからのことです．あるとき中年のご婦人が来院され，治療を終了しました．次にご主人の治療を依頼され，こちらも完了しました．

そして，定期点検時にいろいろな話をするなかで，「近ごろ主人が歯ぎしりをしなくなりました」といわれました．以前はそれこそ毎晩大変な思いをし，新婚時は慣れるのに大変だったが，治療を終えてからほとんど歯ぎしりを聞かなくなったとのことでした．初めはこの患者さんだけ，なんらかの原因で歯ぎしりが治ったのではないかと思っていました．しかしその後，歯ぎしりやくいしばりのある患者さんのなかに，咬合を回復すると，それらが治るということを頻繁に経験するようになりました．

この事実から，夜間の歯ぎしりやくいしばりは，咬合の微妙な異常をこれらの行為によって無意識に改善しているのではないか，と考えるようになりました．

歯ぎしりなどの原因

夜間の歯ぎしりなどの原因に関しては中枢性の問題とされ，ストレスの発散としての役割をはたしているともいわれています．しかし末梢性にも素因があるといわれます．咬合を治したら歯ぎしりが治まった事例は，まさに末梢性の素因にあてはまるのでしょう．

ただ咀嚼器官の機能が，脳内のメカニズムにどのように作用しているかについては，まだよくわかっていないことが多いようです．著者自身，すべての歯ぎしりが咬合異常にその原因があると思っているわけではありません．

歯ぎしりやくいしばりの治療

歯ぎしりやくいしばりにはスプリント療法が行われます．しかしスプリント療法によって，歯ぎしりから歯が保護されたとして，このまま一生スプリントを装着しつづけるのでしょうか．

図54にくいしばりを行っていた患者さんの模型と，治療を行ってくいしばりが治まった模型を示します．

著者は歯ぎしりの原因は，末梢性の素因として，咬合異常がトリガーとなって発生していることが多いと考えています．そのような場合の治療は，まず咬合面に光重合レジンを添加し，咬合調製します．そのための咬合様式は，厳密に咬合調整されたリンガライズドオクルージョンとグループファンクションです．

歯ぎしりの治療は，のちのPart 22で詳しく説明します．

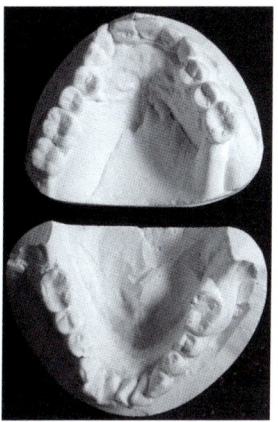

くいしばりがいつごろから起こるようになったかは定かではありません．長年のくいしばりに悩んできました．

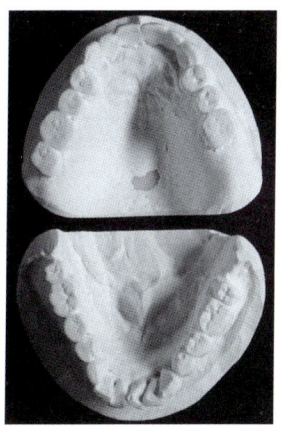

臼歯の咬合様式をリンガライズドオクルージョンとグループファンクションに変えることにより，くいしばりの症状は治まりました．

54 66歳，女性：主訴はくいしばり

Summary

為害作用の裏に隠されたもの

　歯ぎしりやくいしばりという行為は，いったいなんのために存在するのでしょうか．もしこの行為が生体にとって，ただ単に害作用のみであるとすれば，どうしてそのような行為が無意識のうちに行われるのでしょう．

　たとえば子どものころ扁桃腺が腫れて高熱が出ると，アデノイドなどが手術で摘出されますが，その後なにか障害が起こったということは聞いたことがありません．同じことが虫垂炎にもいえます．

　しかしもしこれらの臓器が生体にとってまったく無用なものであれば，なぜ進化の過程でなくならなかったのでしょう．そこでこれらの臓器は，まだ現代の医学でもよくわからない，私たちが気づいていない何らかの働きがあって存在している，と考えるのが自然ではないでしょうか．養老孟司先生の『中枢は末梢の奴隷』という著書の中に，「まったく用途のわからない器官があったときでも，その機能がないとはいわないことにしている」という記述があります．

　科学や医学が進歩したといっても，まだまだわからないことばかりです．たとえば江戸時代を考えてみましょう．その時代の人々は，今住んでいる時代が科学的医学的に最高のレベルであると思っていたのでしょう．また事実そうだったのです．しかし時代が進むと科学は進歩し，医学も発展するのです．

　著者は，生体に備わっている臓器や生体の有する行為が，表面的には無用なもの，まったくの為害作用のみであるかのように思えても，その臓器の存在や行為によって益することが必ず備わっていると考えています．ただ現代の医学では，まだそれを解明し得ていないのではないでしょうか．

　そのような観点に立って，歯ぎしりやくいしばりを考え，この行為が咬合治療によって治ることから推測すると，この行為のもつ1つの意義とは，「異常な咬合に対する改善行為である」と考えることができるのです．そして咬合性外傷もまたしかりです．

　咬合面の小さな裂溝の1つに，その意味するところがあるように，歯ぎしりやくいしばりも，その行為のもつ意味がなにかを考え，単に弊害のみとして忌み嫌わず，その行為の有益性を考えてみることも大切ではないでしょうか．

Column　歯周疾患の病因とは

　咬合性外傷と歯周疾患との関係は，学問的に意見が分かれているようです．リンデは，咬合性外傷は歯周疾患の重要な増悪因子であるとするグリックマンに代表される説と，まったくその病因ではないとするウェルハウグに代表される説とがあると記しています．いずれの説が正しいかについては，まだ結論が出ていないようです．

　なぜ結論が出ないのでしょうか．

　その理由は「正しい咬合とは何か」ということに対する咬合学からの回答が出ていないことによるのです．ウェルハウグは，咬合性の外傷が加わっていない歯でも，クサビ状骨欠損や骨縁下ポケットが，外傷の加わっている歯と同じ頻度で形成されているとしています．しかし咬合性外傷は，咬合の狂いから発生するものです．正しい咬合や咬合の狂いについて回答のない状況では，クサビ状骨欠損を有する歯が，咬合性外傷であるかどうかの診断はできません．したがって歯周疾患の病因に，咬合が関与するか否かの黒白をつけることはできないのです．

　歯周疾患の病因は歯に付着したプラークとされています．細菌の塊であるプラークが歯周疾患の直接的な原因になることは想像にかたくありません．またプラーク中の細菌と生体との抗原抗体反応が自己免疫現象を増加させ，そのことが歯周疾患の発病と進行に大いに関与することもわかっています．

　このようなプラークを中心とした病因論には，なんの異論もないのですが，ただここにもう1つ付け加えたいことがあります．

　それはプラーク内の細菌が歯肉内に進入する感染過程を，プラークの付着のみで説明するのではなく，そこに「咬合」という要因を加えて考える必要があるということです．

歯周疾患のエックス線写真をみると，1本の大臼歯で近心根周囲に大きな骨破壊を起こしているのに，遠心根ではほとんど破壊がみられないことがあります．また単根歯でも，近心と遠心で骨破壊の程度が異なっていることがあります．これらの現象をプラークの付着や免疫力の低下ということのみでは，説明に無理があるように思います．

　プラークの付着から引き起こされた炎症によって歯が浮いた状態となります．すると歯の挺出が起こることから咬合性外傷が発生して歯周疾患を増悪すると記した専門書もあります．しかし歯の浮いた状態は根尖病巣で急性発作を起こした場合にもみられるものです．

　歯が浮く現象は炎症性の浮腫によるもので挺出とはいいません．また歯の浮いた状態では咬合性外傷は発生しません．炎症によって浮いた歯は炎症が治まると元に戻ります．本来の咬合性外傷とは，炎症を伴うものではないのです．

　したがってプラーク中の細菌が歯肉内に進入するには，プラークや免疫が主役であるとしても，咬合の関与も無視することはできません．

　著者は，咬合という視点から歯周疾患の発病過程を考えてみたいと思います．

　結論を先にいうと，著者の臨床経験から判断して「**咬合性外傷は歯周疾患に大きく関与し，その前駆疾患として認識される**」ということです．

　今まで，う蝕がなく歯周疾患と無縁であったのに，あるとき1本の歯，たとえば下顎第二大臼歯がぐらつき痛みを感じて歯科を受診される患者さんがあります．つまり1本の歯が突然，急性化膿性炎症を起こしたのです．その歯のエックス線写真では歯根周囲の骨に破壊吸収像がみられます．

　Part 5 の 2 節で述べたように，咬合性外傷のごく初期のエックス線写真では，骨の変化はまったくみられません．それが進行し第1次の咬合性外傷になると，咬合圧のかかっている歯根側の歯根膜腔の拡張，歯槽硬線の消失がみられます．さらに進行して骨の破壊吸収像がみられるようになると，咬合性外傷は第2次症状となります．しかしこの場合でも化膿性の炎症症状は出現しません．ここまでの状態は，歯列矯正で歯を移動させている時の状態と同じだからです．

　しかしここに急性化膿性の炎症が発症したことは，歯周組織に細菌感染が及んだ症状であり，これが慢性化すると歯周疾患ということができるのです．さらに病状が進むと炎症は隣在歯に波及し，隣在歯の骨破壊をきたすようになり，広範囲の歯周疾患に発展することになります．歯周疾患で来院する患者さんのエックス線写真像は，ほとんど第2次の咬合性外傷と歯周疾患の混在した像を示しています．

　著者の考える歯周疾患の発症過程は，咬合性外傷から始まります．「**咬合性外傷によって根周囲の骨が破壊されると歯は動揺するようになります．歯の動揺は，歯の環状靱帯や歯根膜線維の断裂，損傷などを起こします．すると歯周組織の感染に対する抵抗性が低下し，細菌感染が起こりやすくなります．ここにプラークなどが付着していると容易に細菌感染が起こり，これが慢性に経過すると歯周疾患が発症する**」と考えています．

　つまり咬合性外傷の発生は歯周疾患発症の引き金的要因であり，歯周疾患の前駆疾患と考えています．この疾患はプラークと並んで歯周疾患の大きな病因となります．いったん発症した歯周疾患は，咬合性外傷が存在しつづけることによってさらに重症化させて行きます．したがってプラークの清掃も大事ですが，咬合性外傷の発生を防ぐことが歯周疾患の予防につながることになるのです．

　咬合性外傷や歯周疾患の患者さんに行う最初の処置は，咬合をリンガライズドオクルージョンに変えることです．すると側方ベクトルの発生がなくなることから，歯の動揺は止まり咀嚼ができるようになります．この処置は，その後の歯周疾患の治療に際して好結果をもたらすことになります．

　エックス線写真上で骨破壊や動揺がみられる歯でも，骨破壊が根尖まで達していなければ治療によって救うことができます．

　骨破壊や動揺の大きい歯の治療は，まず前後の健全歯と連結固定をします．次いで咬合を安定させること，すなわち側方ベクトルの発生しない咬合面に調整して歯を安定させることです．この治療を行ったあとに歯周疾患の治療に入ります．歯石除去やブラッシングを最優先する治療法は，著者の発症過程から考えると，歯を安定させたあとに行われるべきものといえます．

　咬合性外傷を発生させる咬合の狂いとは，どんな咬合をいうのか．リンガライズドオクルージョンはなぜ歯を安定させるか，それらを解明することが本書のテーマでもあります．

Part 6

咬合平面の形

本章では，個々の歯の問題ではなく，馬蹄形をなす歯列弓を1つの単位と考え，その形状のもつ意味について考えてみたいと思います．

本章は技工物作製に関係して技工士の領域とも絡みます．ぜひ技工士にも理解していただきたい内容です．

1　モンソンの8インチ球面は咬合安定の基本形

モンソンの8インチ球面説とは，**図55**に示すように「下顎の全歯列の咬頭は，篩骨鶏冠付近に中心をもつ直径8インチ（約21cm）の球面に接する」と，モンソンが2次元のスピーの彎曲を3次元の球面に拡張して1919年に提唱したことによります．モンソン球面を側方からみるとスピーの彎曲となり，正面からみるとウィルソンの彎曲になります．モンソンの球面には，さらに左右の下顎頭が接しています．これらの彎曲は咬合彎曲とよばれています．

咬合彎曲とは

咬合彎曲とは，「天然歯列で切縁や咬頭の大部分が同時に接触できるような彎曲した面，または各歯の咬合面で構成される歯の彎曲」をいう，と解説書にあります．

咬合彎曲の定義には，前歯を含むか否かについてモンソン球面の定義と異なり曖昧なところがあります．

そこで著者は，モンソン球面を次のように明確に定義することにします．

モンソン球面とは

「モンソン球面とは，前歯を除き臼歯部の咬頭が接した球面で，篩骨鶏冠付近に中心をもつ直径8インチの球面である」とします．

その理由は，のちのPart 15で詳しく説明しますが，前歯は咬合の安定とはまったく関係がなく，咬合の確立と安定は臼歯部だけではかることができる，とする著者の理論によります．

モンソン球面はなにを意味しているか

上顎臼歯で形成される8インチの凸球面と，下顎臼歯で形成される凹球面がぴったり合わさって，前後左右に自由に動けるところに咬合の理想的な動きがあるとする考え方です．

この球面は，「顎のあらゆる方向への動きは，球面を形づくるような動きから形成される」と考えると，クリステンセン現象とも一致するのです．

咬耗に伴い咬合面はスムーズな球面に近づく

萌出が完了したあと，咀嚼によって咬耗するにしたがい，咬合面はよりスムーズな球面に近づくことになり，咬合はより安定することになります．

上下顎の球面が安定して接することは，下顎窩内に位置する下顎頭も安定した位置を保つことになります．これらのことは日常の生活をとおして，

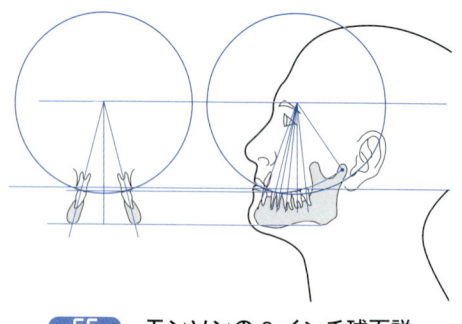

55　モンソンの8インチ球面説
（モンソンの論文より）

ごく自然に形づくられていきます．

　咬耗した咬合平面がモンソンの球面をなす形状には深い意味が存在します．次に，そのことについて解説します．

2 スピーの彎曲は咀嚼運動の円滑化と歯の近心移動を促す

　スピーの彎曲は，図56 に示すように側面からみたとき歯列が下凸の曲線をしています．スピーの彎曲はモンソンの8インチ球面を側面からみたときの曲線とほぼ一致するもので，第二小臼歯から第一大臼歯あたりを最下点とした下凸曲線です．

スピーの彎曲とは

　スピーの彎曲の定義は，「下顎犬歯の遠心隅角と，小臼歯ならびに大臼歯の頬側咬頭頂を連ねた線を，矢状面に投影したときにみられる円弧」とされています．スピーの彎曲は下顎臼歯の彎曲です．したがってこれと咬合する上顎臼歯の彎曲も同じ彎曲を呈します．

　今日では，スピーの彎曲は「前後的な咬合彎曲」につけられた用語として，形式的な意味合いしかもたないようです．

　しかし本書では，スピーの彎曲はモンソン球面と同様に，臼歯の重要な彎曲であるとして話を進めます．

なぜスピーの彎曲ができるのか

　下顎骨自体を矢状面からみると凹彎しています．また上顎の歯槽骨は凸彎形をしているので，顎堤の形態的な特徴から自然にスピーの彎曲が形づくられていくものと考えられます．

　さらに図57に示すように，下顎前方運動を行うと，クリステンセン現象によって臼歯後方が前下方に下がります．この動きが自然にスピーの彎曲を形づくることになります．

前方と側方のクリステンセン現象

　前方側方とは，あらゆる方向に下顎運動を行うことを意味します．この現象によって咬合平面は上顎では凸彎，下顎では凹彎の形状になります．

　したがってスピーや，次に説明するウィルソンの彎曲の形成に，この現象が作用していると考えることができます．

なぜスピーの彎曲が必要なのか

　第1の理由は，スピーの彎曲は，咬合の安定にとって重要な役割をはたしていることです．

　Part 1で提示した80歳の患者さんにみられるような咬合平面を考えてみます．この咬合平面は，図58に示すように上下顎ともスムーズに重なり合う，金属ボールを2つ重ねたような状態です．このボールはいずれの方向にでも滑って動きます．このような咬合面に咬合力が加わったとき，咬合の安定はどのようにはかられているのでしょうか．

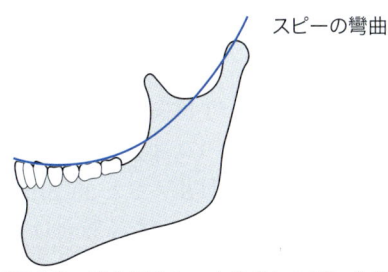

下顎犬歯の遠心隅角と，小臼歯ならびに大臼歯の頬側咬頭頂をつらねた線を矢状面に投影したときにみられる円弧をスピーの彎曲といいます．

56 スピーの彎曲

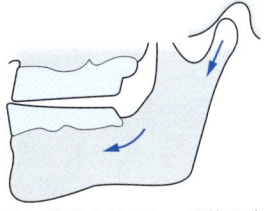

下顎を前方に移動させると，最後臼歯に間隙が生じます．有歯顎では中心咬合位から前歯衝突までの前後運動で，スピーの彎曲が自然の咬耗によってつくられていきます．

57 前方クリステンセン現象

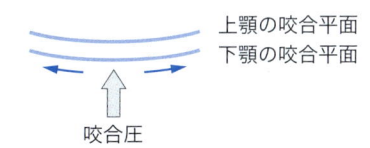

58 両球面の接触によって，咬合面はスムーズな動きをします．そしてこの球面は最下点からの咬合圧に対しては，ずれることなく安定します．

咬合安定のメカニズムとは

本節の初めにも記しましたが，図59に示すようにモンソンの球面の中心からカンペル平面に垂直，すなわち咬合平面に下した垂線は，第二小臼歯と第一大臼歯あたりと交差します．したがってモンソン球面，すなわちスピーの彎曲は，ここを最下点とする下凸の彎曲です．この最下点より高い前方位置に第一小臼歯，後方に第二大臼歯があります．

第一大臼歯あたりに加わった咬合力を，図58に示すように凹凸彎曲の球面全体として受け止めるとき，上下顎の両球面の最下点が合致した位置で，彎曲がずれることはなく咬合は安定するのです．ここに第一小臼歯の咬合安定への役割があり，早期に萌出する意義があるのです．このわずかな彎曲のために，下顎が後方や前後左右に滑るのが抑えられているのです．

わずかですがスピーの彎曲は，咬合の安定にとってきわめて重要な役割をはたしています．咬合の安定に関しては，のちのPart 15で詳しく説明します．

第2の理由は，食塊の破砕やすりつぶしを行う咀嚼運動の効率化のためです．

咀嚼を行う主体となる歯は，最も咬合力の発揮できる第一・第二大臼歯です．これらの歯は大きな咬合面を有し，その咬合面は咀嚼に関与する咬筋や内側翼突筋の走行と直交しています．そのため大きな咬合力が発揮できるのです．したがってここに食物を置いて咀嚼するとき最も効率のよい作業ができることになります．

またスピーの彎曲の最下点が第二小臼歯から第一大臼歯付近にあるので，重力の作用によってこの付近に食片が集まりやすく，またすりつぶし様運動を行うにあたって，口腔底や前底に落ちた食片を咬合面上に押し上げるのに都合のよい形状なのです．

第3の理由は，開口時に顎間距離を一定に保つためです．

図60に示すように顎関節から歯列までのあいだに下顎枝があり，下顎枝と歯列は側方からみるとL字型になっています．

もし咬合平面が水平であったとすると，下顎頭を回転軸とした開口では，前歯と臼歯では開口度が違います．しかし咬合平面がスピーの彎曲を呈していることと，下顎頭の前下方への移動によってほぼ一定の顎間距離が保たれるのです．このことは咀嚼運動のしやすさと大きな関係をもつことになります．

第4の理由は，歯の近心傾斜に関与していることです．

スピーの彎曲は，歯を近心傾斜させる重要な働きをしています（詳しくはPart 7, 1節で説明しますので，ここでは省略します）．

このようにスピーの彎曲はわずかな彎曲ですが，咀嚼運動を行ううえで大きな意味をもっています．

3 ウィルソンの彎曲は側方運動の安定をはかる

ウィルソンの彎曲とは，上下顎の大臼歯の頬舌側咬頭を連ねた彎曲を正面からみた場合に，下凸の彎曲をいいます．

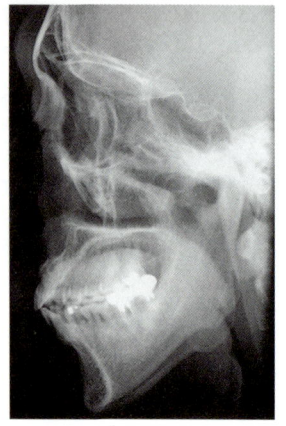

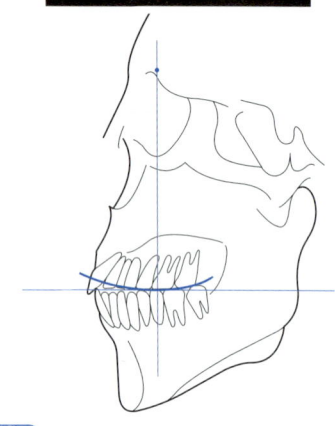

59 モンソン球面の中心から咬合平面に垂直に下ろした垂線は第二小臼歯と第一大臼歯あたりと交差します．つまり咬合平面はこの点を最下点とした球面となります．

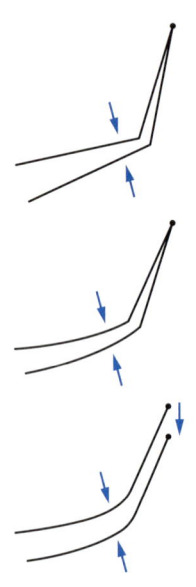

60 スピーの彎曲と下顎頭の前下方への移動によって大臼歯部の上下顎の歯間距離は大きくなります．

とくに著者の提唱するウィルソンの彎曲とは,「上顎臼歯部に付与される彎曲」とします.「下顎臼歯は左右水平な咬合面」とするものです.その理由はのちの Part 13, そのほかで詳しく説明します.

なぜウィルソンの彎曲ができるのか
—側方クリステンセン現象による—

図 61 に示すように,下顎骨には下顎を動かす筋肉である咬筋や内側翼突筋の付着部が,下顎角部の外と内にあります.また顎の安定や後退に作用する顎舌骨筋,オトガイ舌骨筋や顎二腹筋の付着部があります.

これらの筋肉の伸縮と下顎の動きがお互いに障害しないように,前額断面でみると,下顎骨自体が内側に少し傾いた形態をしています.そのため下顎の歯は多少内方に傾斜して萌出してきます.

一方,上顎の顎堤は丸みをもっているので,下顎の歯と咬合した上顎の歯は,自然に外方傾斜してウィルソンの彎曲を形づくることになります.

さらに側方滑走運動時には,図 62 に示すように非作業側の下顎頭は下前方に滑走します.この現象は側方クリステンセン現象とよばれ,非作業側の下顎は作業側の下顎より下がります.

したがって側方滑走運動によっても,自然にウィルソンの彎曲が形づくられることになります.

下顎臼歯に,なぜウィルソンの彎曲を付与しないのか
—下顎臼歯にウィルソンの彎曲を付与すると,側方ベクトルが発生する—

下顎臼歯が内方傾斜して萌出することによってウィルソンの彎曲になりますが,この下顎の彎曲と,「下顎臼歯咬合面は平坦」でよい,とすることとは矛盾します.

その回答は,図 63 のように下顎臼歯にウィルソンの彎曲を付与すると側方ベクトルが発生し,咬合性外傷を発症するか,発症しないまでも,食事がしにくくなるのです.その臨床例を Part 13, 2 節で紹介します.

また下顎臼歯の咬合面が水平であることを理想とするのは,咬耗した咬合面をみればわかります.Part 1 で紹介した 80 歳の患者さんの咬合面がそれです.

なぜ下顎臼歯は内方傾斜して萌出してくるのか
—将来起こるであろう咬耗に対する補償を行っている—

下顎歯は内方傾斜して萌出します.この内方傾斜していることが,実は歯の咬耗にとっては有利なのです.それは図 64 に示すような非生理的咬耗の患者さんの咬合面をみるとわかります.

非生理的咬耗の歯では,ほとんどの下顎臼歯は頬側咬頭がすり減り,外側傾斜した斜面になります.こうなっては咀嚼運動が円滑にできません.

そこでこのような異常な咬耗状態にならないように,下顎歯では内方傾斜から頬側咬頭,上顎歯では外側傾斜から舌側咬頭が突出した状態で萌出してきます.このことは咬耗部分を厚くして,咬耗が起きても非生理的咬耗にならないように補償を行っている,と考えることができます.

すなわち将来起こるであろう咬耗に対する補償が,臼歯の傾斜萌出である,と考えることができるのです.

不幸にして,咬耗によって逆ウィルソンの彎曲を呈した歯でも,下顎臼

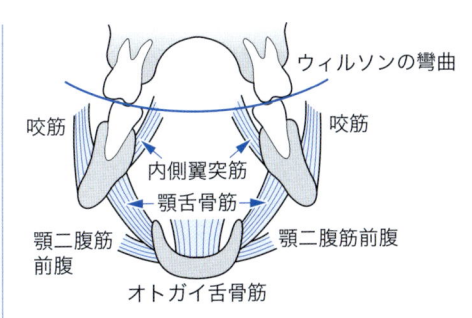

61 下顎骨は付着する多くの筋肉の伸縮と下顎の動きを障害しないように,内側に傾いた形態をしています.そのため萌出する下顎歯も内方傾斜しています.左右側の頬舌側咬頭頂を連ねたウィルソンの彎曲は下凸の曲線を示します.

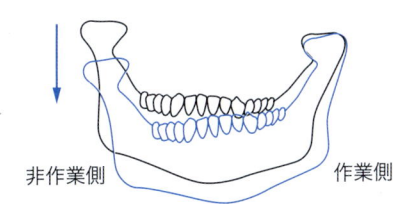

側方クリステンセン現象によって,非作業側の臼歯部には間隙が生じます.有歯顎では側方運動によって,ウィルソンの彎曲が形づくられていきます.

62 側方クリステンセン現象

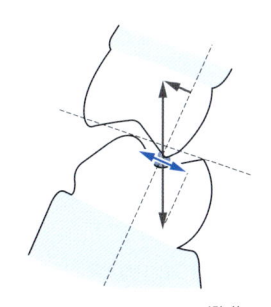

63 下顎のウィルソンの彎曲の付与は,側方ベクトルの発生につながり,咬合性外傷の発症をみることがあります.また発症しない場合でも食事がしにくいと訴えられることがあります.下顎の咬合面は水平でよいのです.

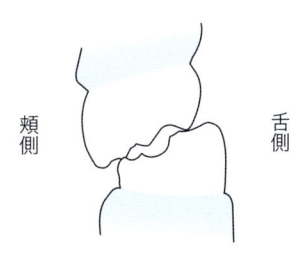

64 非生理的咬耗の下顎臼歯では,頬側斜面となり,上顎では舌側への斜面となるような咬耗を呈します.

歯の咬合面を挙上して平坦にすること，上顎臼歯にウィルソンの彎曲を付与することによって，すりつぶし様運動ができるようになり，円滑な咀嚼運動ができるのです．

4 咬合高径と咬合平面のレベルはどこにあるのか

咬合高径の垂直距離がどのくらいで，咬合平面のレベルがどこにあるのかを決定することは，歯科治療を行ううえで最も重要な診査です．

咬合平面のレベル

まず咬合平面のレベルについて考えてみます．

部分的に残存歯がある場合は，そのレベル決定は比較的簡単なように思われがちですが，そうでもありません．

図65に，ある患者さんのパノラマエックス線写真を示します．これをみると上顎の残存歯は，対合歯の欠如から挺出しています．とくに 7| の挺出が顕著です．この残存歯に合わせて下顎義歯を作製したら，その咬合平面はどうなるのでしょう．

左右の咬合平面のレベルは完全に狂ってしまいます．また凸凹な咬合平面になります．このような例は，日常の診療でそれこそ頻繁に遭遇します．

咬合平面の左右のレベル差があればあるほど，また咬合平面が凸凹であればあるほど，食事がしにくくなります．そして舌や頬をかむ，発音がしにくいなど日常不便を感じるようになります．

それでは咬合高径と咬合平面について，それらが生体内でどのような位置関係で存在し，それを決定する指標がどこにあるかを考えてみたいと思います．

咬合平面を決定する指標

咬合平面を決定する指標は，一般的には図66に示すように前方指標として「上顎中切歯切縁」があります．後方指標としては「左右のレトロモラーパッド」があります．

前方指標の上顎中切歯切縁は，安静位において上唇のレベルか，これよりわずか下方で，微笑んだときのスマイルラインに軽く接する位置です．

後方指標はレトロモラーパッドの1/2～2/3の高さになります．

これらの基準となる指標は，無歯顎の咬合採得のときによく用いられるものです．

しかし考えてみてください．この指標を求めるもとになったデータは，正常な有歯顎者から得られたものです．したがって咬合採得とは，無歯顎に限ったことではなく，有歯顎においても適用できる方法なのです．

咬合平面の決定は，3点の指標とカンペル平面が関与

先にも述べたように，咬合平面は，下顎の左右レトロモラーパッドと上顎中切歯の切端で決定される3点です．

ところが図67に示すこの3点で形成される咬合平面は，どのような顎間距離においても成立するのです．したがって咬合平面と図68に示すカンペル平面との角度は，図69のようにどのようにも変化します．

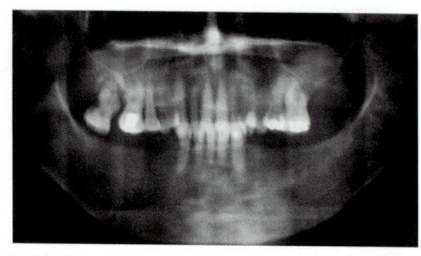

65 下顎臼歯の喪失によって 7 6 5|5 6 の挺出がみられます．とくに 7| の挺出は顕著です．この残存歯に合わせた下顎義歯の咬合面はどうなるでしょう．左右で咬合平面のレベルが異なり，また凸凹な咬合平面になります．

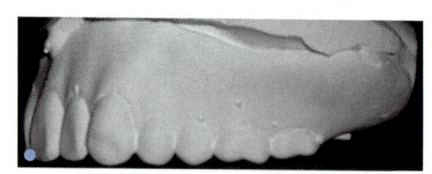

前方指標は上顎中切歯切縁です．

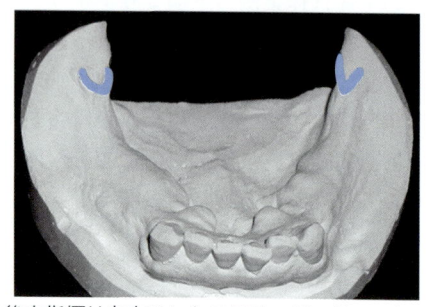

後方指標は左右のレトロモラーパッドの1/2～1/3の高さです．

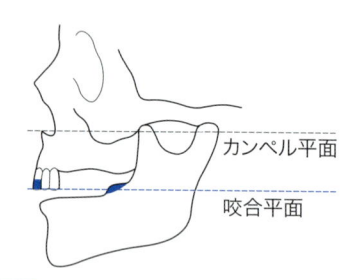

66 咬合平面決定の指標

67 咬合平面の指標となる3点と顎間距離から咬合採得が行われます．

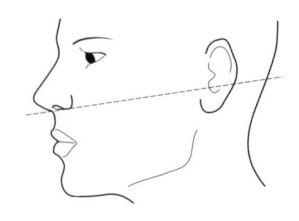

鼻翼下縁と耳珠下縁とを結んだ線をいいます．

68 カンペル平面

そこで咬合平面の最終決定は，3点からなる咬合平面をカンペル平面に平行に合わせることによって，口腔内でのレベルが決定します．そしてこの咬合平面の決定から，咬合高径も決定するのです．

　カンペル平面に咬合平面を合わせることが，無歯顎では蝋堤の高さを調節する操作になります．これが咬合高径の決定と，咬合平面が口腔内に位置するレベルの測定法なのです．

　ところが，ここで大きな問題が存在します．それはのちの図192に示すようなオーバーバイトの患者さんです．このような患者さんが無歯顎になると上顎中切歯切縁とレトロモラーパッドを結んだ咬合平面は，カンペル平面に合わせることができない場合があります．無理に合わせようとすると下顎蝋堤が低くなり，上顎とのバランスが悪くなります．

　Part 2の4節で説明したように，咬合平面とは，$\frac{7-4}{7-4}\bigg|\frac{4-7}{4-7}$で成り立つ平面です．咬合平面に前歯は含まれません．このような咬合平面にすると，どのような顎堤でも正しい咬合採得ができます．

著者の咬合採得法

　著者は，独自に開発した前歯に接触させない咬合平面測定基準板を用いて咬合採得しています．図70に示す無歯顎用は，前歯の蝋堤に基準版が接触しないようになっています．図71の有歯顎や部分床義歯顎用では，基準板は1歯幅の2枚の咬合板が前後に移動できるようになっています．そのため挺出歯などをさけて，基準とする咬合平面とカンペル平面の平行性が測定できます．

　上顎咬合平面をカンペル平面に平行に合わせたあとに咬合採得に入ります．咬合採得時で行う確認は，先に測定した咬合平面のレベルが上下顎の

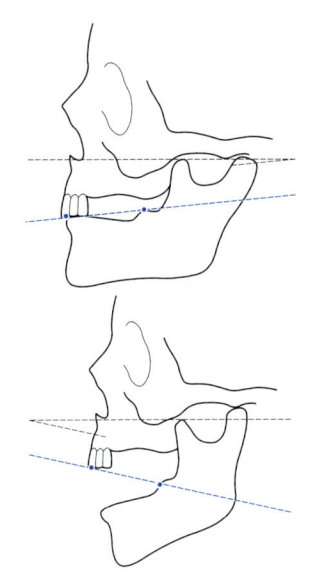

69 咬合平面のレベルは，指標となる3点だけでは，どのような顎間距離においても成立します．咬合平面をカンペル平面に合わせることで咬合高径が決定します．

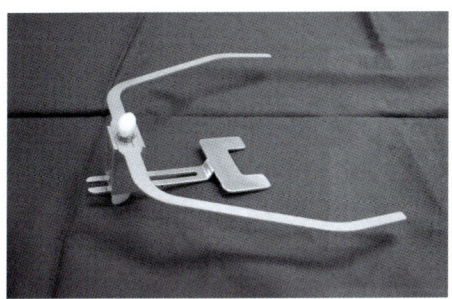

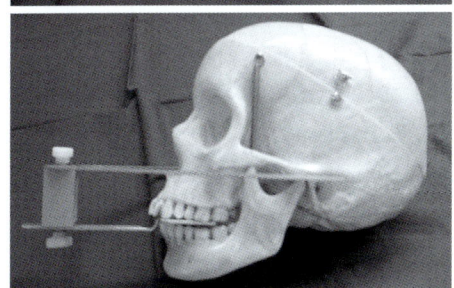

$\frac{7-4}{7-4}\bigg|\frac{4-7}{4-7}$の咬合によって，咬合平面をカンペル平面に合致させる．

70 咬合平面測定基準板（無歯顎用）

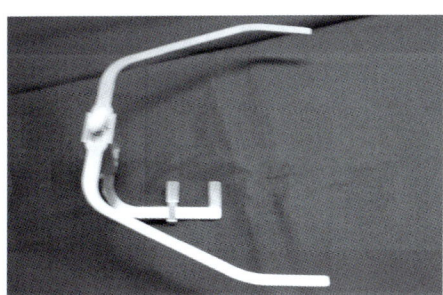

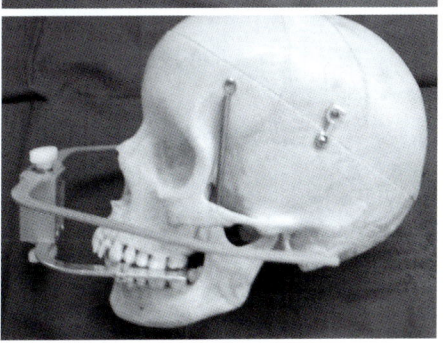

$7-4$ または $4-7$ の2歯によって，咬合平面とカンペル平面の一致をみる．

71 咬合平面測定基準板（有歯顎，部分床義歯顎用）

蝋堤の中間に存在することです．もし上下顎蝋堤の高さに違いがあれば同じ高さになるように調節します．この確認が大事です．

咬合採得で決定される蝋堤の前歯切縁の高さは，審美的な要素から決定します．前歯から小臼歯への移行部となる 3|3 は，審美的な要素から萌出方向や萌出度を決定し，臼歯部へは滑らかに移行すればよいのです．この 3|3 は，咀嚼運動にはまったく関与していないため咬合させる必要はありません．

次に咬合採得の方法を，臨床例を用いて説明します．

症例は残存歯の数が少なく，咬合高径の失われた患者さんとします．

最初に行うことは，上顎の模型上で，図72 のように仮想の咬合平面を決定することです．その決定には「**咬合平面と歯槽頂のラインが平行である**」という原則を参考にします．それを参考に咬合床の蝋堤を調整します．

蝋堤の調整

挺出歯は無視して，咬合平面を蝋堤で形成します．

この咬合床を口腔内に試適して，カンペル平面と平行になるように再度蝋堤を調節します．次いで下顎の咬合床も原則をもとに蝋堤を調整します．上下顎の蝋堤の調整後，咬合高径の測定を行います．

咬合高径の測定

一般的な咬合採得は有歯顎も無歯顎も同じで，まず下顎安静位を測定します．下顎安静位の測定は Part 9, 13 で詳しく説明しますので，ここでは簡単に記します．

下顎安静位は，リラックスした状態で筋肉の緊張をとき，上下口唇がかるく触れたときの顎間距離です．顎間距離は鼻下点とオトガイ点にマーキングをして，この間をノギスで測り決定します．

次いで咬合床を装着して，先に測定した顎間距離になるように蝋堤を調整します．さらに中心咬合位は下顎安静位より 2〜4 mm かみ込んだところになるので，蝋堤の高さを削除しながら決定します．これが咬合採得です．

挺出歯の調整

咬合採得が終了したら図72 に示すように，挺出した歯のうち無髄歯については咬合平面のレベルまで削合し，鉤歯となる歯ならレスト窩を形成します．

挺出歯の削合に際しては，有髄歯では抜髄をしなければならないこともあります．また高価な陶材冠が入っていることもありますが，理想的な咬合平面から逸脱していては意味がありません．抜髄や削合の対象となります．挺出歯の調整後，上下顎の部分床義歯作製のための再印象を行います．有歯顎であれ無歯顎であれ，咬合採得によって求められた咬合高径において，中心咬合位では上下顎の歯槽頂ラインはほぼ平行線を呈します．この咬合高径が真の垂直的顎間距離であり，その中間に咬合平面が存在します．

この関係はパノラマエックス線写真からも確認することができます．図73 は Part 1 で提示した 80 歳の患者さんです．上下顎の歯槽頂を連ねたラインは平行線を呈し，その中間に咬合平面が存在することがわかります．

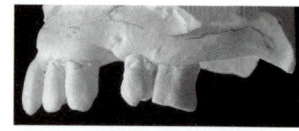

咬合床の作製には咬合平面と歯槽頂のラインは平行であるという原則に従って蝋堤の高さをつくります．このとき挺出歯は無視して蝋堤の高さを決定します．

咬合採得では，咬合平面をカンペル平面と平行に蝋堤を調整します．

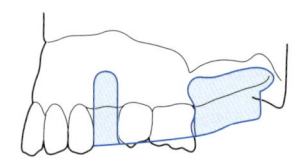

咬合採得が完了したら口腔内で挺出歯について蝋堤より挺出した部分の削合を行います．有髄歯で完全に咬合平面まで削合できない場合は，できる範囲に止めます．

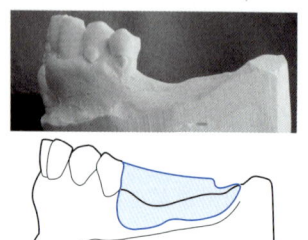

削合の終わった状態で局部義歯作製のための印象を行います．

72 蝋堤の作製

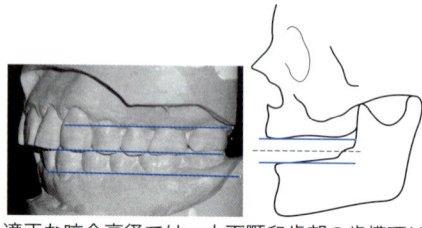

適正な咬合高径では，上下顎臼歯部の歯槽頂はほぼ平行線を呈し，この中間に咬合平面が存在します．

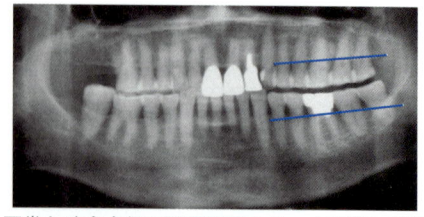

正常な咬合高径の顎間距離では，上下顎の歯槽頂をつらねたラインは平行線を呈します．その関係はパノラマエックス線写真からも確認できます（撮影に際しては，下顎前歯を正しく位置づけることが大切です）．

73 咬合平面のレベル

注1) 平衡側と非作業側の意味について

　咬合の解説書をみると，平衡側とか非作業側という記述があります．両者は同じ側を表しているのですが，そこに含まれる意味は違います．

　平衡側とは本来，両側性均衡（バランスドオクルージョン）の咬合様式で用いられる用語です．この咬合様式では作業側の咬合に対して，反対側は平衡接触として咬合接触させるのです．そのため作業側とともに，平衡側においても咬合調整の必要が生じます．そこで作業側に対して，反対側を平衡側とよびます．

　一方，非作業側という用語は，片側性均衡の咬合様式では作業側のみ咬合接触し，非作業側では上下顎歯は咬合接触しません．そこで非作業側とよばれています．

　のちの Column「ナソロジーのあれこれ」(p.91)や Part 17，6節に記載しますが，フルバランスドオクルージョンには問題点があり，著者はこの咬合様式は意味がないと考えています．

　そこで本文では，作業側と非作業側の用語を用いることにします．

Summary

木をみて，森をみず

　モンソンの8インチ球面を正面からみるとウィルソンの彎曲となり，側面からみるとスピーの彎曲となります．なぜ，咬合平面はわざわざこのような彎曲を有さなければならないのでしょうか．

　これまで説明したように，咬合の安定と咀嚼の円滑化のためです．これらはわずかな彎曲ですが，そのもつ意味は大きいのです．自然に備わった形に逆らって不自然な形態や形状を構築しても，決してよい結果は得られません．

　アポロ計画で宇宙飛行をした飛行士たちは，宇宙から地球をみてその美しさに感動するとともに，大気層の薄さに地球の危うさを実感するそうです．そしてなによりも，かけがえのない地球を愛しく感じ，人生観の変わる方も多数みられます．

　日本人飛行士の野口さんは，宇宙に出てはじめて，太陽，地球，月の3次元の大宇宙空間を実感したそうです．これは地上に居て今まで味わったことのない実体験だったそうです．また毛利さんは，昼間の地球の大地には人類の存在をまったく感じなく，むしろ植物の緑が印象的だったそうです．しかし夜の地球は，一変して人類の存在しか感じられない世界である，と話されていました．

　別な次元とまではいかないにしても，角度を変えた見方に立ってみると，今までとは異なった新たなものがみえるということは，なにも宇宙空間だけの話ではありません．全体像を外から眺めると，今まで漠然と考えていたことが新しい意味合いをもってみえてきます．

　歯科治療をするうえでよくいわれるたとえに，「木をみて，森をみず」という諺があります．歯科医師は1本の歯から治療に入りますが，その歯はそれ1本ではなく，歯列弓の中の1本なのです．ここで扱った咬合平面に関する内容も，まさにこのような意味合いをもっています．

　1本の歯は，その歯1本だけでなく，歯列弓の中の1本であり，咬合平面の中の1本なのです．そしてこれらの歯が一体となって咀嚼機能が行われているのです．

　患者さんの歯列弓や咬合関係の全体像をみながら治療すること，すなわち「歯を診ながら，口腔を診る」ことの大切さを，歯列弓の形状から考えさせられます．

Part 7 隣接歯の関係

本章では，隣接した歯や対合する歯が，どのような関係で成り立っているのか，そしてそれが咬合とどのようなつながりをもつかについて考えてみたいと思います．
本章は技工士や衛生士の業務にも関係する内容です．みなさんで理解していただきたいと思います．

1 歯の近心傾斜は大臼歯の萌出方向と歯冠形態による

　ある歯を抜去し，そのまま放置すると，その欠損部に隣接する歯が傾斜することはよく知られた現象です．とくに臼歯部欠損で遠心に位置する歯の近心傾斜は必ずといってよいほど起こる現象です．

歯の近心傾斜は，なぜ起こるのか

　近心傾斜は自然に起こる現象ではありません．そこにはたしかな理由が存在します．それを理解し，うまく利用することによって，近心傾斜から咬合性外傷や食片圧入を防ぐことができるようになります．

近心傾斜のメカニズム

　第1の因子は，スピーの彎曲を示す大臼歯の萌出方向です．
　図74にパノラマエックス線写真を示します．上下顎第一・第二大臼歯の萌出方向をみて下さい．それらの歯軸はわずかに近心傾斜して咬合しています．そこでこの大臼歯の咬合平面に咬合力が垂直に加わることを考えてみましょう．そうすると上下顎の大臼歯はわずかな近心傾斜であるため，近心に振られる力が発生します．この力によってわずかに傾斜した歯は，その前の歯を後ろから押す力となって働きます．これが歯の近心傾斜を促す力の1つです．
　第2の因子は，歯の形態に起因するものです．
　図75は抜去歯を側面からみたものです．歯根は遠心方向に必ず彎曲しています．この彎曲の意味するものは，咬合面に垂直に加わった咬合力でも歯自身は近心に振られやすいということです．
　さらに大臼歯の咬合面をみてみましょう．図76に示すように大臼歯咬合面の近心半部は優勢形態であるのに対し，遠心半部は劣勢な形となっています．この咬合面に均等に圧が加わると，近心には遠心よりも大きな力が入ることになります．咬合面からの圧と歯根の彎曲の形態から，大臼歯には近心に微妙に傾斜させられる力が働くことになります．
　これらの作用によって上下顎の第二大臼歯から始まる近心傾斜の力は，前方に順次伝えられることになります．そしてこの近心傾斜の動きは，咀嚼時の咬合のたびに発生します．
　第3の因子は，上下顎大臼歯の咬合接触点にあります．
　この因子は図77に示すように，上顎大臼歯の咬頭位置は近心側にあります．その咬頭が咬合する下顎臼歯の咬合面も近心寄りになります．

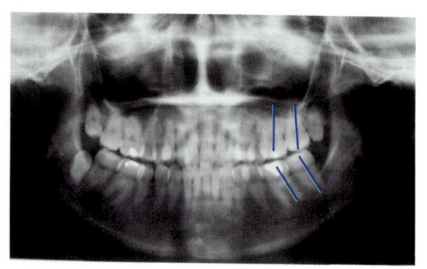

74 大臼歯のうち，とくに下顎臼歯は近心傾斜しています．ここから近心傾斜の力が発生します．

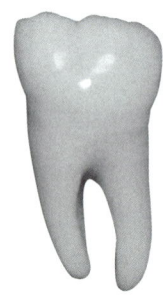

75 咬合面に対し歯根は遠心方向に彎曲しています．

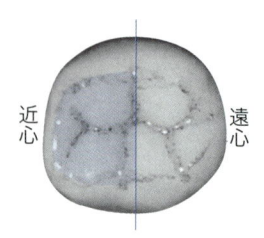

76 咬合面の近心半部は遠心半部より優勢形態をしています．これら歯の形態からも近心傾斜の力が発生します．

したがって咬合位置によっても，歯にはわずかに近心側に振られる力が働くことになります．

なぜこのような動きが必要なのか

それは隣接面が点から面となって離開することへの対応です．萌出直後の歯同士は点接触をしています．しかし毎日の咬合のたびに歯は上下前後左右に微小な動きをしています．これによって接触点は摩耗して面となります．

するとここにわずかな隙間が生じます．これを補正し，常に隣接面を接触させないと，食片が挟まることになります．

また長年咀嚼していると咬合面はすり減り，咬合に狂いが発生します．これを放置すると隣接部に隙間ができます．このような場合でも，近心傾斜の働きによって正常な隣接関係を回復することができます．

歯の咬合力によって発生する近心傾斜の現象は，正常な隣接面を維持するためにはなくてはならない働きであり，この動きが毎日の咀嚼によって生まれているのです．

傾斜を促す因子が，なぜこんなにあるのか

近心傾斜に大きな力は必要としません．それぞれの因子が微妙な力で働くことが必要なのです．1つの因子がうまく働かなくても，別の因子が働く仕組みができているのです．それだけ歯の近心傾斜は大事な生理的現象だといえます．

2 臼歯部のわずかな咬合変化が前歯排列に影響する

図78に示す症例は，まだ20代半ばの女性です．患者さんの訴えでは，1〜2年前に右上の第一大臼歯にインレーを装着しました．当初は多少かみ合わせが高いかなと思う程度で，歯科医師もそのうちになじみますとのことから，そのまま放置していました．しばらくして高さも気にならなくなったのですが，最近になって下顎前歯の排列がおかしいことに気づいたそうです．

患者さんの訴えによると，以前はきれいなアーチをしていた下顎前歯の排列が，写真のように多少入り組んだ形になってしまったとのことです．

排列をみると，本来スペースの少ないところに6前歯を並べたときに起こる様相です．

患者さんは，担当歯科医師とも相談したのですが，以前の模型もなく患者さんの思いすごしかもしれない，ということで結論が出ませんでした．

歯列の乱れの原因

患者さんの記憶が正しく真実であるとするなら，その原因は第一大臼歯のインレーにあります．そこでその咬合が原因しているとすれば，どのような咬合関係かを模型から探ってみることにします．

図79に左側上下顎第一大臼歯の咬合状態を大きく撮影したものを示します．これをみると，上顎第一大臼歯の遠心咬頭内斜面が下顎第一大臼歯の遠心辺縁に当たり，ここから近心方向に押していることがわかります．

さらに下顎前歯が左側方向で乱れていることからも，左側の遠心方向か

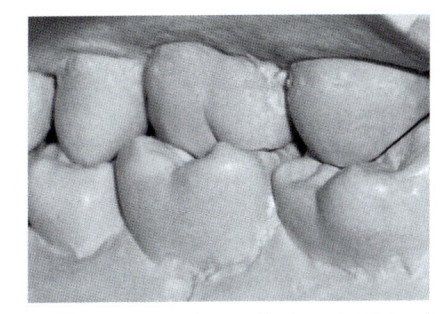

77 上顎大臼歯近心舌側咬頭が下顎大臼歯の近心半部に咬合しています．ここからも近心傾斜の力が発生します．

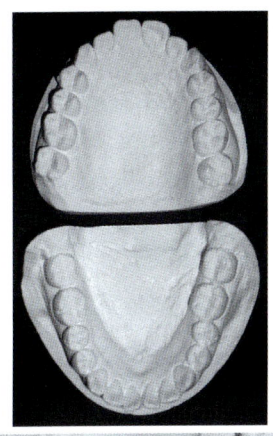

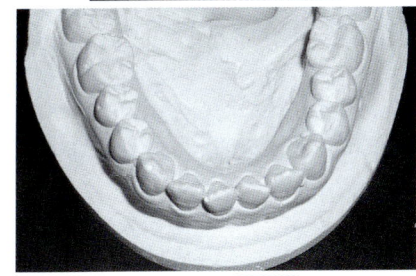

78 症例：26歳，女性

6 のインレーの装着後，1|2 の排列に乱れを生じたそうです．

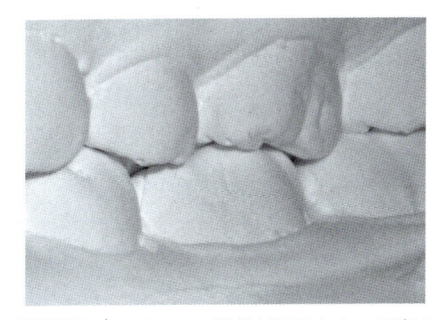

79 6 インレー装着が原因なら，写真のように 6 が近心傾斜し，6 の咬合面が 6 の遠心辺縁部と咬合しています．したがってここから近心傾斜の力が働くことが想定されます．

ら圧が加わったことが推測されます．

しかし上記以外に，もう1つの原因が考えられます．

それは図80の前歯の咬合でわかるように前歯の排列です．この患者さんはもともと上顎左側側切歯の近心隅角が，下顎側切歯の遠心隅角の舌側に入り込むような叢生歯であったと考えられます．そこに |6 7 にインレー，7 6| にクラウン，7 6|6 7 にインレーが装着されました．そのため咬合がほんのわずか低くなったものと思います．

臼歯のわずかな咬合の低下でも，前歯では大きな咬合低下として現れます．そこで上顎側切歯がより深くかみ込むようになり，結果的に下顎側切歯がねじられたものと考えられます．

いずれが真の原因かははっきりしませんが，著者は後者の原因が大きいと想定しています．

わずかな咬合の狂いが排列にまで影響する

このように臼歯を治療したあと前歯の排列が変わったという患者さんの訴えを，ときどき耳にすることがあります．これをすべて患者さんの気のせいにするわけにはいかないでしょう．

この患者さんのような前歯排列を有する場合には，臼歯咬合の微妙な狂いが前歯にまで影響することがあるのです．したがって臼歯の治療にあたっては，とくに注意が必要です．

3 歯冠修復後の食片圧入は咬合調整不良による

Part 3，4節で，食片圧入のメカニズムについて，隣接面の辺縁形状から考えてみました．

実は食片圧入の起こる原因はそれだけではないのです．

隣接面にできる間隙は，咬合が関与する

その因子は非常に単純なもので，隣接面の隙間です．隣接面に隙間があっては，辺縁がどんなに理想的な形であっても必ず圧入が起こります．隣接面に隙間をつくる因子は，咬合が関与しているのです．

図81に 7 6| 間に食片圧入を訴える患者さんの，大臼歯部の上下顎模型とその咬合状態を示します．この写真をみると下顎第二大臼歯の咬合面の遠心部に，上顎の咬頭が咬合しています．

そうすると歯はどのような力を受けるのでしょうか．

図82に模式図で解説します．下顎遠心部に咬合圧が加わると，歯は遠心方向に振られます．その結果，第二大臼歯は遠心方向にわずかに傾斜します．すると第一大臼歯との隣接面に隙間が生じることになります．この隙間に |6 の遠心咬頭が咬合しています．この状態では食片圧入が必発します．

食片圧入は自然に治癒することはない

一旦間隙ができると，そこに食片の圧入が発生するため，患者さんは爪楊枝などを使用するようになります．使い方によって第二大臼歯は遠心にゆすられ，歯間がさらに広がりやすくなります．

第二大臼歯の遠心部に加わる圧が，第一大臼歯に加わる圧と均衡が保た

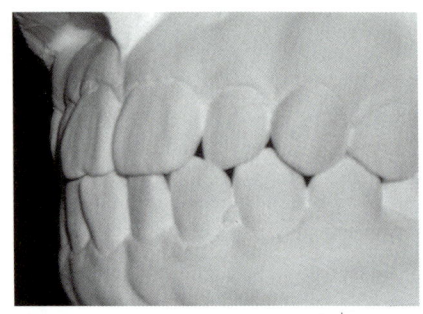

80 前歯排列の乱れの原因は， 6|6 の咬合以外にもともとの前歯排列に原因することがあります．この患者さんのように |2 の近心隅角が |2 の遠心隅角の舌側に咬合するような症例では，臼歯のわずかな咬合低下でも前歯では大きく沈み，|2 が |2 の舌側に入り込むことになります．その結果 |2 はさらにひねられるか，前突となります．

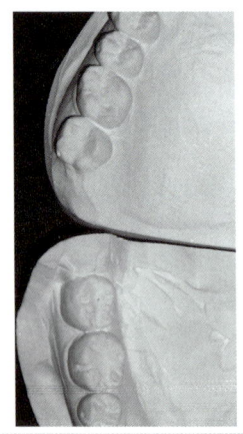

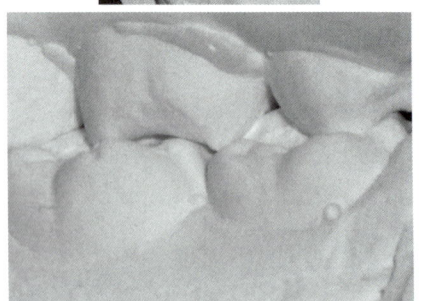

81 7 6| 間の食片圧入のある患者さんの模型です．|7 の遠心咬合面に |7 の舌側咬頭が咬合しています．また |6 の遠心咬頭が 7 6| の隣接面に咬合しています．このような咬合状態では，食片圧入の危険がきわめて大きくなります．

れるまで，第二大臼歯は遠心方向に傾斜させられることになります．そして一旦起こった食片圧入は，自然治癒することはないのです．

第二大臼歯が遠心に傾斜するのを回避するには，どうすればよいか

この現象を回避するには，どうすればよいのでしょうか．

それはスピーの彎曲による歯の近心移動の項でも話したように，上下顎の第二大臼歯から近心方向へ歯を傾斜させるような圧を発生させることです．これが歯の近心移動を促す力です．

その方法は，下顎第二大臼歯の遠心半部に上顎の咬頭を咬合させないこと，そして近心部のみに咬合させることです．こうすることによって歯は遠心方向には傾かず，近心方向に傾斜する力が働くことになり，常にコンタクトポイントは緊密に保たれることになります．

しかし対合歯の咬頭の位置によっては，下顎歯の近心に咬合させることができない場合もあります．

そのときは上顎臼歯の咬頭の形態修正が必要になることもあります．

4 歯の挺出のもつ意味

上下顎いずれかの第二大臼歯を抜去し，そのまま放置すると，対合する第二大臼歯が挺出する現象は日常よく目にすることです．この現象をよく観察すると，図83に示すように歯のみが歯槽骨から排出されるように挺出している場合と，図84に示すように歯槽骨を伴って挺出しているように見受けられる場合があります．前者は下顎で，後者は上顎でよくみられるようですが，絶対的なものではありません．

歯の挺出は，なんのために起こるのか

それは個々の歯で咬耗や破折が起こることがあるため，常に正常な咬合関係を維持するためである，とすることに異論を唱える人はないと思います．

歯の挺出は，どのようなメカニズムで起こるのか

歯には生まれながらにして，そのような性質が存在する，としたのでは回答になりません．臼歯のようにかみ合わさっていない前歯はなぜ挺出しないのでしょうか．前歯は挺出しないと思っていると，ある患者さんでは図85のように犬歯の1本だけが挺出しているのを目にすることがあります．不思議なことですが，これはどうしたことでしょうか．

歯の挺出は遺伝子に組み込まれた現象であるにしても，小さな顎堤の中

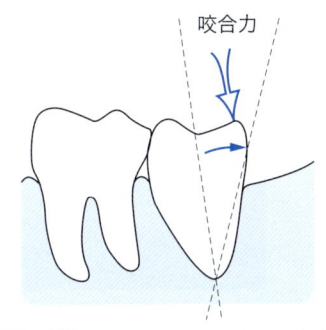

82 ７⌋の咬合面遠心部に加えられた咬合力によって７⌋は遠心方向に傾斜させられます．すると ６７⌋の隣接面が離開し，ここに食片圧入が発生するようになります．

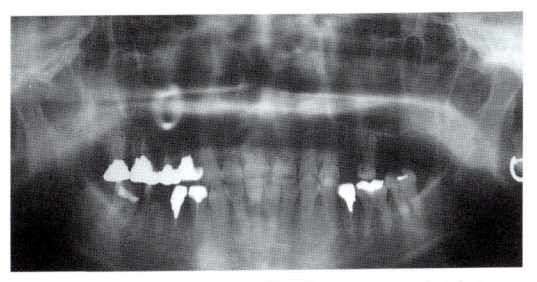

83 歯のみが挺出している症例

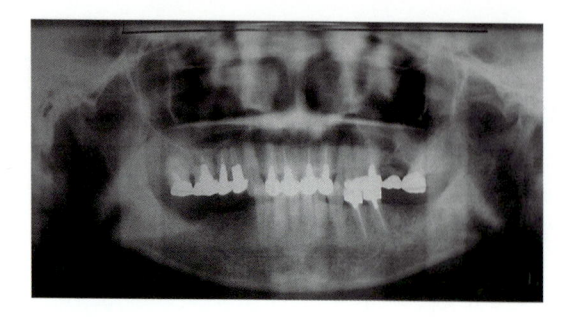

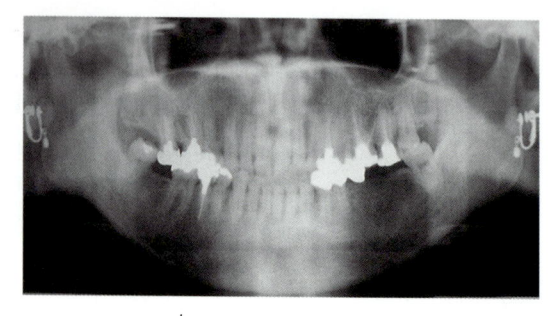

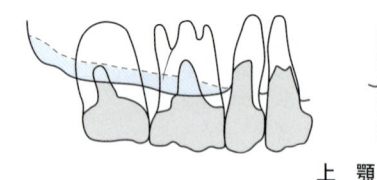

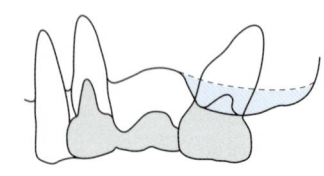

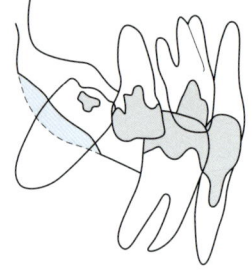

84 歯の挺出が歯槽骨を伴っている症例

上　顎　　　　　　　　　　　　　下　顎

で，前歯と臼歯でこの現象が異なるほど微妙に調整できるものでしょうか．さらにこの現象は，挺出する歯に隣接する歯がある場合には，ない場合より顕著にみられるように思われます．たとえば第二大臼歯が挺出歯とすると，第一大臼歯がある場合が，ない場合よりも挺出が顕著にみられるのではないかということです．これは隣接する歯があるため，挺出の度合いがより明確にわかるためと考えられますが，あながちそれだけでもなさそうです．

歯の挺出のメカニズムは，いまだよくわかっていない

雑談で，挺出の原因は重力の影響だという人がいます．確かに上顎の歯の挺出で歯槽骨を伴った挺出がみられる場合は，重力の影響もうなずけます．しかし下顎の歯の挺出は，それでは説明ができません．

隣在歯の咬合圧迫による周辺の挙上であるとする意見もあります．この意見も一理あり，下顎歯の骨を伴った挺出はこれでも説明はできますが，歯のみの挺出の説明には無理があるようです．

また咬合時の圧受容器からの信号が，なんらかの関与をしていると考えている方もいます．面白い考えですが，その信号の次の過程がわかりません．

これらは雑談の域を出ませんが，論文などでは歯根膜靱帯線維の改造と，歯根膜靱帯を構成する線維芽細胞自身の収縮による働きと考えられているようです．しかし顎骨を伴った挺出の説明には，ちょっと苦しいようです．よくわからない，というのが現実ではないでしょうか．

この現象の解明は，挺出の害作用を防止できるだけでなく，歯が歯槽骨内に存在することの解明にもつながると思うのです．

「歯は挺出する」ことを理由に，最もやってはいけないこと

それはインプラントに限らず，すべての歯冠補綴物の装着時にいえるこ

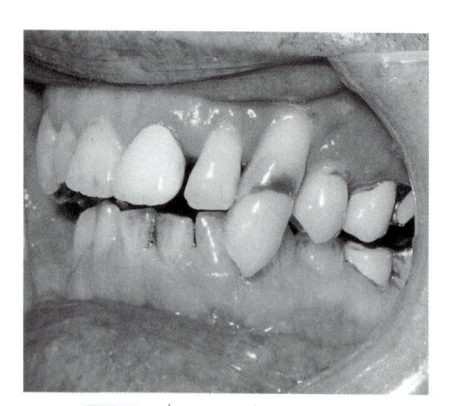

85 3| のみ挺出した状態

とですが,「曖昧な咬合接触や,接触していない状態で作製しても,やがて対合歯の挺出によって正常な咬合接触をするようになる」と考えることです.そして咬合調整の重要さを軽視することです.

　この考えは,挺出と萌出とを取り違えているのです.両者はまったく異なったメカニズムで顎骨から出てくるのです.またこの考えは,挺出のメカニズムが解明されて始めて成り立つことなのです.

　挺出の早さや程度,挺出時の咬合圧に対する抵抗性など,挺出のメカニズムがまったくわかっていない現状では,ここに最も重要な咬合を期待してはいけないのです.裏を返すと,この考えは高価な陶材冠などの破折を恐れて,それに対する逃げなのです.臼歯の咬合は,顎の安定や咀嚼にとって要となる大切な要素です.この咬合が不完全では,本末転倒の治療といわざるを得ません.

　余談になりますが,挺出した歯は,咬頭を相当削合しても,あまり痛みを訴えない場合が多いようです.これも不思議な現象です.

Summary

歯は群れて安定する

　隣接歯の関係として,歯の近心移動と挺出という現象について考えてみました.これらの現象は,いわば正常な歯列弓や咬合関係を維持するためには,どうしても具備していなければならない現象です.

　隣接面は,どうして緊密でなければならないのでしょう.

　それは物が挟まるから,というだけではないのです.1本の歯の頰舌側は固い皮質骨で支えられていますが,歯と歯を境する槽間中隔は菲薄な骨が存在するだけです.したがって歯は,近遠心方向に簡単に移動できるのです.これが歯の維持にとっては逆にマイナスとなり,近遠心部の骨破壊が起こりやすいのです.

　これを防ぐのがコンタクトポイントです.お互いの歯同士が隣接面で支え合って,近遠心方向の大きな咬合圧に耐えているのです.

　これまで7章にわたり,咬合面形態と咬合の構成という観点から,さまざまな事項について考えてきました.それらはみな正常な咀嚼機能を維持するために必要な形態であり,性質であり,現象であるのです.そしてその現象には,それを発生させる要因が必ず存在するのです.その要因は1つだけではなく複数存在し,それらが組み合わさって1つの機能をかたちづくり,それらの要因はまた別の現象を起こす要因にもなっているのです.

　正常な咀嚼という機能を行うために,これらのすべてがまったく無駄なく,巧みに組み合わさり,成り立っていることに驚きを禁じえません.

　歯の挺出がもたらす有益な効果については,どなたも異論はないと思います.しかし,その原因についてはよくわからないのです.

Part 8

顎関節の機能

顎関節の形態と機能については，これまでいろいろ議論されています．
本章では，顎関節の形態と動きからみえてくる機能について，著者の考えを解説したいと思います．

1 顎関節は咬合力に耐える構造ではない

顎関節は図86に示すように，下顎窩とその中に入る下顎頭，その間に介在する関節円板，これらをくるむ関節包より成り立っています．

円盤の前方と下顎頭の頸部には外側翼突筋が付着し，後方は結合組織です．また関節包の外側には，頬骨弓と下顎頭頸部の後方に付着する外側靱帯があります．外側靱帯と下顎窩の凹みは下顎頭の動きを制限し，異常な動きをしないように固定の役目をしています．

顎関節は，付着している筋肉がほかの関節と異なる

下顎頭の大きさは，正面からみて左右幅2cm，前後幅1cm，高さ1cm程度です．

顎関節がほかの関節と異なる点は，そこに付着している筋肉の位置です．筋肉の種類についてはのちほど解説しますが，これらの筋肉はすべて関節頭より前方についています．

大きな咬合力は，上下顎大臼歯と筋肉の働きによる

咬合力は，普通の人で40～50kg，スポーツ選手などでは100kgを超えるほどの大きなものです．サーカスなどで男性が咬合板をかんで吊り下がり，その足に女性がぶら下がっても落ちない光景をごらんになった方もあると思います．このような大きな咬合力は，上下顎の左右2本の大臼歯と，それに作用する筋肉の働きによって発揮できるのです．

下顎の形態と筋肉の位置は，咬合力が顎関節に作用しないためのもの

下顎骨の形態がL字型をし，筋肉が顎関節より前方についているのは，咬合力が顎関節に作用しないようにするためです．もしこの咬合力を顎関節で負担するとしたらどうでしょうか．身体に存在するほかの関節をみてみましょう．

股関節や膝関節などは体重を支えなければならないので，自重に耐えるように大きな形態をしています．膝関節を例にあげると，子どもでも拳大の大きさがあります．この大きさがあって，ようやく30～40kgの体重を支えることができるのです．

もし顎関節が咬合力の40kgを支えなければならないとしたら，膝関節に近い大きさが必要になるのではないでしょうか．

顎関節は，なぜ小さくつくられているのか

それは顎関節にはまったく力が加わらないことによって，下顎頭が微妙で自由な動きをできるようにするためです．

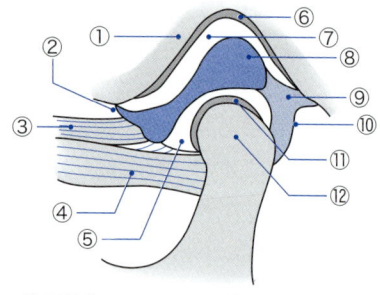

①下顎窩　⑦上関節腔
②関節包前部　⑧関節円板
③外側翼突筋上頭　⑨後部結合組織
④外側翼突筋下頭　⑩関節包後部
⑤下関節腔　⑪関節軟骨
⑥関節軟骨　⑫下顎頭

関節円板の前方には外側翼突筋上頭が付着し，さらに咬筋や側頭筋の線維が円板に入り込んでいます．

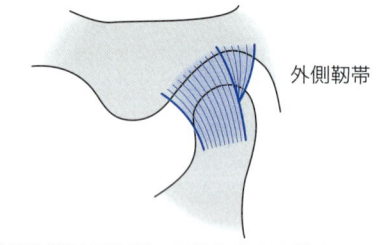

外側靱帯

外側靱帯は下顎頭の異常な動きを防止し，下顎頭の安定した位置を確保する働きをします．

図86 顎関節の構造

このことを筋肉の付着部とその伸縮方向からみてみましょう．

図87に示すように，咬筋は下顎の外側で下顎頭より前方に位置し，下顎角と頬骨弓に付着して，伸縮方向は前上方に向いています．

内側翼突筋は下顎角の内側面と蝶形骨翼状突起内面に付着して，伸縮方向は咬筋と同様に前上方です．

咬筋と内側翼突筋の収縮では，下顎頭は前上方に向かうことになりますが，ここに側頭筋の収縮が作用します．

側頭筋は図88のように筋突起と側頭骨の側面に付着し，後上方に収縮します．側頭筋の働きは，筋の収縮方向からみると，下顎前歯部を挙上させ，下顎頭では後上方に引き戻す働きがあります．

この大きな3つの筋肉の働きで，下顎の咬合平面を上顎の平面に，ほぼ平行に保って咬合することができるのです．

舌骨上筋群は，下顎の安定と後方への牽引の役割を担っている

さらに重要なことは，閉口運動には舌骨上筋群の働きがあるということです．図89のオトガイ舌骨筋や顎舌骨筋，そして顎二腹筋の前腹や後腹などが，上顎骨に付着する3つの閉口筋や外側翼突筋と協力して咀嚼運動を行い，運動中に下顎を限界運動内に押さえると同時に，閉口に際して，下顎頭を中心位の位置に導くように，下顎を後方に牽引しているのです．

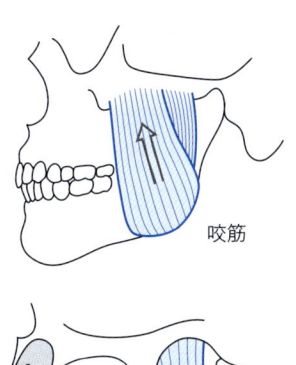

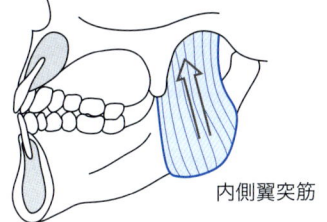

87 咬筋と内側翼突筋の付着位置と収縮方向

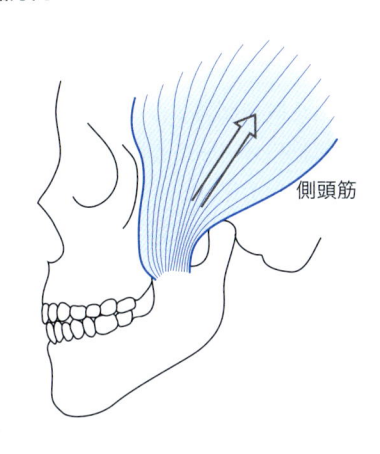

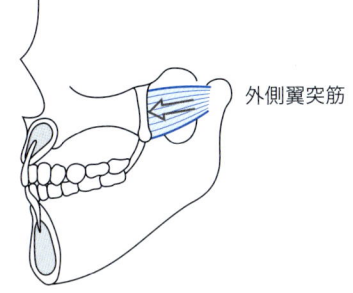

88 側頭筋と外側翼突筋の付着位置と収縮方向

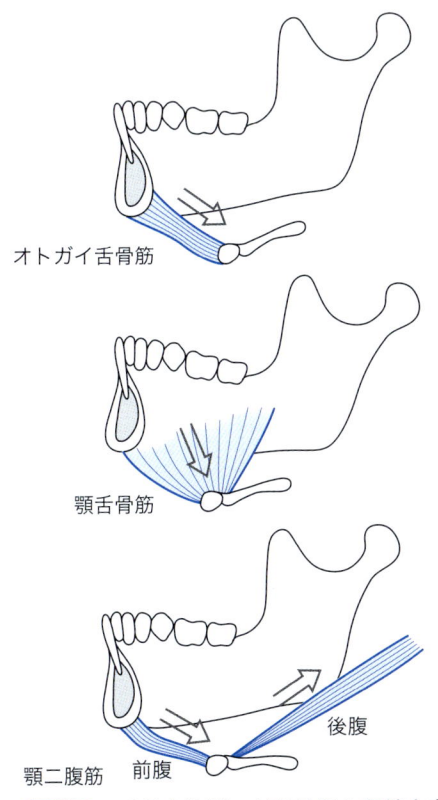

89 舌骨上筋群の付着位置と収縮方向

咀嚼運動中，顎関節には力が作用していない

　大きく開口したときには，下顎頭は関節結節を越えた位置まできています．ここから閉口運動に入りますが，図90に示すように咬筋や内側翼突筋の作用だけでは，筋の収縮方向からみて，下顎頭は下顎窩前壁にぶつかることになります．

　しかしここに側頭筋と舌側下筋群が作用します．側頭筋が筋突起を後上方に引き上げることによって，下顎頭は後下方に回転させられることになります．したがってこの動きと咬筋や内側翼突筋の収縮とが合致すると，下顎頭は下顎窩前壁に沿って後上方に移動することになります．

　さらに舌骨上筋群の働き，とくに顎二腹筋の収縮で下顎は後方に引かれます．その結果，下顎頭は後上方に引き戻されるように導かれるのです．

　閉口運動時の下顎頭は，後上方に引かれながら，大きな咬合力を咬筋と内側翼突筋の作用で食塊に加えることができるのです．

閉口運動とは，下顎頭を下顎窩前壁斜面に沿って後戻りするように，後上方に移動させる運動

　これまで述べたように，顎関節には力は加わらない動きになっているのです．

　とはいえ微妙な力が作用することはあるでしょう．また咀嚼や会話時には，関節腔のスペースは広くなったり狭くなったりします．これらの変化には関節円板がクッションとして対応しているのです．

　そして閉口運動の最終末の中心咬合位では，食片に加わる咬合力は，すべて歯根膜で負担するのです．

中心咬合位における最終咬合力は歯によって支えられている

　養老孟司先生の『中枢は末梢の奴隷』という著書のなかに，「顎関節は下顎窩と下顎頭，受ける側とはまる側とに凹凸があるだけの簡単なもので，顎関節は哺乳類が誕生してからできた新しい器官である」という記述があります．「顎関節はそのため不完全なもので，障害を受けやすいのであろう」とのことでした．

　繰り返しますが，関節に障害が起こらないようにするため，開閉口運動時には，筋肉の巧妙な働きによって顎関節には咬合力が加わらないようになっているのです．閉口運動の終末の中心咬合位における咬合力は，歯によって支えられているのです．

　これまでの説明でおわかりのように，ヒトの顎関節が非常に小さな形状になっているのは，顎関節には咬合力がまったく加わらないこと，そして顎が小さい範囲ではあるが自由に動けるようにするためです．

　顎関節の動きは小さくても，歯ではかなり大きな動きとなり，これにより十分な咀嚼運動が行えるのです．

2　咀嚼時の顎関節はまったく自由な動きをする

　下顎窩は凹彎状で，横幅が2〜3 cm，前後幅約2 cm，深さ約1 cmのくぼんだ形状をしています．下顎頭はこのくぼみの中に位置し，わずかな範囲で，自由に前後の移動や回転を行うことができます．

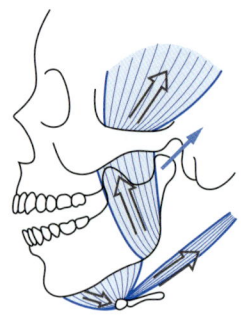

図90　閉口運動では咬筋と内側翼突筋の前上方への移動に加えて側頭筋による後上方への移動，そして舌骨上筋群の後方移動によって，下顎頭は下顎窩前壁に沿ってあと戻りするような動きをします．

咀嚼運動は，これまで説明したように破砕運動とすりつぶし様運動(ここでは側方滑走運動として説明します)からなっています．

このうち破砕運動は，大きな食塊や硬い食物を破砕する働きで，食塊を大臼歯の咬合面に置き破砕します．破砕運動にかかわる顎や歯の動きについては次の3節で説明します．

側方滑走運動時の下顎頭の動き

側方滑走運動は，これまで説明したように，作業側の下顎臼歯の頬側咬頭が上顎歯の頬側咬頭の内斜面に沿って動く運動です．

咀嚼中の側方滑走運動において，下顎歯の動きは図91に示すように，左右半歯程度の横動きで十分です．

このとき作業側の下顎頭の動きはベネット運動とよばれ，下顎頭は回転と，わずかな外方への移動をします．非作業側の下顎頭は前下方移動をします．

では回転の角度は何度ぐらいでしょうか．

その角度はベネット角といわれ，30度程度になります．しかしこの30度は側方限界運動時のもので，通常の咀嚼運動時では図に示すように3～5度程度です．非作業側の前下方移動はどうでしょう．図に示すように5～6mmの移動で十分側方滑走運動が可能となるのです．

下顎頭は，6度ほど内方傾斜した角度をしている

下顎頭は，図92に示すように6度ほど内方に傾斜した角度をしています．そのため下顎窩の角度もそれに準じています．そして下顎頭は，下顎窩の中で前後左右に自由に動けるようにつるされているのです．

この解剖学的形態のため，上述したように側方滑走運動時には，非作業側の下顎頭は前下方移動となり，一方作業側ではわずかな回転と外方移動の動きがスムーズに行われるのです．

顎の動きの主体は咬合面にある

ここで大切なことは，「下顎の動きの主体は，上下顎歯の咬合面で決定される滑走運動にある」，ということです．

「下顎の動きの主は咬合面の滑走であり，従は顎関節」です．下顎の動きに合わせて，下顎頭が上述したような動きをしながら対応しているのであって，下顎頭の動きに合わせて下顎が動いているのではないのです．

非作業側でのわずかな前下方への下顎頭の移動は，非作業側の無用な咬頭干渉をさけるばかりでなく，片側性均衡を成立させる要因でもあるのです．

このように咬合力の加わらない自由な関節であればこそ，下顎の繊細な動きが可能となり，この動きによって咀嚼運動が円滑に行われるのです．

3 下顎頭の前下方への移動は大臼歯部の顎間距離を大きくとるため

下顎頭は，開口するに伴い，下顎窩の前壁に沿って前下方に大きく移動します．大きな開口に際して，なぜこのような動きをする必要があるのでしょうか．

その答えは，大臼歯部の顎間距離を十分確保するためです．このことに

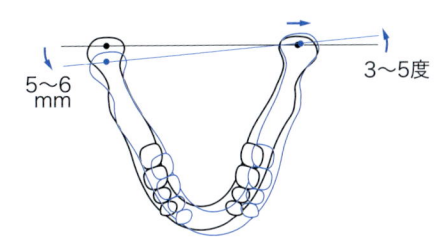

91 側方滑走運動では，作業側の下顎頭は回転とわずかな外側移動を行います．非作業側の下顎頭は前下方移動を行います．

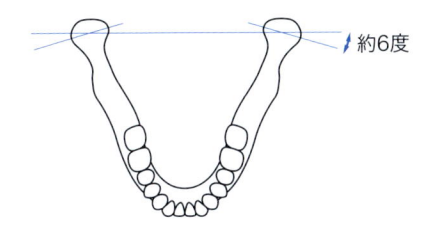

92 下顎頭は内方に6度ほど傾斜しています．

ついては Part 7 で説明しました．

開口運動をつかさどるのは舌骨下筋群

開口運動では，舌骨下筋群の作用によって，下顎全体は下方向に引き下げられます．

これに対して蝶形下顎靭帯や茎突下顎靭帯そして舌骨上筋群は，ある一定の長さしか伸びません．一定以上伸びないので舌骨下筋群の収縮についていけません．そこで開口度が大きくなるのに伴い下顎は回転させられてしまうのです．

しかし下顎頭の前下方への移動と下顎の回転によって，開口度は十分保たれるのです．

開口運動を下顎頭の回転（蝶番運動）のみで行うと，筋肉の伸縮はどうなるのか

3横指程度の大きな開口をすると，下顎角はかなり後方に移動することになります．ここで問題になるのは下顎に付着する筋肉です．開口によって，図93（上）のように咬筋や内側翼突筋などは，筋束の前方と後方では筋線維の引き伸ばされ方が異なります．これでは今度かみ込みをしようとすると，前方と後方では収縮力に差がでることになります．また筋によって伸展と収縮が異なるのです．

咀嚼運動のように微妙な動きが要求される場合には，このように不自然な伸縮では決してスムーズな運動ができません．

今度は，開口時に下顎頭を前下方に移動してみましょう．図（下）に示すように開口の方向と咬筋や内側翼突筋の伸縮方向は，筋線維の走行と同じ方向になります．また舌骨上筋群の顎舌骨筋，舌骨下筋群の胸骨舌骨筋や甲状舌骨筋なども，開閉口時の顎の動きと同じ方向に伸縮することになります．

したがって開閉口時に下顎頭が前下方に移動するのは，開閉口に関与する筋肉の伸縮に最も適した動きであるといえるのです．

大きな開口になると，下顎は回転する

これまで開口運動は，舌骨下筋群の収縮の働きによると説明しました．しかし大きく開口しようとすると，下顎は回転しながら開口します．舌骨下筋群の収縮による開口運動では，下顎は単に下方に引き下げられるだけで，回転が生じることはありません．ではどうして大きな開口をしようとすると下顎は回転するのでしょうか．

その働きをしているのが靭帯です．下顎に付着する靭帯には，図86に示すように顎関節の外側に付着する外側靭帯があります．それ以外に図94に示すように，下顎枝の内側で下顎小舌と蝶形骨を結ぶ蝶形下顎靭帯と，下顎角部と頸状突起を結ぶ頸突下顎靭帯という2つの靭帯があります．この2つの靭帯は下顎を頭蓋からつるしています．

大きな開口運動を行うと，蝶形下顎靭帯と頸突下顎靭帯はある程度の伸びしかできません．したがってそれ以上の開口になると，2つの靭帯を支点として，下顎は回転せざるを得ないのです．開口度は，この2つの靭帯の長さと外側靭帯によって許容される下顎頭の前下方への移動量で決定することになります．このような理由から，大きな開口時には下顎は回転運

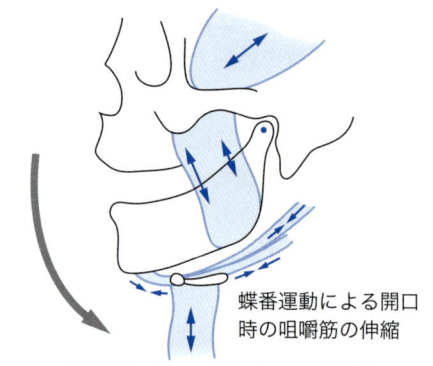

蝶番運動による開口時の咀嚼筋の伸縮

下顎頭の蝶番運動だけでの開口では，下顎角部の頸部組織の圧迫と，咬筋や内側翼突筋の筋束の前方後方での不自然な伸縮によって，大きく開口することができません．

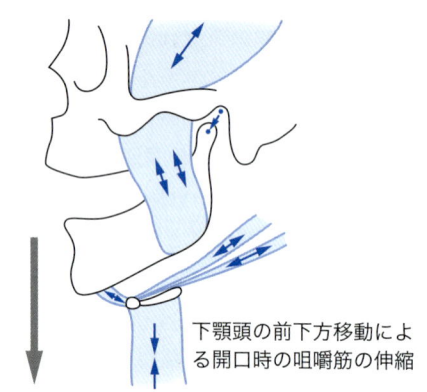

下顎頭の前下方移動による開口時の咀嚼筋の伸縮

開口に際し，舌骨下筋群の収縮によって，下顎頭は前下方に移動します．
この移動によって下顎角の障害や筋束の不自然な伸縮が解消され，スムーズな開閉口運動ができるようになります．また臼歯部の顎間距離も大きくなります．

● 93 開口運動は舌骨下筋群の収縮によって行われる

動を伴うようになります．

4 咬合高径の急激な低下や挙上のもたらすもの

　咬合高径は，これまでに記載したように永久歯列の完成されたころに確立します．そしてその後は，咬合面の咬耗や加齢による変化に対応しながら，わずかな低下はきたすものの，その人固有の咬合高径として大きく変化することなく存続することになります．

　しかしこの咬合高径には許容範囲としての自由度があり，そのあいだの変化には十分順応するだけの適応能を有しています．

　また永久歯を少しずつ喪失し最後には無歯顎となり，咬合高径がまったく失われても，その変化と顎関節の適応がうまく合致すると，顎関節になんの異常もきたすことはありません．というより，ほとんどのケースは，このように顎関節に支障をきたすことなく無歯顎に移行しているのです．

　しかしはっきりした理由はわかりませんが，突然顎関節に異常をきたすことがあります．著者自身そのような事例に遭遇したことがあります．次にその事例を紹介し，顎関節異常の問題について考えてみたいと思います．

咬合高径の急激な低下により，顎関節症を発症した症例

　今から30数年前のことです．60歳代の男性の患者さんが来院しました．食事ができないので入れ歯をつくってほしいとのことでした．

　はっきり記憶していませんが，唯一確かなことは，下顎右側第二小臼歯と6前歯，すなわち $\overline{5\ 3 \mid\!+\!3}$ の残存でした．上顎は多くが残存していたと思います．

　下顎第二小臼歯のエックス線写真では根尖まで骨の吸収がみられ，とても保存可能な状態ではありませんでした．患者さんは入れ歯を希望していることから，印象後うかつにもその日に抜歯をしてしまいました．

　さて翌週の部分床義歯装着日に，患者さんから顎関節の痛みを訴えられたのです．痛みはどちら側だったか定かではありません．

　著者は大学を卒業してまだ年数も浅く，顎関節症に対する経験もなく，とりあえず部分床義歯を装着して経過をみることにしました．しかし開閉口時の疼痛が続いたため，義歯の咬合調整を行ってみたものの，いっこうに改善がみられませんでした．

　そのうちに患者さんは来院しなくなりました．おそらく顎関節症が治ったのではなく，あんな所に行ってもらちがあかないと思われたのでしょう．

急激な咬合高径の変化

　下顎第二小臼歯は動揺していて，対合歯と触れるだけでも痛かったと思うのですが，今から思うと，それでもかろうじて咬合高径を確保していたのです．それをうかつにも抜歯したため突然咬合高径の喪失，コステンのいう臼歯部咬合支持の欠如によって顎関節症を併発したことは確かでした（図95）．

　このような場合は，義歯の装着日に抜歯をすべきだったと，今でも後悔しています．

　このように急激な咬合高径の低下によって顎関節に異常をきたすことが

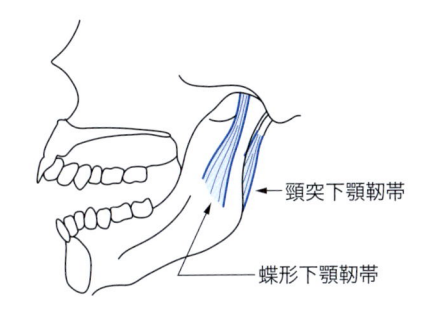

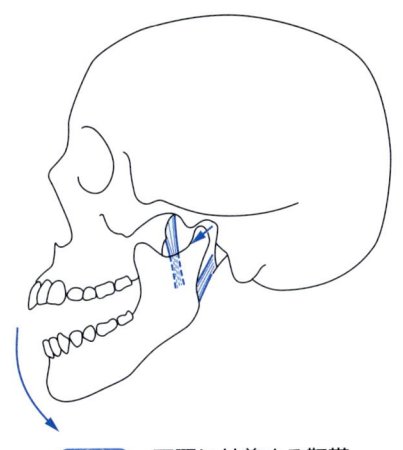

94 下顎に付着する靱帯
大きな開口では，靱帯を支点に下顎が回転する．

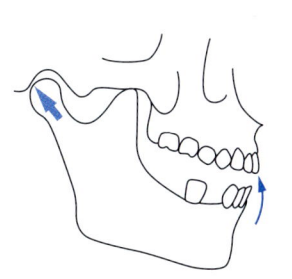

― 頸突下顎靱帯
― 蝶形下顎靱帯

95 $\overline{5\mid}$ の抜歯により，突然咬合高径を喪失し，顎関節に負荷がかかり，顎関節症を発症しました．

あることを，著者は身をもって体験しました．ではなぜこのようなケースに顎関節異常が発生するのでしょうか．それはコステンの報告にもあるように，下顎頭が後上方へ変移し，それによって下顎窩後壁を圧迫したことから，顎関節症状を現すようになったものと思います．

咬合高径の低下によって，
なぜ下顎頭が下顎窩後壁を圧迫するようになるのか

　図96のドライスカルに咀嚼筋を示します．まず中心咬合位で咬合力を加えてみます．中心咬合位では咬筋や内側翼突筋，そして側頭筋によって，大きな力でかみ込むことができますが，その咬合圧はすべての臼歯を介して歯根膜で負担されています．

　次に下図に示すようにセントリックストップが突然欠如したとします．このような顎で閉口運動をするとどうなるでしょう．咬筋や内側翼突筋の収縮から顎間距離が短くなります．さらにここに側頭筋の収縮が加わると，その収縮方向から下顎頭は後上方に引かれることになります．したがって**下顎頭は側頭筋の収縮方向によって下顎窩後壁を圧迫することになるのです．**

咬合高径の挙上

　顎関節症の患者さんには，一般的にスプリントとよばれる装置を装着することによって治療が行われています．

　スプリントを装着すると，その厚さの分だけ咬合が挙上されることになります．スプリントにはさまざまな種類がありますが，スタビリゼーション型では，全歯の咬頭が均等にスプリントと咬合接触することになります．そして咬合改善の結果として咀嚼筋などに異常を認める顎関節症では，それらの安静をはかることができます．ここにスプリントの目的があるのです．

スプリントの厚さ

　いったい何mmの厚さにすればよいのでしょうか．おそらくこの回答の根底になるのは，下顎安静位と中心咬合位のあいだに2〜4mmのフリーウェイスペースが存在するので，その厚さと考えることができます．しかしスプリントの厚さに関しては，あまりはっきりしていないのが現状ではないでしょうか．この問題に関してはPart 9の中心位と中心咬合位で，あらためて考えてみることにします．

異常な咬合高径の挙上によって，症状が悪化した症例

　症例は63歳の女性です．下顎は$\overline{7\,5\,|\,4\,8}$の残存歯ですが，$\overline{7\,5\,|\,4\,8}$は残根上義歯で，上顎は一部にブリッジが装着されているものの義歯の装着はありませんでした．

　$\overline{7-5\,|\,4-8}$の部分床義歯（$\overline{7\,5\,|\,4\,8}$は残根上義歯）が装着されていたのですが，その義歯は図97に示すようなもので，明らかに正常な咬合高径よりかなり挙上されたものでした．

　この患者さんは，開閉口時の顎関節痛，肩こり，片側頭痛，腰痛などの症状のため某歯科医院を受診したところ，このような義歯を装着されたとのことでした．その後，外観的な醜さに加え，会話，咀嚼，さらには唾液のコントロールもままならないため何度も歯科医院を訪れ，かみ合わせが

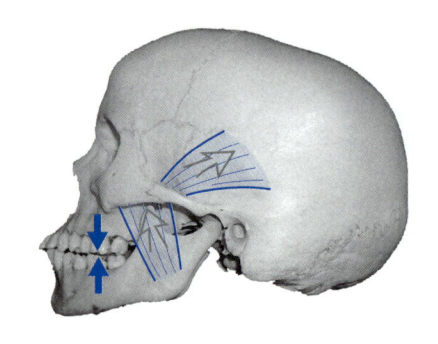

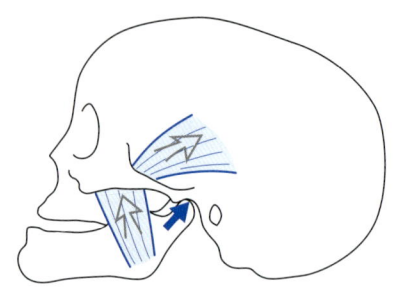

96　セントリックストップの欠如
下顎頭を後壁に圧迫させる．

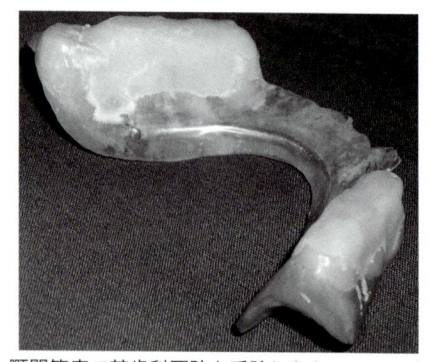

顎関節症で某歯科医院を受診したところ，写真のような局部義歯を装着されました．

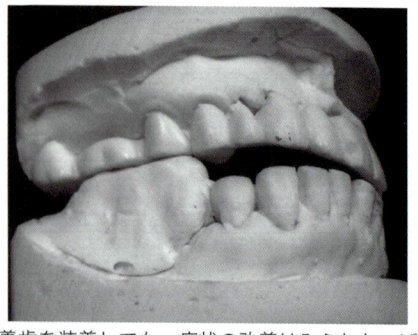

義歯を装着しても，症状の改善はみられないばかりかかえって悪化し，うつ状態になってしまったとのことでした．

97　咬合高径が極端に高い局部床義歯

高いと訴えたそうですが，これでよいといわれ，日常もこの義歯を装着して食事をするように指示されたそうです．

その歯科医師は，装着した部分床義歯でスプリントも兼ねようと考えられたのかもしれません．患者さんによると，義歯を装着しても，それまでの症状はいっこうに改善されず，かえって悪化し，うつ状態になってしまったとのことでした．

咬合高径の無用な挙上や低下は，
患者さんにとってよい結果をもたらさない

ここに紹介したケースは，咬合高径の挙上や低下のほんの一例です．これだけでその是非の評価はできません．また早計に結論を出すつもりもありません．しかし咬合高径の無用な挙上や低下は，患者さんにとってよい結果をもたらすとは決して思われません．

咬合高径の急激な低下による悪影響については，大多数の歯科医師の意見は一致するでしょう．一方，咬合高径の挙上に関しては見解の分かれるところです．しかし無神経で安易な，度を超えた挙上に効果があるとはとうてい思えません．

5　エックス線写真でみる顎関節

4節で話したような患者さんの場合には，突然の咬合高径の喪失によって顎関節に異常な負荷がかかり，これが原因で顎関節症が起きたのは事実です．

ではこのような関節への負荷が，長い年月にわたって持続的にかかったとしたら，顎関節にどのような変化が起こるのでしょうか．

一般の診療所で顎関節を画像としてみることができるのは，パノラマエックス線写真くらいです．そしてその画像から診断ができるのは，おもに下顎頭の骨の変化です．

骨変化は図98に示すように，硬化，びらん，陥凹，骨増殖体，扁平化，変形などに分類されています．しかしそれぞれの骨変化に対する発生原因，さらには治療法の違いなどについてはまったく解明されていない，というよりわかっていないのが現状です．

顎関節症の分類に変形性関節症がある

患者さんのなかには，顎関節には何の症状もないのに，下顎頭に変形がみられる方があります．その変形は，おそらく顎関節症状より先行して起こることはなく，何らかの負荷によって顎関節症状が現れたあとに起こる骨の退行性変化であろうと考えることができます．

ここでおそらく顎関節に異常な負荷がかかった結果，起こったであろうと思われる変形性関節症の1例を提示して考えてみたいと思います．

おそらくとしたのは，顎関節に負荷がかかっていた時期や期間，その負荷の種類や大きさなどを測定する手段も方法ももち合わせていないので，このような表現しかできないためです．

研究レベルでは，患者さんの上関節腔の内圧を測定したものや，筋電図による解析，組織学的な研究など盛んに行われています．しかしそれらと

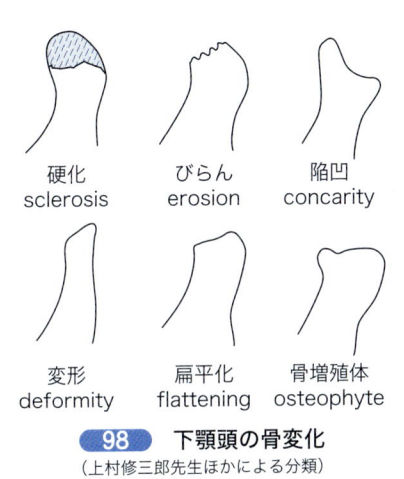

図98　下顎頭の骨変化
（上村修三郎先生ほかによる分類）

硬化　sclerosis
びらん　erosion
陥凹　concarity
変形　deformity
扁平化　flattening
骨増殖体　osteophyte

顎関節症とを結びつけるところまでは研究が進んでいないようです．

　患者さんからの情報としては，顎関節症の発症する以前の模型や，エックス線写真がありません．ただ確実にいえることは，生まれながらにして顎関節が変形した状態であったとは思えないのです．

　そしてこのような下顎頭に骨の変化がありながら，なんら顎関節に症状の出ていない方が多いのです．

負荷の原因は，咬合の狂い

　症例は43歳の女性です．現在，顎関節の症状はまったくありません．しかし図99に示すパノラマエックス線写真をみてください．右下顎頭に扁平化した骨の変化がみられます．患者さんの話では，4〜5年ほど前に，開閉口時に左の顎が少し痛いことは自覚していたとのことです．しかしたいしたことはなく，そのまま放置しているうちに痛みも消え，その後，顎関節については意識しないようになってしまったということです．

　患者さんにとってたいした症状ではなくても，顎関節に何らかの負荷がかかり，その結果，下顎頭の骨に変化が生じたのでしょう．この場合，下顎頭だけでなく関節円板や下顎窩の骨などにも，なんらかの器質的な変化が起こっているものと思いますが，この写真だけでは診断できません．

　しかし顎関節では，症状の自覚があるなしにかかわらず，何らかの負荷が関節にかかった場合には，下顎頭の変形を伴うようです．ではその負荷の原因とは何でしょうか．それは咬合の狂いであろうと考えています．

摂食という機能を，顎関節は形を変えてまで維持する

　変形性関節症を，ここでなぜ提示したかといえば，「**咬合の狂いによって顎関節に何らかの物理的な負荷がかかると，顎関節はそれを回避するために，形を変えてまで機能を維持する**」ということをいいたかったからです．

　その負荷のかかる時期に何らかの臨床症状，それは軽度の痛みや関節雑音などを現すことがあるかもしれません．しかしその症状も治療が必要と思わないような軽いもので，それ以上に重篤な症状にまで進行することは少ないのです．

　それは生命維持に必要な，咀嚼という行為を維持するためでしょう．このことはPart 5，2節や3節で述べたように，わずかの咬合の狂いには，咬合性外傷や歯ぎしりという自己修復能が備わっていることと同じ生体の順応なのです．

　大西正俊先生による，ナイジェリア連邦共和国での歯科実態調査に関する報告があります．報告は昭和63（1988）年に出されたものです．

　調査内容の1つは，現地の人々には重度の咬耗がみられるため，その咬耗の程度と顎関節の下顎頭の形態変化に関するものでした．

　報告によると，咬耗が進むにつれて，下顎頭の形態は正常なラウンド（円形）からコンベックス（突形），フラット（平坦形），そしてコンケーブ（凹面形）へと変化するとのことでした．

　これは咬耗によって咬合高径が減少するので，顎関節に負荷がかかり，それに対応するため下顎頭がその高径を減じて適応している，とコメントされていました．ここで注目すべきは，現地のイフェ大学病院の受診者には，顎関節症の患者さんはほとんどいないとのことでした．

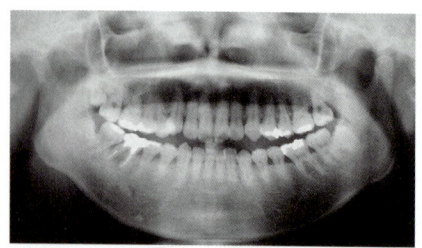

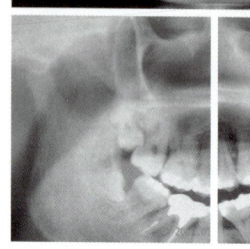

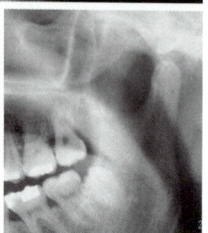

右側下顎頭に扁平化した骨の変化がみられます．4〜5年ほど前に開閉口時，右側の顎に軽度の痛みを自覚していたが，そのまま放置しました．しばらくして痛みも消え，現在，症状はまったくありません．

99 症例：43歳，女性

この事実からいえることは，「咬耗による咬合高径の低下から顎関節に負荷がかかっても，それは顎関節症の病因にはならない」ということです．
　それより「顎関節は，咀嚼機能を維持するため下顎頭の形態を変えながら，咬合高径の低下に順応している」といえるのです．
　咬耗による咬合高径の狂いは，人類の発祥以来みられる現象です．したがって自己修復機能が備わっているのでしょう．

咬合の狂いが突然に起こると，修復が利かなくなる

　突然に咬合の狂いが発生し，自己修復の利かないほど大きな狂いが生じた場合に，顎関節症が発症するのではないでしょうか．顎関節症の治療に関しては1例ですが，Part 23で詳しく解説します．

Summary

強いようで弱く，弱いようで強い組織

　これまで歯科疾患はう蝕と歯周疾患の2大疾患でした．しかしこのごろの歯科疾患は3大疾患といわれるようになり，そのなかに顎関節症が入るようになりました．この疾患は，これからますますクローズアップされるようになるだろうと著者は思っています．

　アメリカでは約7％，日本では13.6％の人々がこの疾患で苦しんでいるといわれています．著者が以前勤務していた病院でも，顎がおかしいということで来院される患者さんが多いのには驚かされました．

　しかしそれらの患者さん以外にも，よく問診すると，かなりの数で顎関節に異常とまではいえないものの，違和感を訴える方があります．しかしそれが特別な痛みや腫れを伴わないため，患者さん自身はこんなものと思い，あまり問題視していないように見受けられます．

　この事実は，先ほどのナイジェリア住民の調査（p.64）とは大きな違いです．ここから顎関節症は文明病であり，さらに病因が歯科治療にあることが浮かび上がってきます．

　人の身体は弱いようで強く，強いようでなぜこんなにも弱いのだろうと思われる面があります．顎関節も同様で，無歯顎になっても何の異常もきたさず安定しているかと思えば，わずかの咬合の狂いによって症状を現す場合もあります．

　これはなにに起因しているのでしょうか．

　それに対する正確な解答は著者にはできません．専門書などでは，顎関節症の病因は多岐にわたるようです．それらが複合された結果，発症するとされています．

　顎関節に障害を起こさないようにするために唯一いえることは，下顎頭が下顎窩の中で安定した位置，すなわち中心位と中心咬合位とが一致する咬合状態を常に保ちながら治療することです．

　歯科治療は1本の歯から治療に入りますが，治療が進むうちに顎の安定が崩れ，その位置関係のずれに気づかず，そのまま治療がつづけられる場合があります．そのような場合でも，大多数の患者さんは顎関節に異常をきたすことはありませんが，なかには発症する方があります．ちょっとした気配りによって，顎関節症の発症をさけることができるのではないでしょうか．

　ところでスプリントの咬合治療において，全臼歯の咬頭が平らな咬合板に均等に接触することが顎の安静につながるのであれば，このような咬合面をもった歯で十分な咀嚼ができるとしたらどうでしょうか．そのような咬合面をもった歯冠形態が最も理想的なものといえるのではないでしょうか．

　著者はその形態こそ究極の咬合面であると考えています．

Part 9 中心位と中心咬合位

中心位に対する考え方は，これまでかなり歴史的な変遷をしてきました．それはなぜでしょうか．本章では，過去の中心位を回顧し，著者の考える中心位と中心咬合位の関係を解説したいと思います．

　中心位とは，GPT-5（アメリカ歯科補綴用語集 Grossary of Prosthodontic Terms, 1987）では，図100に示すように，「下顎頭が関節円板の最薄部とともに下顎窩の前上方に位置し，関節結節に接しているときの上下顎の位置関係」であると定義されています．

　過去に中心位という用語には多くの誤解がありました．今日では多くの方の理解が得られるようになりましたが，最も誤解を招いた解釈は，下顎頭が下顎窩内の「最後退位」とする考え方です．そのため下顎を強引に後方に押しやり，その位置を蝶番運動の基準とするものです．これは生理的にかなり無理があり，絶対にやってはいけないことです．

　この顎位については歴史的にも変遷があり，現在でもまだ結論は出されていません．

　このことは何を意味するのでしょうか．

　それは単に中心位の位置だけでなく，咬合そのものが解明されていないことを物語っているのです．

中心位とは，下顎頭が下顎窩内のある1点の定まった位置ではない

　著者は中心位について，「**中心位という下顎頭の確たる位置は存在せず，個人によってある範囲内に安定した位置がある**」と考えています．

　顎関節の下顎頭と下顎窩の間には，これまで説明したように軟骨や円板，そして周囲に靭帯，筋肉，軟組織が存在し滑液にみたされた臓器です．

　顎関節の回転機構は，ドアの蝶番のように物理的な緊密さはなく，きわめて曖昧な構造です．したがって著者は，中心位とは，ある限定された特定位置に下顎頭が存在することではない，と考えています．

　中心位を著者の定義に基づき表現すると，図101に示すように，「**中心位とは，下顎頭が下顎窩内で最も安定した位置，すなわち下顎窩内のほぼ中央に位置するところで，咀嚼筋や靭帯が最も安定しリラックスした状態にある下顎頭と下顎窩の位置関係である**」とします．

　中心位における下顎頭と下顎窩の位置関係で大切なことは，単に下顎頭と下顎窩の位置ではなく，そこに咀嚼筋や靭帯との関係をどのように考えるかということです．

　GPT-8では，下顎頭と下顎窩の位置関係について1～7項目にわたる定義がありますが，咀嚼筋に関する記載がありません．

　著者の中心位の定義では，咀嚼筋のリラックスした状態において，下顎頭の位置は下顎窩内のほぼ中央に位置し，その位置は下顎最後退位より多少前方になります．その距離は人によって異なりますが，およそ0.5～1mm前後と考えてよいようです．

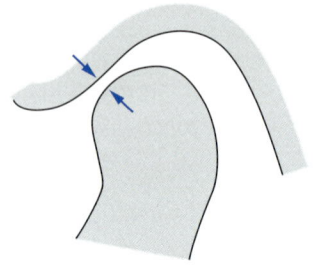

中心位は下顎頭が下顎窩内の前上方位であると定義されています．

100 GPT-5による中心位の定義

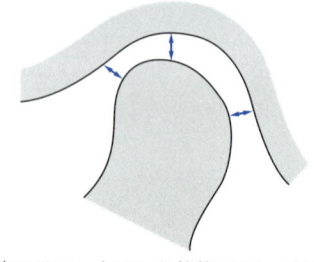

咀嚼筋のリラックスした状態において下顎頭が下顎窩内に安定して存在する位置とします．この状態の下顎頭は，下顎窩内のほぼ中央に位置します．

101 著者の考える中心位

中心位の顎位とは，どのような顎位か

著者の定義で述べたように，咀嚼筋や靱帯が最もリラックスした状態での下顎頭が下顎窩に位置する中心位の顎位とは，下顎安静位にあたります．すなわち下顎頭の最も安定した位置は，上下歯の咬合しないリラックスした顎位，それは下顎安静位(安静時顎位)なのです．

咀嚼筋や靱帯が最もリラックスした状態とは，下顎安静位なのです

咀嚼筋や靱帯が最もリラックスした状態とは，閉口運動に関与する咬筋や側頭筋，内外側翼突筋だけでなく，外側翼突筋や舌骨上筋群，そして開口をつかさどる舌骨下筋群の筋肉すべてがリラックスした状態にあるということです．これらすべての筋肉がリラックスした状態で，上下口唇がかるく接したときの顎位が下顎安静位なのです．

下顎安静位を再現する体位とは

図102 に示すように背板を 70 度前後にして患者さんを座らせ，中心咬合位をとらせたとき，咬合平面が水平になるように按頭台の角度を調節します．そして肘をアームレストからはずして，ひざの上に軽く置き，咀嚼筋を初めとして，すべての筋肉の緊張をとくようにします．

この体位は，閉口筋だけでなく，開口に関与する舌骨下筋群においても，最もリラックスした状態をとらせることができるのです．

中心咬合位とは，どのような顎位か

一方，「中心咬合位とは，下顎頭と下顎窩の位置関係や円板に関係なく，歯の最大咬合接触時における上下顎の位置関係」です．

中心咬合位には，下顎頭と下顎窩が中心位の位置関係で，最大咬合接触する場合と，最大咬合接触時に下顎頭が中心位の位置から前後左右にずれる場合とがあります．このずれた咬合は，咬合の狂いの 1 つです．

正常な中心咬合位の顎位は，下顎安静位から 2～4 mm かみ込んだところに存在します．

下顎安静位と中心咬合位における下顎頭と下顎窩の位置関係とは

下顎安静位と中心咬合位における 2～4 mm という距離は，下顎窩と下顎頭の関係に大きな影響を与えることはないため，咬み込んだときであっても，下顎窩と下顎頭は，下顎安静位の位置関係とほぼ同じであると考えることができます．したがって**中心咬合位も中心位の顎位と考えることができます**．

下顎安静位と中心咬合位の顎位とは，顎間距離の 2～4 mm の違い以外に，どこが違うのか

下顎安静位の顎位は，「筋肉も靱帯もすべてリラックスした状態」にあります．

一方，中心咬合位の咬合した状態とは，すでに「咀嚼筋の活動が始まっていますが，靱帯はリラックスした状態です．そしてこれから機能を始めるスタートの位置」と考えることができます．

ここに 2 つの顎位の大きな違いがあるのです．

機能的中心位からすべての咀嚼運動が始まる

著者は，下顎安静位である中心位を**絶対的中心位 absolute centric relation**（**ACR**）とよび，中心咬合位の顎位を，**機能的中心位 functional centric relation**

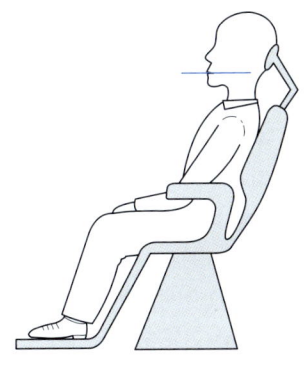

- 背板を 70 度前後にする．
- 咬合平面を中心咬合位で水平に保つ．
- アームレストに肘をかけず，膝の上に両手を軽く置く．
- 全身をリラックスし，とくに頬周辺の筋肉の緊張をといた状態にする．

102 下顎安静位を得るための体位

(FCR)とよんでいます．この機能的中心位からすべての咀嚼運動が始まると考えています．したがって中心咬合位が機能的中心位と一致していることが，正常咬合の1つの要件になります．

著者が，中心位と中心咬合位にこだわる理由

　咬合の狂いの1つに，この2つの顎位のずれがあります．このずれは歯科治療によって起こることが多いのです．その結果，顎関節症を併発する患者さんがあります．

　顎関節症を治療するとき，まずスプリント療法を行います．しかしこのスプリントの治療目的が曖昧なのです．スプリントは顎の安静をはかっているという見方があります．一方，咬合を改善しているという見方もあります．いずれの見方であるかによってスプリントの厚さや調整方法が異なってくるのです．

　スプリント治療によって臨床症状は改善もしくは消失します．この治療のなかに顎関節症の発症原因を解く鍵が潜んでいるのです．それを解明する関係上，2つの顎位を明確に区別しておく必要があるのです．

中心位と中心咬合位のずれ

　ヒトの歯ならびに顎の発生や発育からみると，下顎頭は下顎窩内の最も安定した位置に納まるように顎骨や筋肉が発育し，それとともに歯も萌出し咬合します．そして成人に達するころには中心位と中心咬合位が一致し，調和のとれた咬合関係が形成されることになります（Part 2，4節，Part 16，3節参照）．しかし正常な発育をした場合でも，中心位と中心咬合位が水平的に前後左右にずれることが多々あります．

　これはどうして起こるのでしょうか．

　その理由は，ヒトの顎の形態が左右対称でないところにあるのです．

　ヒトの上下顎は左右対称的な発育はしません．発育の完了した顎は，程度の差はあるものの非対称です．したがって中心位の顎位にあっても左右の下顎頭が，それぞれの下顎窩内の同じところに位置することはないのです．左右の下顎窩内で下顎頭の位置に差異がみられても，生来のものであれば正常な中心位の顎位なのです．それは長い発育年月のあいだに，それぞれの下顎頭の位置で顎関節の安静がはかられてきているためです．

中心位と中心咬合位の一致は，歯科治療の目的

　歯科治療を行うと，中心位と中心咬合位に必ず狂いが発生する，といっても過言ではありません．しかし治療後に2つの顎位にずれがみられても，ほとんどの患者さんは顎関節になんの支障もなく経過します．これを裏返すと，中心位と中心咬合位のずれには，ある範囲内で自由度が存在すると考えられるのです．だからといって治療に際し，2つの顎位をまったく無視して治療してもよいということにはなりません．

　ではその自由度はどの程度かについての正確な値は著者にもわかりません．ただ確実にいえることは，突然のずれには自由度はほとんどないということです．そしてそこに発生するのは顎関節症なのです．

　ドーソンも「中心位と中心咬合位の一致は咬合治療の目的である」と述べています．

　われわれが治療に際し，最も大切にしなければならないのは，この2つ

の顎位です．

中心位の自由度という考え方

ドーソンは，著書の中でロングセントリックについて次のように述べています．

「患者さんが"先生が顎を後方に押したときには，歯がうまくかみ合うが，自分自身で閉じたときには前歯部だけが当たる"と訴えている場合には，必要なロングセントリックを与えなかったときにしばしば生じる，制限された咬合と同じものになっている」………，さらに「ロングセントリックとは，中心位からの自由性をいうのであり，中心位での自由性をいうのではない」．

ロングセントリックとは，図103に示すように機能咬頭が接する対合歯の咬合面の一部を平坦にし，この間を自由に滑走できるようにしたものです．

最初の記述の「先生が顎を押したとき……前歯だけが当たる……」という現象は，これまで記したように，中心位の顎位設定に誤りがあり，下顎最後位として咬合を構築したことに原因していることは容易に想定されます．

次に「中心位の自由性……」の記述ですが，このようにことばの使い分けはできます．しかし現実は同じことです．それは中心位の自由性（度）が必要なことを意味しているのです．なぜなら顎関節は機械的な蝶番ではなく，そこにはいわゆる曖昧さが存在します．この曖昧さを咬合にももたせることとは，咬合面を自由に滑走できる範囲を有することです．そうすることによって顎関節は中心位のリラックス状態を維持し，結果安定することになります．したがってロングセントリックのような自由に滑走できる範囲を咬合面に形成することは，顎関節の生体構造のもつ動きとマッチすることになります．このような咬合面は，咬耗した歯の咬合面と共通するものです．

103 ロングセントリック

中心位の水平的自由度

では中心位の水平的な自由度とは，臨床的にどのような状態をいうのでしょうか．

側方滑走運動を行うと，作業側の下顎頭は回転し，非作業側の下顎頭は前下方に移動します．しかしごく初期の前方や側方運動では，非作業側の下顎頭が下顎窩内で水平に動けるわずかな範囲があります．この範囲内における下顎頭の動きを咬合面上でみると，作業側と非作業側が，ともにわずかに水平に前方や側方に滑走ができるのです．すなわち図104に示すように，「顎関節における下顎頭と下顎窩の関係は蝶番のように緊密ではなく，わずかに水平的な自由度（ガタ）が存在し，その自由度を咬合面に再現することが顎関節の安定にとってきわめて大切なことである」と考えています．またこの自由度を咬合面につくったからといって咀嚼機能を低下させることはありません．なぜなら，その咬合面は咬耗した咬合面と同じだからです．

前後左右に自由に滑走できる咬合面を構築することは，顎関節の曖昧な構造を咬合が反映していることになります．この咬合構築によって顎関節

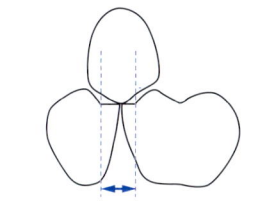

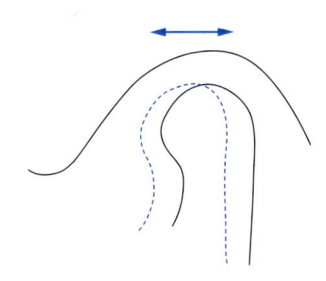

104 中心位の水平的自由度の臨床的意味
下顎頭が下顎窩内で水平に移動できる範囲が水平的自由度です．

はごく自然な状態を維持することになり，それが顎関節の安定につながると考えています．咬耗した咬合面は決してポイントセントリックではありません．

中心位の垂直的自由度

これまで中心位の水平的な自由度の意義について，その臨床的な必要性を説明しました．中心位の水平的自由度が存在するのであれば，垂直的な自由度は存在するのでしょうか．そのことについて考えてみたいと思います．

著者の中心位の定義をもう一度提示します．**中心位とは，下顎頭が下顎窩内で最も安定した位置，すなわち下顎窩内のほぼ中心に位置するところで，咀嚼筋や靱帯が最も安定しリラックスした状態にある下顎頭と下顎窩の位置関係である**，としました．リラックスした状態の顎位とは，すなわち中心位には許容されるわずかな幅があると考えることができます．

これまで中心位の1つが下顎安静位であることを説明しました．次に中心咬合位の顎位を考えてみます．中心咬合位は下顎安静位から2〜4 mmかみ込んだところにあります．中心咬合位は下顎安静位の下顎頭と下顎窩の位置関係と変わりのないことも話しました．中心咬合位の顎関節における下顎頭と下顎窩の位置関係が下顎安静位のそれと同じとすれば，中心咬合位も中心位の顎位の1つになります．

すなわち下顎安静位から中心咬合位までの間の顎位が中心位ということになります．したがって「2〜4 mmの安静空隙が，中心位の垂直的な自由度」と考えることができます．

それでは中心位と中心咬合位では，なにが違うのかについてはPart 9で説明しました．そのことを踏まえて，次に顎の動きと各顎位の臨床的な意味を考えてみます．

顎の動きと顎関節の関係

開口から閉口に至る顎の動きと顎関節の関係を**図105**に示します．

開口位では，下顎頭は前下方に移動し，最大開口位では関節結節を越える位置まで移動しています．この開口位置では開口筋の舌骨下筋群は収縮し，反対に閉口筋である咬筋，内側翼突筋そして側頭筋，さらに靱帯は伸展させられた状態です．

下顎安静位では，下顎頭は下顎窩内の最も安定した位置にあり，すべての咀嚼筋と靱帯はリラックスした状態にあります．

中心咬合位では，この顎位の下顎頭と下顎窩は下顎安静位と同様の位置関係で，下顎頭は下顎窩内の安定した位置にあります．

中心咬合位が下顎安静位と唯一異なる点といえば，靱帯はリラックスしているのに対し咀嚼筋は活動状態にある，ということです．

低位咬合位では，中心咬合位より低位となった咬合状態では，下顎頭は下顎窩後壁を圧迫するように後方に移動します．咀嚼筋の咬筋，内側翼突筋そして側頭筋の筋活動は始まっています．

中心位という顎位

中心位は，私たちが臨床を行ううえで要となる重要な顎位です．その中心位という顎位の臨床的意義を理解することは，臨床の成否を決すること

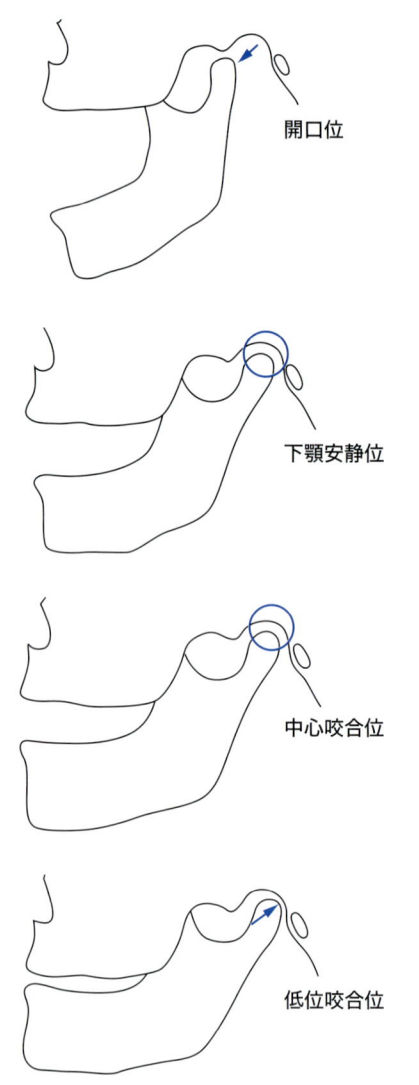

開口位

下顎安静位

中心咬合位

低位咬合位

105 開口から閉口にいたる各顎位と顎関節の関係

になるのです．一般的に咬合採得では，中心咬合位が最終計測顎位であることから，これが重要視されますが，それを決定する前段に下顎安静位があります．**下顎安静位という顎位は，生体から求め得る唯一の顎位です．** そしてこの顎位から中心咬合位の顎位を求めることになるのです．そこでもう一度，中心位の顎位をまとめてみたいと思います．

図 106 に示すように，**中心位**とは，下顎安静位から 2～4 mm かみこんだ中心咬合位までの範囲にあります．その理由は，この間の顎関節における下顎頭と下顎窩の位置関係はほとんど同じだからです．そしてその範囲は安静空隙に相当し，安静空隙が中心位の垂直的自由度の範囲になります．

臨床において，低位咬合の患者さんで咬合挙上を行うとき，まず下顎安静位を求め，この顎位の確認をしておきます．次いで咬合挙上を行いますが，その程度は下顎安静位と中心咬合位の間の安静空隙内にすべきです．それ以上の挙上は歯ぎしりなどの症状を起こすことがあるからです．なぜなら下顎安静位を越えた挙上を行うと，咀嚼筋や靱帯が伸展されるため，咬合の安定を図ろうとして，くいしばりなどの症状が発生するからです．

顎関節症の治療に用いられるスプリントの厚さも，この安静空隙の範囲内にすることによって顎関節が安定し，回復につながることになります．

中心位には，さらに水平的自由度を付与する必要があります．この考えはロングセントリックやワイドセントリックとして，これまで咬合構築に用いられてきました．しかしその臨床的な意味はまったく解明されていませんでした．

これまでの説明から，中心位，下顎安静位，中心咬合位，安静空隙，そして中心位の垂直的水平的自由度について，それぞれの臨床的な意味が理解できたと思います．

中心咬合位 ──→（中心位の水平的自由度
　　　　　　　　＝咬合面上で
　　　　　　　　　2～3 mm の範囲）

安静空隙 ──→（中心位の垂直的自由度
　　　　　　　＝顎間距離で
　　　　　　　　2～4 mm の範囲）

下顎安静位

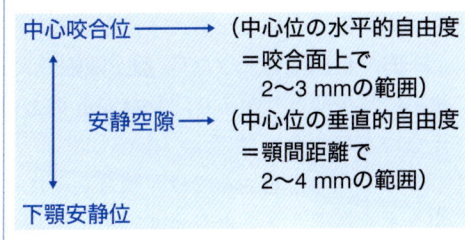

106 中心位という顎位

安静空隙幅の個人差

中心咬合位の顎位は，個人固有の高さがあり最適な咬合高径があります．しかしこの高径を求めようとすると，下顎安静位から平均して 2～4 mm かみ込んだ顎位とされています．この数値は平均的なもので，患者さんによってはほとんど空隙のない方や，逆に大きな空隙を有する方がみられます．

中心咬合位の計測は，歯科治療の成否を決めるほど重要な意味をもっています．それにもかかわらず個人の安静空隙幅がどの程度であるかということに関して，生体から指標になるものはなにもありません．そのため安静空隙に対する配慮がほとんどないまま治療が行われているところに，今日の歯科医療に大きな問題点があると著者は考えています．

安静空隙の幅は，これまで中心位の垂直的自由度であることを説明しました．下顎安静位から中心咬合位までの垂直的自由度についてみると，自由度が大きな方と自由度が少ない方がみられます．そこで垂直的自由度の範囲の推測について考えてみたいと思います．

垂直的自由度決定の注意点

咬合高径を喪失した患者さん，また低位咬合の患者さんなどでは咬合高径，すなわち中心咬合位の顎位を決定しなければなりません．この顎位を決定するため，その前段として下顎安静位を求め，その後安静空隙の幅を見込んで中心咬合位が決定されます．この決定は今日でも歯科医師の経験

によってなされています．

　自由度の少ない（安静空隙幅の少ない）患者さんとは，患者さん固有の咬合高径にゆとりがほとんどない方をいいます．すなわち中心咬合位の決定には，患者さん固有の高径にゆとりがないことから，高径を正確に求める必要があります．もし少しでも高径が高いと咬合が不安定になり，歯ぎしりや顎関節症の症状を訴えることがあります．

　一方，自由度の大きな（安静空隙幅の大きな）患者さんでは，咬合高径の決定に多少ゆとりがあり，2〜4 mm のどの幅を設定しても不快な症状を訴えない方です．

　このような患者さんでは，咬合高径にそれほど注意を払わなくても治療がうまく行くことになります．では事前に個々の患者さんの自由度を推測する指標はないのでしょうか．

垂直的自由度の推測

　自由度を推測するのに，著者が注意を払っている事柄について**図107**に症例写真を用いて説明します．

自由度の比較的小さな患者さん

1．前歯被蓋が深い．
2．上下顎の歯槽骨がともに隆盛で，骨の隆起がみられる．
3．上顎犬歯が内方向に向いて萌出している．
4．臼歯部の歯冠萌出が不十分で，歯冠が埋もれた感じがする．
5．上唇が薄い感じがする．
6．パノラマエックス線写真で関節突起が短い．

　これらの状態を呈する患者さんの咬合高径を変化させるときは，咬合高径に自由度が少ないことから細心の注意が必要です．そのためには咬合高径を一挙に決定せず，少しずつ挙上や低下を行いながら患者さんの反応を診て最終決定をするようにします．また全部床義歯の咬合採得では，最初に決めた中心咬合位にとらわれず，試適の段階でも高いと感じられたら躊躇なく人工歯排列をやり直すことが必要です．

　なぜ自由度の少ない患者さんでは，このような状態を呈するのでしょうか．それは Part 15 で説明しますが，顎骨の発育，歯の萌出に対し咀嚼筋の長さが相対的に短く，咀嚼筋の収縮力によって顎の発育が抑えられているためと考えられます．したがって安静空隙の幅が少なくなります．小出馨先生の報告によると，安静空隙幅の少ない方は上唇の赤唇の薄い方に多いという特徴があるようです．このような患者さんの咬合高径の決定には，よほど注意をしないと，のちのち患者さんからのクレームによって苦労することになります．

自由度の比較的大きな患者さん

　一方，自由度の大きな患者さんは，図に示すように，次のような特徴があります．

1．被蓋が少ない．
2．上下顎歯槽骨の発育が標準的でおとなしい．
3．上顎犬歯が比較的外方向に向いている．
4．臼歯部の歯冠萌出が十分である．

5．上唇が厚ぼったい感じがする．
6．パノラマエックス線写真で関節突起が解剖学的に正常な形態にある．

　これらの状態を呈する患者さんの場合には，咬合高径の変更を行っても比較的不快症状を訴えにくいと思われます．もちろん咬合調整には，細心の注意を払うことは申すまでもありません．

　咬合の確立と安定，そして自由度を付与する咬合調整は，Part 13〜20に詳しく説明しますので参考にしてください．

　先にも述べたように，中心位は，歯科治療を行ううえで要となる大切な顎位です．しかし悲しいかな，その顎位を決定する生体からの指標は何もありません．したがって臨床経験がものをいう世界なのです．

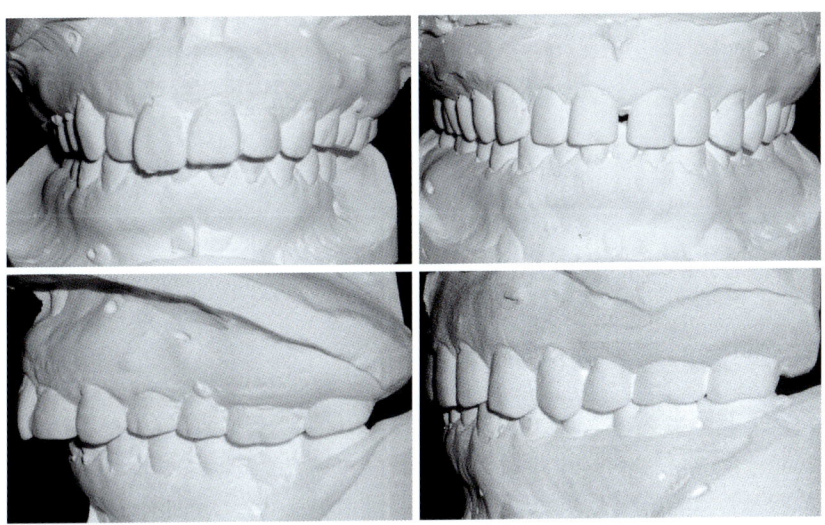

自由度の比較的小さな患者さん

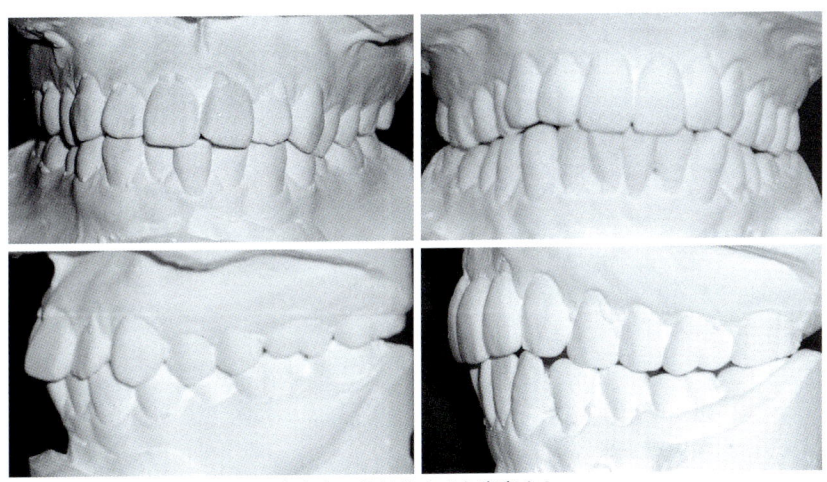

自由度の比較的大きな患者さん

107 中心位の垂直的自由度の推測

Summary

重要視されない大切な顎位

 本章では，中心位と中心咬合位について，あえて1つの章を設けて説明してきました．それだけこの2つの顎位は大切であるということです．
 顎関節症の患者さんでは，ほとんどすべてこの2つの顎位に狂いがみられます．スプリントによる最大の治療眼目は，この2つの顎位を一致させるところにあります．
 本文で記したドーソンのことばは，歯科治療を行ううえにおいて最も重要視しなければならない格言です．なぜなら咬合の狂いを発生させる元凶が歯科治療であるからです．

 歯科治療の特徴は，その狂いを突然発生させることにあります．人類の歴史のなかで，突然に咬合の狂いを受けることはありません．したがって生体は，その狂いを修正する順応としての反応や，事前の補償手段を身につけていないのです．
 咬合の狂いを発生させる原因として，歯科治療以外に顎骨や歯と咀嚼筋の発育とのあいだで，バランスの崩れに関係するものがあります．若年者で歯の萌出途上にある咬合の狂いに関しては，Part 1 に記載した咬合面傾斜角度によってバランスがはかられるのです．しかしすべてがバランスがとれるように発育するとは限りません．そこで生じるアンバランスによって咬合の狂いが生じることがあります（詳しくは Part 15, 3 節参照）．
 中心位と中心咬合位の狂いは，治療を行うと必ず発生する，と考えたほうがよさそうです．
 そのため，この2つの顎位の診査は，初診時だけでなく治療中においても，常に気をつけなければならない大事なものです．しかし現実には，意外におろそかに考えられているのではないでしょうか．

 中心位の顎位で，日ごろ疑問に思っていることがあります．
 それは在宅診療での患者さんから感じることですが，全部床義歯の咬合採得などで，寝たきりの方と健康な方の治療椅子に座った状態では，中心位の位置が異なることです．さらに詳しくみると，寝たきりでも，ベッドを 30 度前後起こした状態では，顎位がまた異なります．このような患者さんで顎堤のない難症例の方では，全部床義歯を安定させるのに苦労します．
 考えると当然のことです．寝ると舌根部が後方に下がり，それにつれて下顎も後方にずれることは容易に想像がつきます．まして筋肉の衰えた老人では，とくに中心位が安定しないのかも知れません．このような方の義歯は安定しないであろうことは想像にかたくありません．
 これと似たような現象として，食事中にうつむいて咀嚼をする癖のある方を拝見します．このときの顎位はどうなっているのでしょうか．今度は，下顎は前方に偏位気味となります．健常者であれば中心咬合位へ戻しながら咀嚼をするのでしょう．
 このような事実から，ヒトの顎の中心位は非常に不安定なものである，ということを教えられるのです．
 したがってその中心位をもとにする咬合とは，どこに安定を得るための基準を設けるかについても悩むところです．

Part 10 中心位への誘導

中心位を求める目的は，中心位と中心咬合位の一致をはかるためです．著者は「中心位を求める」のではなく，「誘導する」という考え方をしています．本章では，その誘導の仕方について説明します．さらに重要なこととして，中心位への誘導を臨床上どのように考えるか，について解説したいと思います．

年配の患者さんで，古い全部床義歯が合わなくなったので新装するとします．出来上がった義歯がやけに前突であったという経験をされた方があるかと思います．その理由は，習慣性の下顎前方偏位を修正しないで咬合採得を行ったためです．

義歯の咬合採得では，顎を中心位に戻す

このようなケースでは，義歯の咬合採得時に中心位に顎を戻す操作をしないと，なかなか正しい咬合関係を回復した義歯ができません．前方偏位のまま義歯を作製しても，決して安定した義歯にはなりません．またゴシックアーチを採取する場合でも，患者さん自身が中心位の顎位を自覚しないと，安定したものをとることはできません．

顎関節症のスプリントは，中心位に誘導して調整する

顎関節症の患者さんには，スプリントの装着時に中心位に誘導した顎位で調整しないと，顎関節症はよくなりません．

中心位と中心咬合位が一致しているか，常に意識しながら行う

さらに治療中においても，中心位と中心咬合位が一致しているかどうかを常に診査することが大切で，顎位がおかしいと感じたら中心位への誘導を試みることが必要です．

このように中心位という顎位は，歯科治療にとって最も基本となるものです．

なぜ中心位が狂うのか

中心位と中心咬合位のずれはどうして起こるのでしょうか．それは金属冠などを装着するとき，中心咬合位が中心位と一致しているか否かの診査をしないところから始まります．

もし1本の歯が低位で咬合しないまま装着されたとします．その歯1本ならば装着後に問題は起こらないかもしれません．それは前後の歯で咬合が支えられているからです．しかし左右の大臼歯4本が，次々に咬合の狂った状態で人工歯冠になったらどうでしょう．

治療後の顎は，咬合の最も安定する位置，すなわち最も多数歯が咬合接触する位置に移動して落ち着くことになります．そして中心位と中心咬合位が狂った状態になるのです．

これまで記載したように咬合力は絶対的な力です．顎関節には中心位と中心咬合位を一致させるように下顎頭を戻す力はありません．その結果，中心位と中心咬合位の狂った状態になったまま経過するのです．

このような患者さんに一時的に中心位を求めても，戻した位置は患者さ

んの真の中心位ではありません．またその位置は安定しないのです．

中心位の安定しない臨床症状

中心位の安定しない臨床症状は，上顎に対して下顎の位置，すなわち下顎位の不安定な状態で現れます．

たとえば咬合採得に際し，中心位を考慮して入念に全部床義歯をつくったつもりでも，使い始めて早い時期に下顎位が狂ってきます．また多数歯にわたる歯冠補綴物などでは，完治後の早い時期に咬合の狂いがみられるようになります．それは早期接触や側方滑走時に干渉がみられることでわかります．

なぜそうなるのかは，下顎がより安定した中心位の顎位になったために，装着時の咬合とは異なってくるからです．

真の中心位を獲得する咬合条件…リンガライズドオクルージョン

全部床義歯を含めて，全顎で治療した患者さんで治療後の早い時期に起こる咬合の違いは，「中心位が落ち着くまでの変化」であろうと考えています．

それは顎が中心位の顎位を獲得できる咬合条件が得られたことによって，真の中心位を獲得したことによるのです．このような咬合条件をつくることができるのがリンガライズドオクルージョンです．

治療後数年たってから，定期検診時に，咬合がおかしくなったと訴えられることがあります．それは中心位の変化ではなく「中心咬合位の変化」です．

その理由は，咬合力によって人工歯の咬耗や微妙な歯の移動，歯の沈下や挺出など中心咬合位に変化が生じ，患者さんは咬合がおかしいと自覚するのです．

それほど歯の咬合は微妙に変化するのです．したがって定期検診では，咬合診査と調整が必要になります．

中心位に誘導する

著者は中心位と中心咬合位のずれた患者さんでは，中心位を求めるのではなく，誘導するという考え方をしています．なぜなら患者さんの顎が真の中心位にあるという臨床的保証はありません．したがって真の中心位へ導くことはできないからです．大事なことは，患者さんが中心位の顎位を自覚し，その顎位がこれまでの位置よりも顎が楽だと感じてもらうことです．さらに欲をいえば，義歯などをその顎位で調整することによって，よくかめそうだと自覚してもらうことにあります．

一般的な中心位の求め方は，ルシアのジグ法やオトガイ法などがあります．しかしこれらの方法は顎関節症の患者さんには通用しません．これらの一般的な方法は，著者の行っているオトガイ誘導法と似ていますので，そこで合わせて簡単に説明します．

本章で扱う中心位への誘導法のうちのいくつかは，著者が行っている顎関節症の患者さんを対象としたものです．しかしこれらの誘導法は，顎関節症に限らず，すべての患者さんにも応用ができるのです．

中心位への誘導法

最も有名なものに，ドーソンが提唱したドーソンテクニックとよばれる

方法があります．まずそれについて説明します．

1 ドーソンテクニック

　患者さんをほぼ水平位に寝かせ，術者は12時の位置から両親指をオトガイ部に当て，人差し指から小指までを図108のように下顎下縁より内側に当てて，親指とほかの指とでCの字になるような形で固定します．
　そしてやさしく開閉運動から始めます．
　次いで下顎頭を下顎窩内の後上方から前上方に導くように親指を押し，ほかの指を引き上げながらゆっくりと動かし，下顎頭を前上方に誘導します．
　この方法は著者も試みたことがありますが，なかなかむずかしいところがあります．というのは顎関節症の患者さんは，咀嚼筋のスパズムや拘縮から顎がまったく動かないのです．これをゆっくり時間をかけてほぐす必要があります．一部の専門家のなかには，この方法によって下顎頭を下顎窩内の前上方に誘導することはできないと，否定的な考えをする方もあります．
　著者の経験では，熟達すると前上方への誘導はともかくとして，著者の考える中心位への誘導は行えるようになるかもしれません．しかしこの方法より確実に誘導できる方法があるので，現在著者はこの方法を行ってはいません．
　次に著者の行っている，いくつかの方法について紹介します．

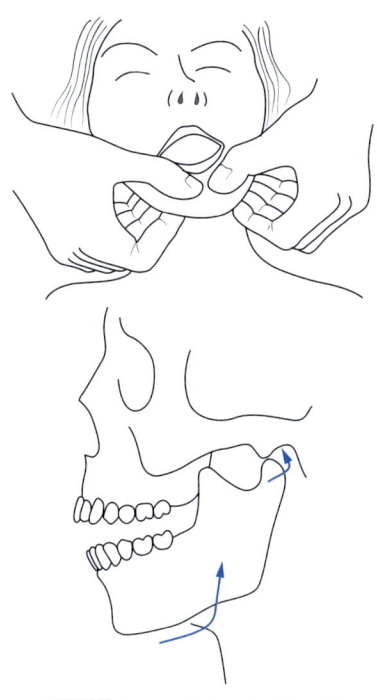

108 ドーソンテクニック

2 オトガイ誘導法

　通常，顎関節症に罹患していない患者さんでは，図109に示すようにオトガイ部を親指と人差し指ではさみます．そして患者さんに，開口から力を抜いてゆっくりと閉口してもらいます．この開口から閉口に移るとき，親指で後方に押しながら中心位へ誘導する方法です．
　一般の患者さんでは，この方法で簡単に中心位に誘導できます．この方法はいろいろな著書にも述べられており，著者独自の方法ではありません．先にも記したオトガイ法はこの方法と同じです．ジグ法は上顎前歯の舌面にレジンなどで，かみ込みのストップをつけて中心位を求めるものです．
　しかしこの方法を顎関節症の患者さんに用いても，そう簡単に中心位への誘導はできません．それは先ほども述べたように，筋肉のスパズムなどのために顎を人為的に動かそうとしても動かないためです．
　そこで著者は，顎関節症や頑固な前方かみ癖の患者さんには，顎関節の脱臼時に行われるヒポクラテス法を応用した方法を行っています．

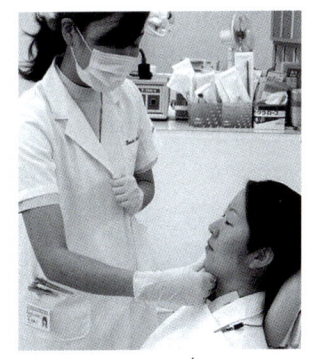

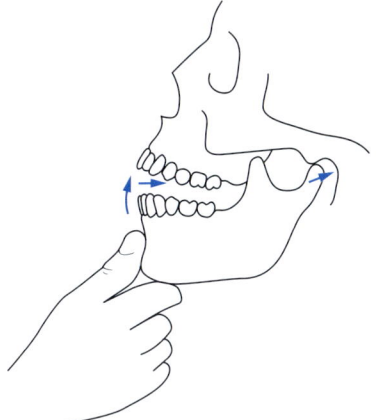

3 ヒポクラテス変法

　図110に示すように患者さんを，背板の角度を70度前後とした座位状態とし，歯科医師は患者さんの正面または7時前後に位置します．このと

109 オトガイ誘導法

き大事なことは按頭台の角度です．頭の角度は咬合平面がほぼ水平になるように調節します．この状態にする意味は，咀嚼筋が最もリラックスできる角度をとらせるためです．そして図のように両親指を左右の下顎第二大臼歯咬合面上に置き，ほかの指は下顎下縁に位置し，下顎をしっかり保持します．そしてそのまま下顎を，やさしく下方に引き下ろしていきます．口を閉じるときは指をはずし，患者さんの自力で自然に閉じるようにします．この操作を数回繰り返します．

　初め患者さんは緊張と筋肉のスパズムから，下顎を引き下ろすのに力を要します．また患者さんのなかには痛みを感じる方があります．したがってきわめてゆっくり優しく下顎を下げます．これを繰り返すうちに，しだいに筋肉が緩んでくるのがわかります．

　筋肉が十分リラックスしたことが確認されたら，今度は指を離さないで，下顎を牽引した位置から口を閉じさせながら，ゆっくりと後方に押し込むようにします．この操作を数回行います．

ヒポクラテス変法の利点

　これらの操作の意味するところは，図110に示すように関節腔をいくらか開くこと，開口に伴って前下方に移動した下顎頭を下顎窩の中央直下に誘導することです．この方法を行うと，前方転移した可逆性の関節円板では，正常な位置に戻るのを指の感覚として捉えることができます．下顎の牽引時に関節に痛みのあるときは，とくにやさしく，ゆっくりと時間をかけて行うようにします．

　この方法を，著者は「ヒポクラテス変法」とよんでいます．

　しかし牽引時に強い痛みがあり，本法を2〜3回試みても軽減しないときは，絶対無理をしてはいけません．スプリントで回復をはかってから行うようにします．

　またスプリントの作製までの期間に，ごくまれに鎮痛剤などを投与することもあります．しかし顎関節症の投薬に関しては，著者はそれ以上の薬はまったく必要ないと考えています．

　顎関節に違和感や痛みなどをもつ患者さんのなかには，この誘導法を行うだけで痛みがとれ，顎が楽になったという方があります．しかしそのまま放置すると，顎はまたもとの位置に戻ってしまいます．

　顎関節脱臼でヒポクラテス法を行うときは，術者の親指にガーゼを巻いて指がかまれるのを防止します．しかし本法ではその必要はありません．

4　水平位誘導法

　図111に示すように患者さんを水平位に寝かせます．そして図に示すように左手の親指と人差し指を口腔に入れ，上下顎の第二大臼歯で指の腹を軽く咬合させます．

　次いで顎や肩の力を抜かせ，リラックスさせた状態で右手の手のひらでオトガイ下部を上方に押し上げます．すると下顎頭は梃子の原理で引き下げられ，顎関節腔が広げられるようになります．

　そこで右手の手のひらによって上方に押し上げると同時に，左手の親指

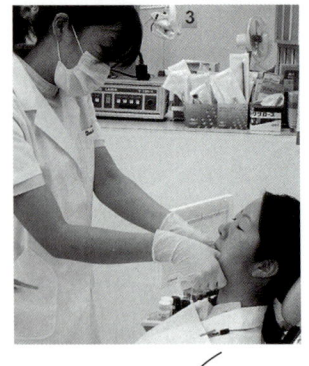

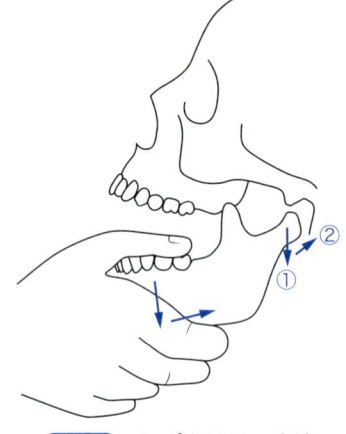

110　ヒポクラテス変法

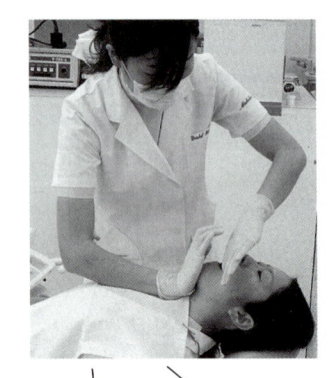

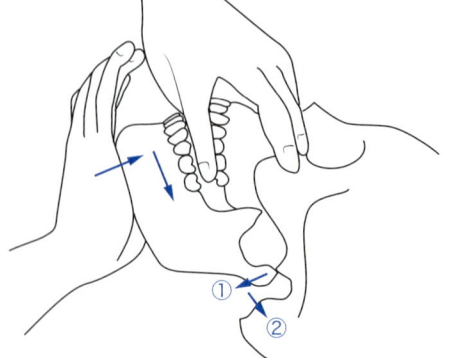

111　水平位誘導法

と人差し指をコロのように働かせて，両手で協力しながら下顎を後方に軽く押し込むようにしていきます．

ここで大事なことは，左指の腹に力を入れてかませてはいけません．軽く触れさせることが大事です．あとはリラックスさせ，術者の施術にまかせるような気持ちにさせることです．こうすることによって下顎頭は著者の提唱する中心位に誘導することができます．

これを顎関節症の方では数回行います．

初めはゆっくりと弱い力でオトガイ部を押し上げます．患者さんが慣れてきたらオトガイ部を押し上げる力を強くして，下顎窩から下顎頭を引き下げると同時に，左手の指の協力によって下顎頭を後方に押しやるようにします．この方法を「水平位誘導法」と名づけています．

ヒポクラテス変法と水平位誘導法の使い分け

まず臼歯部に欠損のあるような患者さんでは，ヒポクラテス変法しか誘導法がありません．また一般的には顎関節症で咀嚼筋のスパズムなどが強い場合には，ヒポクラテス変法が最初に行う誘導法になります．

これを行って多少筋肉にリラックスがみられたら，著者はつづいて水平位誘導法を行っています．患者さんによっては2つの方法のうちいずれかが有効ということもあります．

咬合の狂いについて，患者さんの自覚と歯科医師の確認

次いでその日のうちに必ず行うことは，「中心位へ誘導された中心咬合位と，それまでの習慣的に咬合していた中心咬合位とに，ずれがあるかどうかを必ず確認すること」です．

中心位にうまく誘導できれば，患者さん自身で左右のどの辺が早期接触しているかを自覚することができます．そしてそれを無意識のうちに回避して咬合に狂いが生じたことを，患者さんに自覚してもらうことができます．

歯科医師にとっては，どこに咬合の狂いがあるかを明確に診断することです．これが咬合診査です．

この患者さんの自覚と歯科医師の確認が，患者さんにとっても歯科医師にとっても大切なことなのです．

患者さんに視覚的に咬合の狂いを説明しようとする場合は，中心位の顎位においてチェックバイトをとり，咬合器上で診査します．ここで明言しておきたいことがあります．それは咬合診査にチェックバイトをとり咬合器上で診査することが，多くの著書には最適の方法のように書かれています．著者の意見ではこれほど不正確なものはありません．なぜなら模型の狂い，チェックバイトに模型を合わせるときの狂い，リマウントの狂いなどが入るからです．咬合診査とは，10数ミクロンの診査なのです．チェックバイト法は真の咬合診査にはなりません．

真の咬合診査とは，患者さんの口腔内で直接行うものであり，この方法は簡便で最も精度の高いものです．チェアーサイドで直接咬合診査を行うには，中心位に誘導した咬合状態を，咬合紙によって印記すると視覚的に明瞭に確認ができます．

もし両者にずれがあり，顎関節に異常がみられるときは，スプリントに

よる治療が必要となります．そして顎関節の安定を待って咬合再建治療を行わなければならないことがあります．

　この咬合診査は，中心位と中心咬合位の狂いを患者さんに自覚してもらうことから，あとの治療がスムーズに運ぶことになります．

Summary

中心位への誘導とは

　本章では，中心位へ顎を誘導するさまざまな方法について説明しました．また解説書にもいろいろな方法が記載されています．どんな方法を用いようと，中心位へ誘導を行ううえで，歯科医師が肝に銘じておかなければならないことがあります．

　それは本文でも述べましたが，「**どのような誘導法を行っても，一過性に誘導した顎位は，真の中心位ではない**」ということです．

　顎関節症の患者さんはもとより，そうでない患者さんでも，中心位の狂った状態で長年経過した場合は，一時的に誘導したようでも真の中心位ではないのです．「**真の中心位を得る**」とは，患者さんの咀嚼筋や靱帯と顎関節とのバランスの上に成り立つものです．

　この位置は，患者さんが中心位と中心咬合位とが一致した正しい咬合ができる条件が整ったあとに，時間をかけて患者さん自身が自然に真の中心位の顎位を獲得するものなのです．

　その期間は患者さんによって異なります．それを歯科医師は辛抱強く待つしかありません．

　それに逆らって人為的に誘導した位置で早期接触がわかったからといって，その場で削合したり補綴物を作製しても，決してよい結果は得られないのです．とくに顎関節症の患者さんでは取り返しのつかないことになります．

　正しい咬合ができる条件とは，リンガライズドオクルージョンとグループファンクションの咬合様式にあります．なぜならこの咬合様式はスプリントの咬合と同じだからです．

　この咬合を構築することによって，顎は徐々に真の中心位と中心咬合位の一致した顎位を獲得することができるのです．

理論編

新しい
咀嚼運動理論

Part 11
顎の動きは咬合面で決まる

本章では，咀嚼時の歯や顎の動き（咀嚼運動）は咬合面によって誘導されているという，咀嚼運動の重要な動きを解説します．歯科医師と技工士が知識を共有する内容です．

Part 8 では，顎関節の形態や機能について考えてみました．そのなかで顎関節には力が加わらない構造になっていることを説明しました．顎関節に力が加わらないことと顎の動き（咀嚼運動）とは，どうかかわりあっているのでしょうか．

たとえばドアの蝶番を考えてみましょう．蝶番には，図112 に示すようにドアの自重がすべてかかります．そしてその動きは完全に蝶番でコントロールされ，運動は水平の回転運動しかできません．

では膝関節はどうでしょうか．膝関節は自重を支えながら，一方向だけの回転運動をしています．それでも自重を支えながら運動するためには，それなりの大きさと強度が必要です．それでは股関節はどうでしょう．股関節は膝関節より上位にあり，関節にかかる自重は多少小さいのですが，膝関節よりも複雑な動きをします．したがってより強固でなければなりません．そこで股関節は膝関節より少し大きく複雑な形をしています．

このように関節に加わる力に対し関節がそれを支えなければならない場合には，相応の大きな形態が必要になります．

顎関節は咬合力を負担できる大きさではない

顎関節の下顎頭は下顎についていて，側頭骨の下顎窩内に吊り下がっているため，顎関節自体に自重がかかることはありません．しかしひとたび咬合すると，50 kg を超えるような咬合力が発生します．これだけの力を図113 に示すような小さな顎関節では負担できません．

負担ができないところに力がかかると，どんなことが起こるのでしょうか．まず痛みが発生し，次いで開口や閉口運動などで障害が起こることは，顎関節症の患者さんの症状をみれば推測ができます．そしてそのあとには下顎頭や下顎窩に骨の吸収や添加による変形が生じることになります．

顎関節は，顎の動きをコントロールしていない

ドアの蝶番についてもう一度考えてみましょう．ドアの自重を支えているのは蝶番であり，その蝶番がドアの動きをコントロールしています．

顎関節はそうではありません．咀嚼運動時の咬合力の負担は，過去の説明のように蝶番に相当する顎関節が受け持つのではなく，歯そのものが受け持っているのです．

この場合の顎関節の動きは，下顎の過剰な動きを制限するくらいのものにすぎません．そのような制限的な動きも，顎関節が行うというよりは関節周囲の靱帯や筋肉が行っているのです．

このように咬合にかかわる力は顎関節に直接加わることはありません．つまり顎関節は咬合力を負担しないということであり，また顎関節には歯

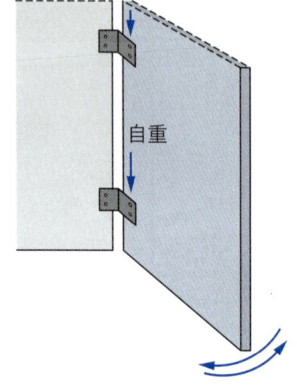

112 ドアの蝶番にはドアの自重がかかります．蝶番がドアの動きをコントロールしています．

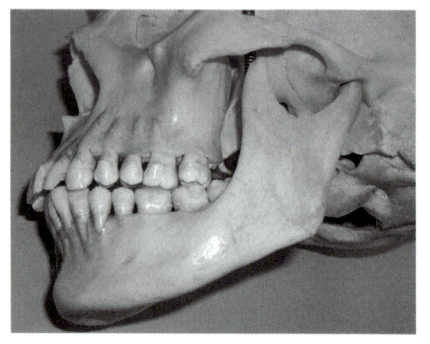

113 咀嚼時の咬合力は，上下顎臼歯の咬合面に加わりながら滑走します．その力は歯根膜ですべて負担されます．顎関節には咬合力が加わることはなく，まったく自由な存在です．

や顎の動きをコントロールする能力がないということです．

咬合面が顎の動きをコントロールしている

では咬合力が加わっているあいだの顎の動きは，どこでコントロールしているのでしょうか．これまでの説明でおわかりのように，咬合力の加わっている部分，すなわち咬合面が顎の動きをコントロールしているのです．

食物を粉砕する力は咀嚼筋によるものであり，その力によって顎は動きます．しかし顎がどのように動くかは，咀嚼筋によるというよりは，咬合力を受け持っている咬合面によって左右されています．

上顎歯の斜面，下顎歯の斜面のどちらに沿って顎が動くかは，咬合様式によって異なります．咬合様式にはリンガライズドオクルージョンやバッカライズドオクルージョンなどがあります．

リンガライズドオクルージョンでは，図114 に示すように下顎臼歯の咬合面に沿うように上顎臼歯の舌側咬頭が動きます．バッカライズドオクルージョンでは，上顎の咬合面に沿うように下顎臼歯の頬側咬頭が咬合力を加えながら動きます．

つまり動かない上顎に対し，下顎はおもに上下顎歯の咬合斜面に沿いながら，かつ歯に対して咬合力を加えながら動いているということになります．

咬合力とは，歯軸に加わる力

もし上下顎歯の咬合斜面と同じ方向に，下顎歯の咬頭が動くように顎関節でコントロールできるのであれば，咬合性外傷は発生しないでしょう．そして80歳になっても咬合面は平坦にならず，30度の斜面を有したままで存在します．しかし食品を粉砕することはまったくできません．

なぜなら図115 に示すように，30度の咬合面では展開角が120度で開いています．一方の斜面から押された食塊は，対合する咬頭の間をぬけて押し出されてしまい，粉砕されないのです．

咀嚼とは，食塊を咬合面にとらえて，歯軸方向に加わる咬合力によって粉砕することです．

顎関節には力が加わらない構造になっている

咬耗によって平坦化した咬合面であれば，その面に沿って下顎が動くことになります．さらに無歯顎になると，上下顎の歯槽堤が接触しながら動くのです．

これらすべての動きが，顎関節によってコントロールされているのではないことは，これまでの説明で理解いただけたと思います．

歯を介して顎の動きの変化に十分対応できるのが顎関節であり，それを可能にしているのも小さな下顎頭で，顎関節に力が加わらない構造になっているからです．

咬合面は顎関節の形態や動きを反映したものではなく，
咬合面は顎の動きを決定している

もう一度顎の動きをまとめると，「歯の咬合面は顎関節の形態や動きを反映したものではないのです．そして歯や顎の動きを決定しているのは咬合面そのものである」ということです．

リンガライズドオクルージョンでは，下顎歯の咬合面を上顎歯の咬頭が

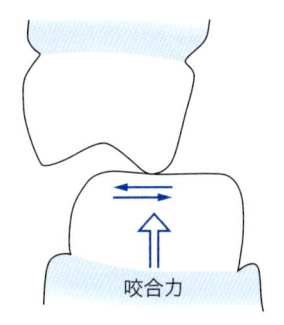

リンガライズドオクルージョンでは，下顎歯は水平に動きます．

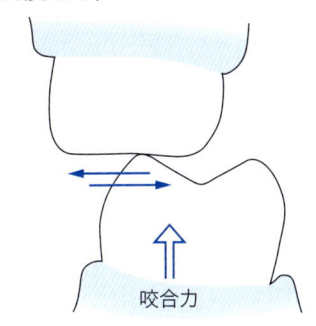

バッカライズドオクルージョンでも，下顎歯は水平に動きます．

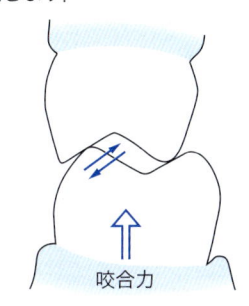

傾斜角度のある咬合面では，咬合斜面に沿って下顎歯が動きます．

114 咬合様式による歯の動き

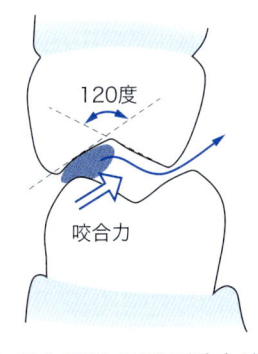

115 咬合斜面に平行に咬合力が加わると，食塊は咬合面に沿って流れてしまいます．これでは咀嚼できません．咀嚼とは，歯軸方向に咬合力を加えて食塊の破砕やすりつぶし様運動をすることです．

沿うように下顎が動いているのです．

　咀嚼運動は，咬合面によってコントロールされているならば，どのような咬合関係が理想なのでしょうか(詳しくは Part 13 参照)．

Summary

さまざまなかみ合わせの理論

　これまでいろいろな咬合理論が出現し，そしていつのまにか消えていきました．本書を著すにあたって，著者の咀嚼理論と多少関連すると思われる理論を提唱された先生をお二人紹介したいと思います．

　全部床義歯の咀嚼運動において，下顎の動きは歯の咬合小面によって誘導されているという考えは，元東京歯科大学教授 矢崎正方先生の唱えられていた理論です．そして片側性均衡が成り立つことも必要とされていました．

　先生の開発された矢崎式咬合器を図116に示します．この咬合器の下顎頭の動きは，前額断面で左右方向に30度前後の角度で移動する独特のものです．その動きに臼歯の咬合面を削合すると，咬合面傾斜角度は前額断方向で30度となります．

　この咬合器では，矢状顆路角や側方顆路角を咬合器上に再現することはできません．それでも十分咀嚼機能を有する全部床義歯ができていました．矢崎先生が活躍されていたのは1940～1950年でした．

　矢崎先生と同時代に，元東京医科歯科大学教授 石原寿郎先生がいらっしゃいました．石原先生の研究で記憶にあるのが，先生の指導で河野正司先生が研究された業績です．

　それは全運動軸を発見されたことです．

　全運動軸というのは，図117に示すように「顆頭内のある1点(P)は，開閉口運動で下顎がどのような動きをしても，0.7 mm幅の狭い溝を往復する運動である」というものでした．

　当時ナソロジーの理論にヒンジアキシスの考えが提示されていました．そこでそれが全運動軸と一致しているかどうかが問題となりました．調べられたところ，両者はまったく異なっていたのです．

　著者は，この全運動軸を患者さんから求めて，咬合器に再現すれば咀嚼運動は解決する．そしてこの理論はナソロジーより勝れているのではないか，と思ったものでした．

　しかし1970年代になり，ナソロジーが日本に広まり，ちまたではナソロジー一色に染まってしまった感

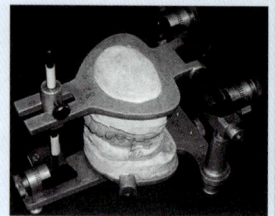

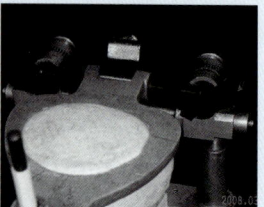

116 矢崎式咬合器

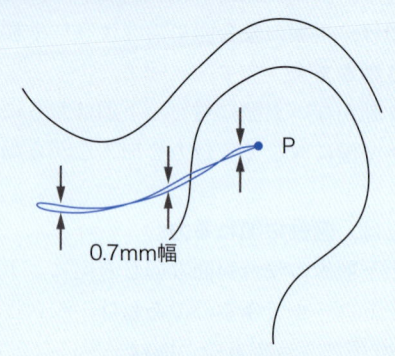

117 全運動軸

がありました．ナソロジーのはたした役割は，良い悪いは別として非常に大きなものがありました．それはこれまで曖昧であった有歯顎の咬合を1つの理論で統一したことです．咀嚼という機能を，口腔だけでなく顎顔面系にまで広げて一体として解析するようにしたのです．そしてそれをもとにオーラルリハビリテーションとよばれる咬合再建法の考えを有歯顎に提唱したことにありました．

　ところがナソロジーもそれほど長くはつづきませんでした．それは臨床にこの理論が応用されるにつれて，問題点が明らかになってきたのです．そして今日にいたっても，いまだ統一した咬合理論（咀嚼理論）の確立はなされていません．ナソロジーは今日の顎運動の理論に大きな影響を与えました．ナソロジーの理論については，Column「ナソロジーのあれこれ」に著者の考えを記しました．

　しかし今日では，咀嚼運動中の下顎頭の動きは，全運動軸で示されたような，ある軸内で動くものではないことがわかってきました．

Part 12 リンガライズドオクルージョン

本章で説明するリンガライズドオクルージョンは，これまで一部説明しましたが，この咬合様式は本書の咬合論の根幹をなすものです．
　内容はきわめて簡単なもので，だれでも理解できるものです．スタッフ全員に理解していただきたい内容です．

　リンガライズドオクルージョンについては，これまでその概要を説明してきました．ここではもう少し詳しく解説し，さらに著者の考えるリンガライズドオクルージョンの咬合について説明したいと思います．
　この咬合様式は 1970 年，パウンドによって，全部床義歯の安定をはかることを目的として提唱された咬合理論です．しかしそのルーツは 1941 年ペインによるようですが，歴史的なことは専門書に譲ります．
　図 118 に咬合の断面像を示します．上顎歯の舌側咬頭が，下顎歯の咬合面小窩に点接触する咬合の仕方です．パウンドの理論を要約すると次のようにまとめることができます．

① 全部床義歯への応用であること．
② 臼歯は 1 対 1 歯の咬合であること．
③ 咬合接触点は，**図 119** のように小臼歯では各遠心小窩に 1 点ずつ，第一大臼歯では近心・遠心小窩の 2 点，第二大臼歯では近心小窩の 1 点で，計 5 点を片顎の咬合点とすること．
④ 人工歯は**図 120** に示すように，上顎歯に 33 度，下顎歯に 20 度を用いること．
⑤ **図 120** に示すように下顎臼歯の頬側面を大きく削除し，側方滑走運動の終末位では 10 点が点状に咬合接触すること．
⑥ 前方滑走運動時には，**図 121** のように前歯部と最後臼歯だけでの咬合接触を求めて安定をはかること．

リンガライズドオクルージョンの咬合様式は，すべての症例に適用する

　一方，著者の考えるリンガライズドオクルージョンは，パウンドの考えとはまったく異なります．その最大の違いは，パウンドは全部床義歯の安定をはかることを目的としていますが，著者は「**リンガライズドオクルージョンの咬合様式は，すべての症例の咬合に適用する**」としていることです．そこで著者の考えるリンガライズドオクルージョンを，パウンドのそれと対比しながら示します．

① あらゆる症例に適用できること．
② 1 対 1 歯咬合でなくてもよいこと（むしろ 1 対 2 歯咬合が理想）．
③ 上顎臼歯の咬合面傾斜角度（0 度以外）は何度の歯でもよいこと．
④ 下顎臼歯の咬合面は 0 度とし，咬合面はほぼ水平とすること．
（ただし下顎臼歯の 0 度は，削合調整した結果として 0 度となるのであって，最初に 0 度臼歯を使用するのではありません）．
⑤ 咬合接触は，中心咬合位や側方滑走運動時にかかわりなく点状接触

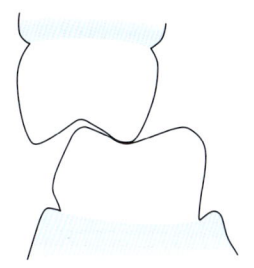

上顎臼歯の舌側咬頭のみが下顎臼歯の咬合面小窩に咬合する様式です．
118 リンガライズドオクルージョン

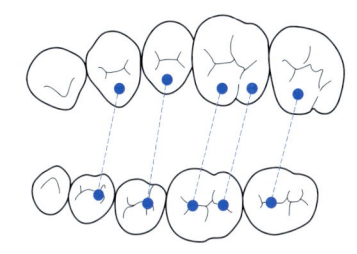

119 片顎臼歯で 5 点を接触させます．
（パウンドの理論）

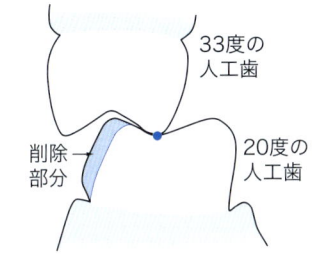

120 人工歯の咬合面傾斜角度
（パウンドの理論）
33 度の人工歯／20 度の人工歯／削除部分

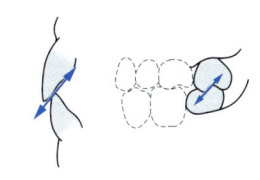

121 前方滑走では，前歯と最後臼歯だけで咬合接触を求めて安定をはかります．

すること，また咬合接触点の数にこだわらないこと．

⑥ 咬合接触は，$\frac{7-4|4-7}{7-4|4-7}$ の全歯において1点ずつ接触することが望ましいが，最低でも $\frac{7-5|5-7}{7-5|5-7}$ とすること．

⑦ 片側性均衡が成立すること．

⑧ 上下顎の6前歯は，前方側方の滑走運動に際し，完全に咬合させないようにすること．

この8点を履行することによって，有歯顎，無歯顎を問わず，すべての症例で安定した咬合を構築することができるとするものです．もちろんこのなかには顎関節症の治療として用いられるスプリントの咬合，またインプラントの咬合も含まれます．

なぜリンガライズドオクルージョンは咬合力学的に安定しているのか

図122の模式図によってその理論を説明します．

上顎臼歯の舌側咬頭と下顎臼歯の水平な咬合面の間に食塊を介して，上顎舌側咬頭から垂直に加わった咬合力は，歯軸方向にそのまま垂直ベクトルとなります．この咬合力に対し上顎はどのように抵抗しているのでしょうか．図のように3根がしっかり開いて咬合圧を分散し，各根が均等に圧を負担します．したがって各根の単位面積当たりの圧は最低となり，かつ一定の値となります．

一方，下顎臼歯はどうでしょうか．

下顎大臼歯は通常2根です．咬合ベクトルが咬合面中央から歯軸と一致して根尖に向かうときに最大の咬合力が発揮されるのです．

しかし下顎臼歯の2根は近遠心的に並んでいます．咬合力の作用する点が歯軸から頬舌方向に離れると，側方ベクトルが発生します．この側方ベクトルには近遠心的に並んだ2根では弱く，咬合性外傷発症の危険性を含むことになります．

最大咬合力の発揮できる上顎臼歯は外側傾斜して萌出し，下顎臼歯は内方傾斜して咬合しています．これがウィルソンの彎曲であり，この彎曲によってリンガライズドオクルージョンが成り立つのです．

上顎臼歯が咬合力学的に安定する歯軸は，図のように舌側咬頭頂から根分岐をとおり3根の中間に存在します．したがって上顎臼歯舌側咬頭頂に加わる咬合力は，臼歯の外側傾斜の萌出によって，常にこの歯軸と一致するのです．

一方，下顎臼歯は咬合面中央から咬合力が加わり，その垂直ベクトルは歯軸と一致して根尖に向かいます．したがってこの咬合様式は，最大咬合力を発揮するには最も理にかなっているのです．

咬合面形態による側方ベクトルの比較

ここで咬合面が水平と傾斜角度を有する場合について，側方ベクトルの大きさを比較してみましょう．

下顎歯の咬合面に傾斜角度があったらどうでしょう．図123のように小さな傾斜でも大きな側方ベクトルが発生し，これが歯を回転させる力となります．下顎大臼歯は近遠心の2根しかないため，この力に対応できない

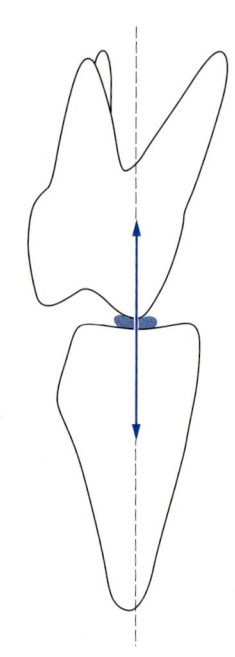

122 咬合ベクトルがそのまま垂直ベクトルとなり，ベクトルが歯軸と一致するとき最大の咬合力が発揮できます．

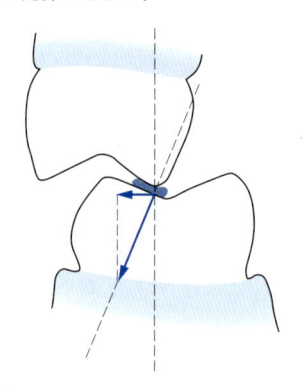

123 下顎臼歯に傾斜角度があると，大きな側方ベクトルが発生します．咬合面傾斜角度を30度とすると，50kgの咬合力に対し25kgの側方ベクトルが発生します．

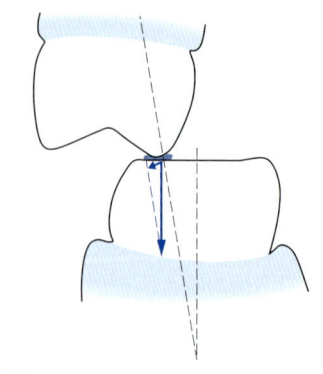

124 下顎臼歯が平坦な場合，同じ咬合力でも発生する側方ベクトルは小さくなります．側方ベクトルは2.5kg以下になります．

のです．

　一方，図124のように咬合面が平坦であると，同じ咬合力でも側方ベクトルは小さく抑えられます．平坦な咬合面の側方ベクトルの大きさは，30度の咬合面の1/10以下となります．

　したがって下顎歯の咬合面はほぼ水平であること，そして中心咬合位で接触する咬頭は下顎歯の咬合面中央に咬合することが大切です．

　この咬合によって下顎歯に加わる咬合力は全歯根に分散され，最大の咬合力が発揮できるのです．そしてこの咬合接触点上に食塊があるとき最も大きな咬合力が発揮できるのです．

　これまで説明したように，リンガライズドオクルージョンの咬合では，咬合力は上下顎歯とも歯軸方向に向くことになります．

なぜ咬合力を歯軸方向に向かわせることが理想なのか

　その答えは，咬合力が全歯根に分散され，根面の単位面積当たりに加わる咬合力負担が最低になるから，ということは前述しました．

　さらにもう1つ重要な理由があります．それは歯根膜内の感覚受容器の分布密度です．感覚受容器は歯根の1/2より根尖方向に多く分布しています．このことは咬合力が根尖部に加えられることによって，咀嚼運動を行ううえで感覚受容器からの応答が十分にできることを意味します．

　咬合力を負担する歯根の形態や面積，また咬合力を感知する圧受容器の分布から考えて，咬合力学的ならびに生理学的に最も安定しているのはリンガライズドオクルージョンであるといえます．

　そしてこのような咬合面形態になるように，咬耗によって歯は整えられていくのです．

理想的な咬合は，1対2歯咬合

　著者の理論の条件②に1対1歯咬合にとらわれないこと，できれば1対2歯咬合とすること，と記しました．しかし天然歯の咬合関係によっては，1対1歯咬合しかできないことがあります．その場合は，そのままで咬合を構築します．しかし1対2歯咬合が理想的な咬合なのです．

　その理由は，この咬合関係は食塊をグリップするにはすぐれた咬合関係なのです．食塊をグリップして動かないことは，咀嚼の粉砕効率が上がることになるのです．したがって全部床義歯のように自由に人工歯の排列ができる場合には，1対2歯咬合にすべきです(Part 2，3節参照)．

リンガライズドオクルージョン用の市販の人工歯

　リンガライズドオクルージョンの考えに基づいて，義歯に使用する人工歯が開発され，市販されています．それは図125に示すようなソーシンのポステリオブレードティースやレービンのリンガルブレードティースとよばれるものです．このような人工歯を使用すると，リンガライズドオクルージョンの咬合様式になります．

　なぜこのような人工歯が開発されたのでしょうか．

　それを理解することは，咬合面形態をどのように調整すれば，患者さんにより満足感を感じてもらえるか，ということにつながるのです．

　これらのブレードティースは，肉食を主とする食物を咀嚼するために開発されたものです．

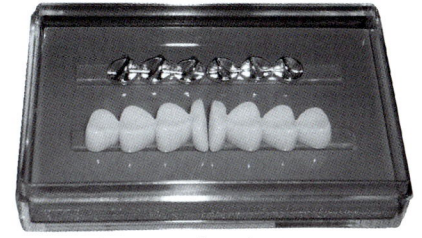

ポステリオブレードティース

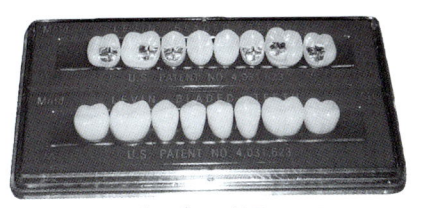

リンガルブレードティース

125 リンガライズドオクルージョン用のブレードティース

この人工歯の義歯を使用した患者さんたちが，異口同音にいわれるのは，肉料理はまことによく咀嚼できるとのことです．しかし麺類ではまったくコシがなく，ゆですぎた蕎麦のようで物足りなく，おいしくない，ということでした．日本のように穀物を主食とする食生活では，このようなブレードティースは切れすぎるのかもしれません．

　ここからヒントを得て著者は，通常の歯を使用する義歯でも，患者さんの好みに合わせて上顎臼歯の舌側咬頭の形態を変えています．

　図126に示すように肉類を好む患者さんは舌側咬頭を尖塔形に，麺類が好きな患者さんは比較的鈍形に削合調整します．このわずかな調整でも，患者さんにとって食感はだいぶ異なり，喜ばれることがあります．

満足な咀嚼を得るための咬合

　ある咬合の解説書にこんなことが書かれていました．ポイントだけを述べると，「リンガライズドオクルージョンは，患者さんから咀嚼に関して満足が得られない場合に応用することがある」という記事でした．

　歯科治療の目的は，咀嚼機能の回復にあります．その咀嚼機能が，顎堤などの状態で，咬合面傾斜角度の大きな人工歯を排列した義歯では満足な咀嚼が行えないから，リンガライズドオクルージョンにして安定させるということなのでしょう．

　その結果，患者さんが満足に咀嚼が行えるということであれば，すべての患者さんにこの咬合様式をとらせることに，なんのためらいがあるのでしょうか．

　またリンガライズドオクルージョンの咬合は，咬合が安定しないともいわれています．しかし考えてみてください．顎関節症の患者さんにスタビリゼーション型のスプリントを装着したとき，咬合が安定しないというでしょうか．顎関節に異常を呈するときでさえ，フラットな咬合面のスプリントが用いられるのです．そしてそれを装着することによって関節は安定するのです．

　顎関節に異常のない患者さんに，この咬合様式を応用してもなんの問題もありません．それがPart 1で紹介した80歳の患者さんの咬合面であり，人類の祖先の歯にみられる咬合面なのです．

リンガライズドオクルージョンの調整はきわめて容易

　この咬合様式は「**咬合調整が非常に簡単で，かつ完璧なまでに咬合力をコントロールできる**」のです．また「**義歯であれ歯冠補綴歯であれ，咬合採得時に誤差があっても，装着時に容易に修正ができるのです**」．

　これが30度傾斜の咬合面で，片顎で10数点から20数点の咬合接触をつくり，咬合力がまったく同一になるように咬合調整することは，現実には不可能です．

　咬合調整を完全に行うことができなければ，全臼歯において咬合力のバランスが曖昧になります．ここに咬合病の発生する素地があるのです．

　傾斜角度のついた咬合面は，見せるためのものではありません．大切なことは，すべての臼歯が咬合し，そこに加わる咬合力がすべて同じであり，その咬合ベクトルが歯軸方向と一致することが大切なのです．ここではじめて咬合が安定し，真に咀嚼機能の回復がはかられるのです．

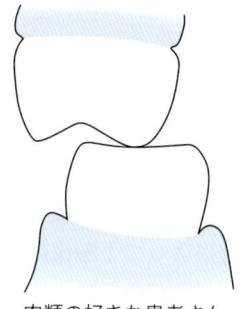

肉類の好きな患者さん

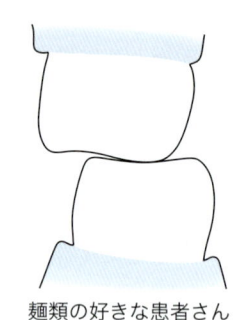

麺類の好きな患者さん

126 上顎舌側咬頭のかたち

Summary

兄弟のようで実は他人

　リンガライズドオクルージョンと似たような咬合様式に，バッカライズドオクルージョンがあります．バッカライズドオクルージョンとは，図127に示すように下顎臼歯の頬側咬頭を上顎臼歯の咬合面に咬合させる様式です．そして上顎臼歯の舌側咬頭を下顎咬合面には咬合させないのです．ちょうど機能咬頭の使い方が，リンガライズドオクルージョンとは正反対になります．

　この咬合様式は，一見リンガライズドオクルージョンに似ています．そこでこれら2つの咬合様式は機能的に同一と考えられるかも知れません．

　しかし2つの咬合様式は，まったく別物なのです．

＜両咬合様式の比較＞

　ここで両咬合様式の比較をしてみます．その違いを次の項目で説明します．

　① 上下顎臼歯の咬合位置と歯軸が一致しているとき．
　② 上下顎臼歯の咬合位置と歯軸がずれているとき．
　③ 咀嚼時の食品保持．

　条件を一定にするために，バッカライズドオクルージョンで上顎臼歯の咬合面を平坦とします．

　① バッカライズドオクルージョンで最大咬合力の発揮できる咬合位は，図128に示すように，上下顎臼歯の咬合位置と歯軸が一致しているときです．すなわち咬合ベクトルが下顎臼歯の頬側咬頭頂から根尖に向かい，上顎臼歯では咬合面中央から歯軸方向に向かうときです．とくに下顎臼歯では，咬合ベクトルは歯軸をとおして根尖に向かうような萌出方向でなければ，大きな咬合力は得られません．このような条件をみたす下顎臼歯は，内方傾斜していなければなりません．

　このような条件にかなった下顎臼歯でも，咬合位置が変わると，図129のように上顎臼歯にモーメントが発生することになります．それによって上顎臼歯に側方ベクトルが発生します．

　② もし下顎臼歯が垂直方向に萌出すると，図130のようにそれぞれの歯軸が異なることになります．すると上顎臼歯の咬合面上のどこに食塊があっても，咬合ベクトルが歯軸から外れているためにモーメントが発生します．このときは，図のように上下顎臼歯ともに側方ベクトルが発生することになります．

　その結果，上顎歯か下顎歯のいずれかに咬合性外傷が発生する危険性が大きくなります．

　生体では下顎骨は内方傾斜し，それに伴って下顎臼歯も内方に向いています．そこで頬側咬頭頂に加わった咬合ベクトルが，根尖方向に向かう傾向にあります

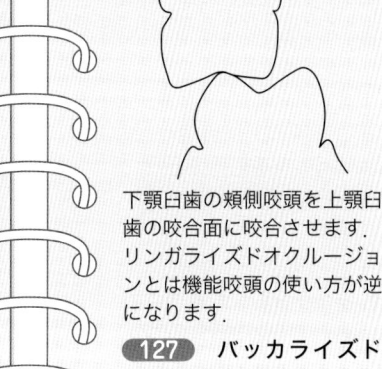

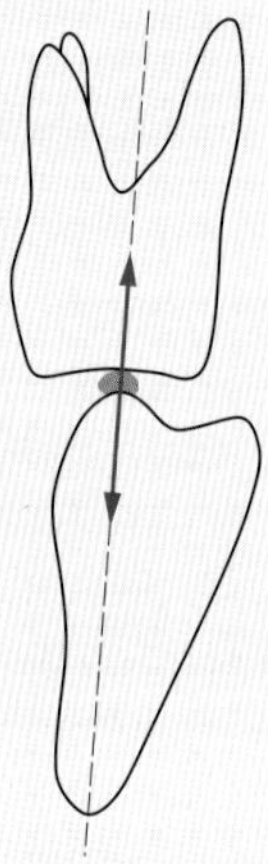

下顎臼歯の頬側咬頭を上顎臼歯の咬合面に咬合させます．リンガライズドオクルージョンとは機能咬頭の使い方が逆になります．

127 バッカライズドオクルージョン

128 バッカライズドオクルージョンで最大咬合力が発揮できるのは，下顎頬側咬頭頂から垂直ベクトルが根尖方向に向かうときです．したがって下顎臼歯は，かなり舌側傾斜していることが必要です．

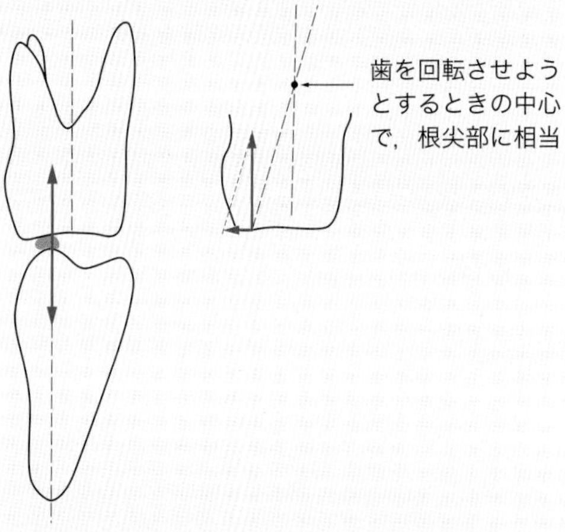

歯を回転させようとするときの中心で，根尖部に相当

129 咬合位置が変わると，上顎臼歯に側方ベクトルが発生します．

歯を回転させようとするときの中心で，根尖に相当

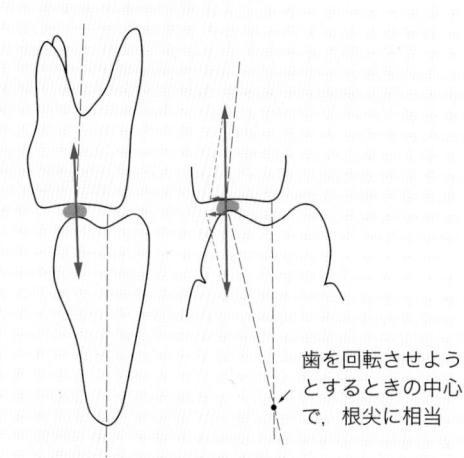

130 バッカライズドオクルージョンでは，咬合接触位置が歯軸からはずれると，上下顎の臼歯に側方ベクトルが発生します．

(Part 8 参照)．しかしすべての患者さんで理想的な萌出方向になるとは限りません．

これに対しリンガライズドオクルージョンでは，上顎臼歯の舌側咬頭が機能咬頭となるので，食塊とどのような咬合位置であっても，平坦な下顎臼歯咬合面との咬合では，上顎臼歯に側方ベクトルの発生することはまったくありません．

また最大咬合力の加わる下顎臼歯では，咬合面中央から歯軸を介し根尖方向に咬合ベクトルが向かうので，常に歯軸と咬合ベクトルが一致しているのです．そして食片が咬合面中央から外れた位置でも，モーメントの発生はバッカライズドオクルージョンより小さく抑えられます．

③ 咀嚼時には食片を下顎臼歯の咬合面に置いて破砕運動などを行います．その場合，下顎臼歯の咬合面形態が尖塔形より平坦なほうが，いろいろな食品を咬合面に載せて，破砕やすりつぶし様運動を行うには安定しているといえるのです．

このように2つの咬合様式は，似ているようで実はまったく異なる様式なのです．

バッカライズドオクルージョンは理想的な咬合様式ではありません．しかしこの咬合様式は，今日では治療された多くの患者さんの口腔にみられます．そして悪いことに上下顎臼歯ともに咬合面が傾斜角度を有しているのです．

咀嚼が思うようにできない，という患者さんの不満が，この咬合様式にあるのです．

なぜバッカライズドオクルージョンになるのでしょうか．その理由は技工物の製作にあります．

技工士はインレーやクラウンの製作で，下顎歯では咬合面を深く形成し，上顎歯の舌側咬頭を下顎咬合面に咬合させません．そして下顎歯の頬側咬頭を上顎歯の咬合面に咬合させます．それは咬合器上でワックス操作をするのに楽だからです．

上顎歯の製作では，咬合面に下顎歯の頬側咬頭を咬合させるようにワックス操作します．なぜなら従来の咬合理論のすりつぶし運動は，上顎臼歯の頬側咬頭内斜面を利用する運動だと，歯科医師も技工士も教え込まれているためです．

さらに悲劇は，歯科医師が装着時に咬合調整のわずらわしさから，わずかに咬合させないように要求することです．

ここに現在の歯科治療が招いている，咬合崩壊にいたる核心の部分があるのです．咬合面傾斜角度の歯を装着するのであれば，上顎歯の舌側咬頭を下顎臼歯の咬合面に咬合させることが必要です(Part 11 参照)．

Column ナソロジーのあれこれ

　　　1920～30年にかけてアメリカで，マッカラムやスタラートらを中心としてナソロジー学派が誕生しました．この学派によって1つの咬合理論が発表されました．その理論とは，下顎後方限界（下顎頭が顎関節の最も後方位にあって，それ以上後方に動かない状態）での顎の開閉口運動の回転中心を下顎頭の不動点とし，これをヒンジアキシスと定めます．このヒンジアキシスを下顎運動の基点として，パントグラフによって下顎頭の動きを測定し，その動きを咬合器上に再現して，有歯顎での咬合再構成を行うものでした．
　　　咬合様式はフルバランスドオクルージョンとし，咬合面傾斜角度を30度前後とした3点接触のポイントセントリックの咬合を理想としました．

　　　さてこの理論に基づいて治療が完了した患者さんは，満足に食事をすることができたのでしょうか．その後とんでもないトラブルが頻発したのです．
　　　まず患者さんが精神的に不安定な状態に陥ったり，顎関節症を併発したようです．そして最終的には歯の喪失にいたった例もありました．このような事態が明るみになるにつれ，1900年代の終わりにはナソロジーの「ナ」の字もいわれなくなりました．
　　　著者が咬合について本格的に考えるきっかけとなったのも，このナソロジー理論に対する疑問からでした．その疑問を，著者の考える理論と対比して説明します．
　　　第1の疑問は，中心位が下顎最後退位にあるとしたことです．
　　　本来の中心位とは，下顎頭が最も安定した位置，それは筋や靭帯が最もリラックスした位置におかれた状態のはずです．下顎頭が最後退位にあるということは，下顎頭が下顎窩内の安定した位置ではなく，きわめて窮屈な位置にあるといえます．本来の中心位の下顎頭の位置は，下顎最後退位より0.5～1mm前方にあります．このわずかな間隙は，下顎が中心位から自由に運動するための自由空間なのです．
　　　第2は，咬合面の傾斜角度を30度前後としたことです．
　　　この咬合面傾斜角度とフルバランスの咬合から，これまで説明してきたように，臼歯に咬合性外傷が発生し，歯周疾患に移行する羽目になるのです．
　　　第3は，ポイントセントリックにしたことです．
　　　この咬合は，最終咬頭嵌合位において接触点が1点の位置に強制的に規制され，遊びがないことから，顎の窮屈感が常にあること，また咬合性外傷が発生しやすいことです．
　　　これら1～3の原因で，精神的に負担がかかり，うつ病を発症した患者さんもあったとききます．また顎関節症を併発した患者さんもあったようです．
　　　第4は，フルバランスドオクルージョンを有歯顎にとらせたことです．
　　　側方滑走運動を行わせると，側方クリステンセン現象で非作業側の下顎臼歯は咬合しないように下がります．その現象は，咀嚼を行うための咬合の巧妙な仕組みなのです．
　　　有歯顎の患者さんが，作業側で小さくて硬いものをかみ砕くことを考えてみましょう．
　　　咬合力は作業側の筋肉だけが作用するのでなく，両側の咬筋や内側翼突筋の収縮によって発揮されます．そのとき食塊の介在していない非作業側の下顎はどうなるのでしょう．筋肉の収縮によって，非作業側の下顎はひねられて上昇します．食塊を介在している側より介在しない側の歯は，上顎歯と近くなっているのです．
　　　このとき側方クリステンセン現象によって，非作業側の歯は前下方にわずかですが下がるため，接触せずに咬合力から守られているのです．そのわずかな距離とは，どのくらいかというと数十μmです．このわずかな距離によって非作業側の咬頭は干渉からまぬがれているのです．

　　　なぜ大きな力で咬合したときに，非作業側の下顎がひねられるのがわかるか，ということについて説明します．
　　　新しく補綴冠などを装着し，咬合調整が進み咬合がわずかに高い状態になったとします．このような状態のとき力を入れて咬合すると反対側の歯が触れるが，力を抜くと触れなくなることを経験します．
　　　この現象は咬合力によって，補綴歯の顎骨内への沈み込みのためもありますが，それより反対側の下顎が咬合力によって上方に持ち上がり，咬合接触するためです．したがってわずかですが，下顎は大きな咬合力に対してはひねられるのです．

　　　このような現象を無視して，食塊を介在しないときにフルバランスの咬合をつくると，どうなるで

しょう．大きな食塊の破砕運動では，大きく開口するため問題ありません．しかし食塊が小さく硬い食片では大きな咬合力が必要になります．このとき非作業側の臼歯は，ひねりによって咬頭接触を起こすことになるのです．

　すなわち非作業側の臼歯は，常に大きな咬合力にさらされることになります．

　ナソロジーでは，その補正は咬合器上のベネット運動によって行っているといわれるかも知れません．しかしその調整は咬合力の加わっていないときの調整にすぎません．

　さらに顎の動きは，蝶番のようにいつも一定の位置にかみ込んでいません．

　したがって有歯顎にフルバランスドオクルージョンとポイントセントリックの咬合を付与すると，どんなに厳密に調整しても，咬合力の加わる咀嚼時には咬頭干渉を起こすことになるのです．

　第5は，パントグラフによって顆頭の動きを測定することです．

　下顎の動きで最も大きく動くのは下顎中切歯です．それは顎関節から最も遠い位置にあるからで，顎関節の下顎頭の動きは最も小さいのです．動きは小さいのですが複雑な動きをします．

　顎関節の動きをとらえて，それを咬合器に再現しようとする意図はわかりますが，下顎頭の動きは非常に小さく，描記板上に描かれるトレーシングラインでは咬合の精度に匹敵する測定精度が得られません．

　なぜなら歯の咬合の接触精度は，10μm前後にあるのです．したがって動きの小さい顎関節では数μm以内の誤差で描記しないと咬合面での精度にはなりません．パントグラフで下顎頭の動きを描記したものは咬合の精度と比べて桁違いに悪いのです．

　それとともに咬合器も，咬合に匹敵する精度は出せないばかりか，下顎の動きも正確に3次元的に再現することはできないのです．

　したがっていかに咬合器上で精度を上げて削合しても，その咬合面と咬合は，患者さんの口腔内とはまったく異なっているのです．

　余談ですが，顎の動きを今日でも測定する装置が市販されています．しかしまったくアバウトな動きしかわかりません．またそこから得られた動きを，どのように臨床に役立てるか，よくわかっていないのではないでしょうか．

　このようないくつかの疑問に，理論的に的確な回答が得られなかったのです．

　ナソロジーの咬合理論は一世を風靡しました．一時はナソロジーを知らずして歯科医師というなかれ，というような勢いでした．しかしナソロジーはその後，考え方というより根本理論の変更を余儀なくされ，わずか20年もしないうちに急速にすたれていったのです．ナソロジーはすたれましたが，そこからいろいろな理論に発展していきました．ただ今日にいたっても，咬合の統一した理論はいまだ確立されていないのです．

Part 13 理想的なかみ合わせ

本章では，理想的な咬合関係を構築する重要ないくつかのポイントについて説明します．それは天然歯や義歯に限らず，インプラントにも適用できるものです．本章の内容は技工物の製作に大きくかかわることから，技工士にも理解していただきたい内容です．

これまで歯が萌出し歯列弓を形づくり，口腔機能の1つである咀嚼を行い，人の一生とともに変化する歯の形態について考えてきました．

本章では，それらの総まとめとして，理想的なかみ合わせについて考えてみたいと思います．

理想的なかみ合わせの定義

これについて著者は次のように考えています．

上下顎で顎堤のほとんどない患者さんに全部床義歯を装着しようとします．印象採得，咬合採得，人口歯排列，そしてレジン重合の変形などの補正が完全に行われたとして，そのうえで義歯が最も安定する咬合関係が理想的な咬合と考えています．

その理由は，義歯が咀嚼運動中に動かないことで疼痛が発生せず，咀嚼機能の回復につながる咬合関係だからです．このことは義歯を咀嚼中に移動させる側方ベクトルの発生がないことによるのです．

この咬合関係を義歯だけでなく天然歯においても，インプラントの上部構造物の咬合関係においても成立させるならば，それは歯根やインプラントのフィクスチャーに対して，最も理想的な咬合力が作用していることになるのです．このような咬合は，すべての症例に適用できるのです．

1 顎位が正しい位置関係にあること

Part 6, 4節では，咬合高径と咬合平面の位置，そしてそれらを求める生体からの指標について説明しました．正しい顎位とは，中心位，中心咬合位，咬合高径そして咬合平面のレベル，これらが図131に示すように，正しい位置関係にあることをいいます．

咬合力を安定した方向に導き，分散する

ある歯に加わった咬合ベクトルは，その歯だけで独立したものではないのです．その力は歯根から顎骨をとおして上顎ではモンソン球面の中心に向かい，下顎では歯根を介して下顎骨に加わったあと，それらの力は顎骨のたわみとして分散されるのです．咬合力を安定した方向に導き，互いの関係をとおしてうまく力を分散させることが，咬合関係と咬合調整にかかっているのです．

そこでもう一度咬合高径に的を絞って考えてみたいと思います．

咬合高径の基本になる考え

咬合高径の基本になる考えは，「中心咬合位において，上下顎臼歯部の歯

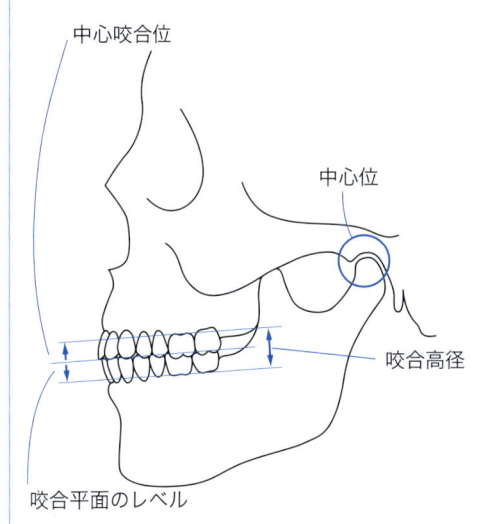

中心位，中心咬合位，咬合高径，咬合平面が正しい位置関係にあることをいいます．

131 正しい顎位とは

槽頂を連ねた線は，緩やかな凹彎を呈し，上下顎の歯槽頂線は平行曲線になる」ことです．

臼歯の歯冠長は，上下顎歯ともほぼ同じ長さをもつことから，歯槽上に萌出した歯冠長は同じ長さとなります．したがって上下顎の歯槽頂を連ねた線は平行線になるのです．そしてこの中間に咬合平面があるのです．

臨床では，どのように咬合高径を求めているのか

臨床では一般的に，咬合高径は下顎安静位から求めています．そこでこの方法について問題点も含めて記してみたいと思います．

下顎安静位から求める方法は，無歯顎の患者さんに用いられるもので，下顎安静位から 2〜4 mm かみ込んだところに中心咬合位があるとするものです．

しかしこの方法は，なにも無歯顎に限ったことではありません．有歯顎で部分的に歯が残存しているものの，咬合高径が失われた場合や，多くの歯が治療されたあとでは，咬合高径が狂っていることがあります．そのようなときでも，この方法によって咬合高径の適否を診査することができるのです．

残存歯が存在する場合の咬合高径

残存歯が存在する場合の咬合高径は，その咬合が目安になります．ただし残存歯がどのような状態であるかを見極めることが必要です．たとえば対合歯と咬合していない歯は挺出していないか，上下顎で咬合しているが残存歯数が少ない場合，とくに大臼歯の欠損した状態では，歯の傾斜や顎骨内への埋入によって咬合が低くなっていないか，などの診査が必要です（Part 6 参照）．

下顎安静位を求める体位

下顎安静位を求める体位は，治療椅子の背板を 70 度前後に倒し，咬合平面が水平になるように按頭台を調節し，リラックスさせて座らせます．そして筋肉の緊張を解き，上下の唇が軽く接触したときの顎位が下顎安静位です．そして筋肉がすべてリラックスした状態にあることが必要です．それには顎骨に付着する咀嚼筋だけでなく，舌骨下筋群や広頸筋などもリラックスしていることが大切です．筋肉をリラックスさせて何を求めているかといえば，下顎の安静位をとおして下顎頭が中心位にある顎位を求めているのです．すなわち下顎安静位は，顎関節からみると中心位の顎位なのです．

無歯顎の患者さんにこの顎位をとってもらい，口角部から唇を開いて口腔内をのぞいてみてください．上下顎臼歯部の歯槽頂はほぼ平行線になっているはずです（Part 9 参照）．

有歯顎者の咬合採得

有歯顎の患者さんで下顎安静位から中心咬合位を求めると，まったく記述と合わないことがあります．ある患者さんでは下顎安静位から 5 mm 前後もかみ込まないと咬合しない場合や，逆に下顎安静位と中心咬合位にほとんど差のない場合などさまざまです．

それでも患者さんの補綴処置が少なく，その顎位で日常生活においてなんら問題のない場合は，その顎位を最大限に尊重します．

有歯顎で咬合採得をする場合に大事なことは，顎間距離の計測とともに中心位と中心咬合位の水平的ずれを確認することです．

多数歯の欠損や多数の治療歯がある場合では，この2つの顎位にずれが起こっていることが多いのです．

無歯顎者の咬合採得

下顎安静位が決まれば，その位置での鼻下点とオトガイ点の距離をノギスで測定します．そして測定した鼻・オトガイ間距離になるように，蝋堤の高さを調節します．蝋堤上で下顎安静位が求められたら，蝋堤の高さをさらに2〜4mm低くした位置に中心咬合位があります．

下顎安静位からの咬合高径の求め方

下顎安静位が求められたら，そこから中心咬合位を得るために蝋堤を低くします．このとき蝋堤を低くするのに，2mmと4mmでは大きく異なります．

正確には何mm低くしたらよいのでしょうか．

その判定は，口唇の触れや張り具合，口元の皺などから判断しますが，これには経験がものをいいます．

小出 馨先生の報告では，日本人の安静空隙は1.8〜3.8mmの範囲で著明な個人差があり，平均2.5mmとのことです．そして安静空隙量は，上口唇の厚さと上口唇赤唇部の面積と相関があるとのことです．つまり上口唇の面積の小さな症例では安静空隙量は小さく，反対に上口唇が厚く赤唇部の面積の大きい症例では空隙量も大きいとのことでした．

著者の経験からいいますと，少し高めに咬合採得をしておくほうがよいようです．それはのちに人工歯の削合調整において，削合にゆとりをもって対処できるからです．そしてリンガライズドオクルージョンでは，咬合高径の調節はきわめて容易なのです．

これが下顎安静位からの咬合高径の求め方です．

無歯顎者における上記以外の計測法

下顎安静位を利用しない咬合採得の方法を，図を用いて紹介します．

ウィリス法（**図132**）とは，瞳孔・口裂間距離と鼻下点・オトガイ底間距離が等しいとするものです．

ブルーノ法（**図133**）とは，鼻下点・オトガイ底間距離と，患者さんの利き手でない手掌の幅径とが等しいとするものです．そのほか多数の方法があります．

いずれの方法も，鼻下点からオトガイ部かオトガイ底の違いがあっても，計測点間の距離を測定することは同じです．

皮膚面上の印記点を計測する方法は，誤差を含むことがある

実はこれらの皮膚面上の印記点を計測する方法は，誤差を含む計測法であることを認識しておく必要があります．

というのは咬合高径とは上下顎の顎骨間の距離です．一方，鼻・オトガイ間距離は皮膚面上の計測点間距離です．この距離は皮膚面上にあるため，口輪筋やそのほかの表情筋の緊張などで，顎骨の微妙な動きを計測点の動きとして表し得ないのです．

ノギスによる距離計測では，どうしても大きな顎の動きを求めることに

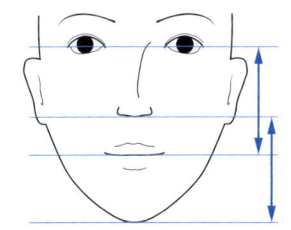

瞳孔・口裂間距離と鼻下点・オトガイ底間距離が等しいとするもの．

132 ウィリス法

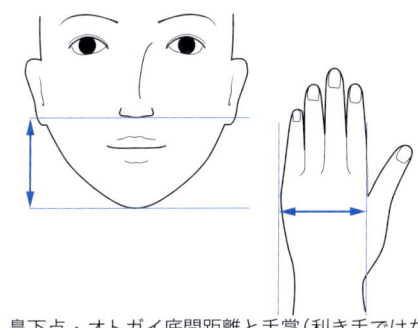

鼻下点・オトガイ底間距離と手掌（利き手ではないほう）の幅径が等しいとするもの．

133 ブルーノ法

なってしまい，一般的には咬合高径は低めになります．

したがって鼻・オトガイ間距離の計測は1つの目安にすぎず，正しい咬合採得を行うには経験が大きく作用することになります．

皮膚面上の計測点でなく直接咬合床から求める方法

マックグレンの方法とは，図134のように上顎咬合床の前歯部床縁と蝋堤前歯辺縁の距離と，下顎咬合床の前歯部床縁と下顎蝋堤前歯辺縁との距離の比が22 mm 対 16 mm とするものです．そして上下顎咬合床の前歯部辺縁間距離を，上記の合計した38 mm とするものです．

松下 寛先生によると，日本人では 38 mm より 36 mm を採用したほうがよいとのことです．すると上述の距離比は 21 mm 対 15 mm となります．この方法は簡便で，印記点の計測より誤差が少ないかも知れません．

しかし有歯顎や臼歯のみの欠損した顎に適用するのは困難です．咬合高径の求め方は枚挙にいとまがないほど多数あります．

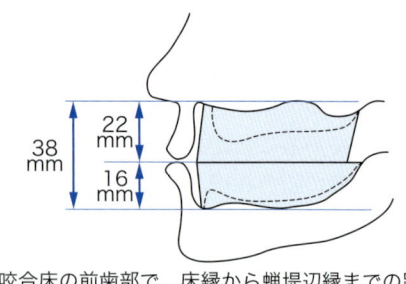

咬合床の前歯部で，床縁から蝋堤辺縁までの距離を，上顎では 22 mm，下顎では 16 mm とするものです．

134 マックグレンの方法

これまで述べた咬合高径の測定法は，垂直的顎間距離についての方法です．水平的関係については記載していません．咬合採得にあたって，最も大事で基本となるのは，「咬合採得は，中心位の顎位において行われるべきもの」なのです．「中心位の顎位で咬合採得が行われる限り，垂直的顎位を求めると，必然的に正しい水平的顎位も求められることになる」のです．

正しい咬合高径とは，生体においてどのような状態にあるかを理解する

咬合採得において大事なことは，正しい咬合高径とは，生体においてどのような状態にあるかを理解しておくことが大切です．そのことを理解したうえで，いろいろな生体部位からの代替値を用いて求めることも一法です．

くれぐれも誤解しないでほしいのは，代替値をいかに正確に測定してもなんの意味もないということです．

正しい顎位にあるか否かを診査することは，その後の治療に大きな意味をもつことになります．

図135に初診時に咬合高径が低かったものが，その後の治療によって正常に回復した患者さんの模型を示します．咬合高径が高くなることで，前歯の見かけ上の萌出方向を変えることができ，かつ歯冠幅径を小さくし前突を抑えることができます．その結果審美的な回復がはかれるばかりでなく，咬合も安定します．一方，咬合高径が低くなればなるほど，側方滑走運動時の咬合調整がむずかしくなります．

「正しい咬合高径」と簡単にいうことはできます．しかし悲しいかな真の咬合高径を測定する絶対的な指標はありません．まだまだ経験がものをいう世界なのです．

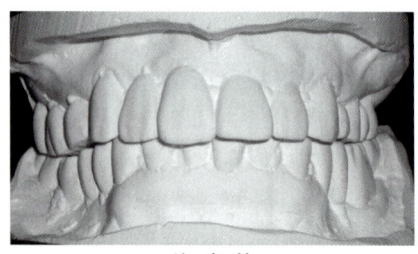

治療前

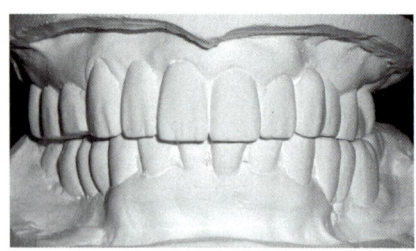

治療後

135 咬合高径を正しく回復することで，前歯の前突をおさえ，歯冠幅径を小さくすることによって審美的な回復をはかることができます．また咬合調整も容易で，咬合の安定がはかりやすくなります．

2 スピーの彎曲とウィルソンの彎曲を付与すること

スピーの彎曲やウィルソンの彎曲の重要性についてはPart 6で説明しました．これらの彎曲で最も大切なことは，彎曲を形成する基本は歯軸にあ

るということです．歯軸に直角に咬合平面があり，臼歯の咬合面の連なりが滑らかなラインを呈し，その左右のラインを連ねた球面にスピーの彎曲やウィルソンの彎曲があるのです．

したがってある1対の歯だけがウィルソンの彎曲を呈したり，片顎だけスピーの彎曲が形成されてもなんの意味もないのです．咬合平面がモンソンの球面を呈することが大切です．

彎曲の過度な付与は，逆効果となる

しかし臨床上気をつけなければならないことは，「**彎曲の過度な付与は，逆効果となる**」ことです．

スピーの彎曲について過度な彎曲の弊害をみてみましょう．

臨床でよく目にするのが第二大臼歯の欠損による第三大臼歯を利用したブリッジです．第三大臼歯が近心傾斜し，かつ挺出しているような場合では，この部分で咬合平面はスピーの彎曲から逸脱し，突出した彎曲とならざるを得ないのです．そうすると下顎前方滑走時に上顎の第二大臼歯は，遠心からの咬合圧によって押され，咬合性外傷を発生することになります．

下顎第三大臼歯がスピーの彎曲から逸脱しているのを，そのまま治療したために起こった弊害の症例を図136に示します．

エックス線写真の上顎第二大臼歯の根周囲をみると，近心側で歯根膜腔の拡張がみられ，咬合性外傷の第1次症状の像を呈しています．

患者さんの訴えでは，左側でかもうとすると「ズキッ」とする痛みがあり，よくかめないとのことでした．

理想的なスピーの彎曲とは

モンソンの球面では，これまでに説明したように半径4インチ（約10 cm）の球面になります．$\overline{4-7}$の距離を4 cm前後とすると，スピーの彎曲の最下点は図137に示すように，$\overline{4}$と$\overline{7}$の咬合面に引いた直線より2 mm程度下凸の曲線になります．

これが理想的な曲率です．これより急なカーブは逆効果になると考えるべきで，思ったよりゆるい曲線です．

ウィルソンの彎曲

ウィルソンの彎曲とは，上顎臼歯に付与する彎曲です．下顎に彎曲をつくると側方ベクトルが発生するようになります．したがって天然歯では咬合性外傷の発生や，義歯では安定が悪くなったりします．

ウィルソンの彎曲が強いため，患者さんから食事ができないと訴えられた症例を提示します．

図138の写真に示すように下顎左側臼歯でウィルソンの彎曲が強調され，咬合面は舌側傾斜しています．患者さんの訴えでは，右側では食物がよくかめるのに，左側ではうまくかめないとのことでした．

そこで図139に示すように，咬合面の舌側半部に光重合レジンを盛り，ウィルソンの彎曲をなくし，咬合面を水平に整える処置をします．この処置を行って，患者さんに食事ができるどうかを確認してもらいます．

患者さんから確認が得られたら，永久処置に入ります．永久処置は新しくクラウンやインレーをつくり直すこともありますが，レジンで盛り上げた部分をインレーとして，すでに装着されている金属冠の上からセットす

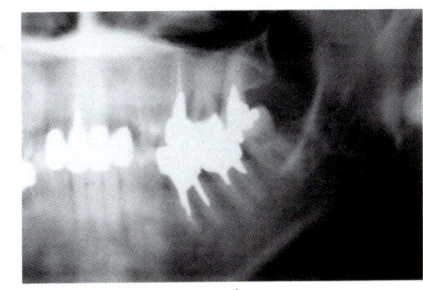

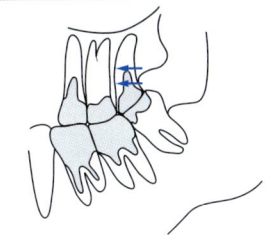

136 $\overline{8}$のスピーの彎曲からの逸脱によって，$\overline{7}$に後方から大きな咬合力が加わり，咬合性外傷の第1次症状の像がみられます．

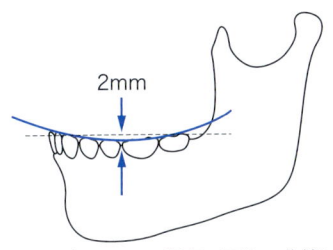

$\overline{5 6}$の最下点で2 mm程度の下凸の曲線になります．

137 理想的なスピーの彎曲

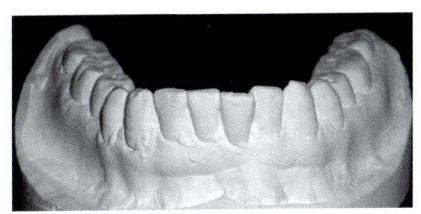

患者さんの訴えによると，左側では食事がよくかめないとのことです．

138 左側でウィルソンの彎曲が強すぎる症例

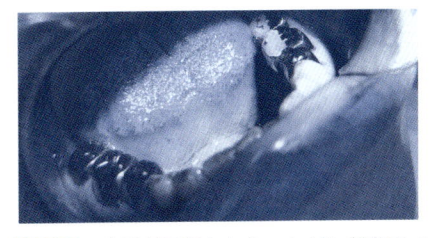

139 症状が回復したら，レジン部分をインレーとして回復します．

ることも1つの方法です．

理想的なウィルソンの彎曲とは

図140に示すように 6|6 の咬合面中央間距離を4.5 cm前後とすると，ウィルソンの彎曲の最下点では，スピーの彎曲と同じ2 mm程度下凸の曲線になります．

ここで大切なことは，「ウィルソンの彎曲とは，上顎臼歯にのみ付与する彎曲」であるということです．

下顎臼歯のウィルソンの彎曲は，先ほどの症例からも明らかなように必要ありません．左右の咬合面を連ねた曲線は水平でよいのです．

3 咬合はリンガライズドオクルージョンにすること

リンガライズドオクルージョンについてはPart 12で詳しく説明したので，ここでは省略しますが，上顎歯の舌側咬頭が下顎歯の咬合面中央に咬合するものです．そして上顎歯の咬合面に下顎歯の頰側咬頭を咬合させません．

下顎歯の咬合面が水平で歯軸と直角ならば，咬合ベクトルは垂直ベクトルとなります．そして咬合力は根尖方向に向かうことになります．この咬合の様式では，側方ベクトルはまったくといっていいほど発生しません．

したがって歯をゆする力が発生しないということは，有歯顎では咬合性外傷の発生が防止できることになり，義歯においては義歯が動かないことにつながるのです．

大切なことは，小臼歯から大臼歯までのすべてでこの咬合の様式を構築することです．咬合様式の混在は好ましくありません．

図141に示す症例はリンガライズドオクルージョンとグループファンクションの咬合によって，上顎に残存する5歯（6 1|3 4 7）でフルブリッジを装着したものです．装着後7年経過していますが，まったく問題なく咀嚼機能を維持しています．このように少ない残存歯でも，残存の仕方によっては，1次スプリント効果によってブリッジで咀嚼機能の回復をはかることができます．

形態修正によってリンガライズドオクルージョンにするには

この咬合を天然歯で実現しようとすると，なかなか理論どおりにいかない場合があります．食片圧入や咬合性外傷の発症がみられる場合には，その治療を含めて歯冠形態の修正が必要になります．

それには次のような3つのケースがあります．それぞれのケースについて図142を用いて説明します．

第1は，上顎臼歯の形態修正で治す場合です．図（上）のように咬合が不完全で，咬合性外傷の発症がみられる場合，上顎臼歯の形態修正で，舌側咬頭を下顎臼歯の咬合面中央に咬合させることができます．

第2は，下顎臼歯の形態修正で治す場合です．図（中）のように咬合が不完全な場合，下顎臼歯の形態修正で回復することができます．

第3は，下顎臼歯咬合面の中央に，舌側咬頭を咬合させることができない場合です．この場合は，図（下）のように下顎臼歯の咬合平面を平坦に修

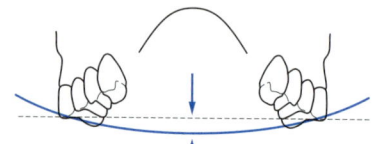

140 理想的なウィルソンの彎曲
6|6 部の最下点では2 mm程度下凸の曲線となります．

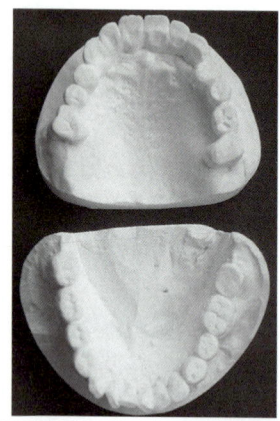

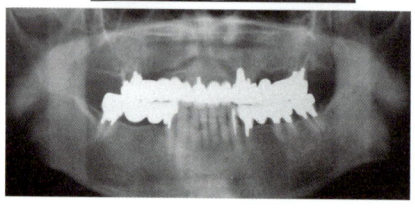

141 リンガライズドオクルージョンとグループファンクションの咬合様式を用いると 6 1|3 4 7 の残存歯でもスプリント効果によってフルブリッジが可能になります．

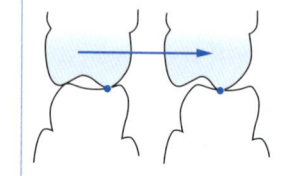

142 リンガライズドオクルージョンのための歯冠形態修正

上顎臼歯の形態修正でリンガライズドオクルージョンにする場合：舌側咬頭は咬合面中央寄りになります．

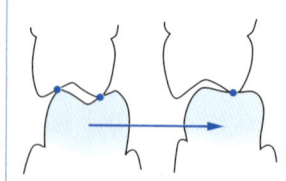

下顎臼歯の形態修正で行う場合：咬合位置は咬合面中央より多少ずれますが，支障はありません．

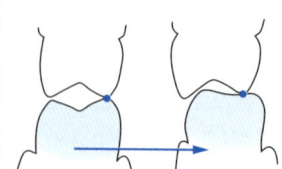

下顎臼歯の形態修正では，どうしても辺縁に咬合してしまう場合：この状態で咬合の安定がはかられれば問題なく咀嚼を行うことができます．

正し，上顎舌側咬頭をその位置のままで咬合させます．

このような咬合では側方ベクトルが発生しますが，そのベクトルは小さいものです．もし仮に片側の全臼歯がこのような位置関係であっても，リンガライズドオクルージョンで咬合の安定がはかられていれば，咬合性外傷から回避されます（Part 15，1節参照）．

4 側方滑走運動はグループファンクションにすること

側方滑走運動の咬合様式には犬歯誘導，グループファンクション，そしてバランスドオクルージョン（両側性均衡）があります．犬歯誘導やバランスドオクルージョンに関しては Part 17，6節で触れますので省略します．

ここでは理想的なかみ合わせとして，グループファンクションについて説明します．

グループファンクションとは

側方滑走運動をすると，作業側では臼歯部の複数歯が接触しながら一定の距離を滑走する咬合様式です．一定の距離といいましたが，著者の提示するリンガライズドオクルージョンとグループファンクションの咬合を完成させると，図143（上）に示すように咬合接触点はどのような側方滑走運動を行っても，小さな範囲の点状接触としかなりません．このような咬合を構築することが究極のグループファンクションです．

中心咬合位において，上顎臼歯の舌側咬頭は下顎咬合面の中央に接触します．次に側方滑走運動をはじめると，作業側では上顎舌側咬頭は下顎臼歯咬合面に沿って移動します．

下顎の咬合面の中央からずれた位置に咬合接触すると，歯を回転させようとするモーメントが発生します．したがって滑走する距離が長ければ長いほどモーメントは大きくなり，歯はゆすられることになります．

これが全部床義歯で起こると義歯の安定が悪く，天然歯では咬合性外傷の発生につながるのです．

下顎臼歯の咬合面を平坦に咬合調整すると，図143のように側方滑走運動を行っても中心咬合位で接触した点を中心とした，ある範囲の点状接触しかしなくなります．

GPT-8 では，数歯の作業側臼歯が接触滑走する場合を，グループファンクションというと定義されています．

著者はグループファンクションとは，$\frac{7-4|4-7}{7-4|4-7}$ の臼歯のすべてか，最低でも $\frac{7-5|5-7}{7-5|5-7}$ をこの咬合様式にするべきと考えます．これらの咬合接触によってはじめて咬合が安定するのです．

5 片側性均衡が成り立つようにすること

片側性均衡とは，一般的には全部床義歯学で用いられる用語です．図144に示すように作業側に食塊を置いて咀嚼運動をするとき，非作業側にバランスを求めなくても義歯が安定していることをいいます．

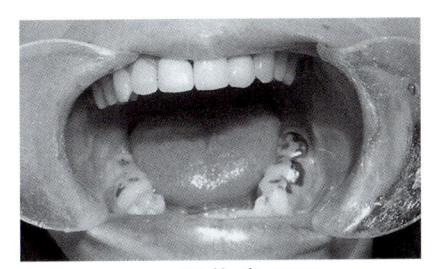

天然歯
前方側方滑走運動を行っても，下顎臼歯の咬合面中央で点状の接触しかしなくなります．

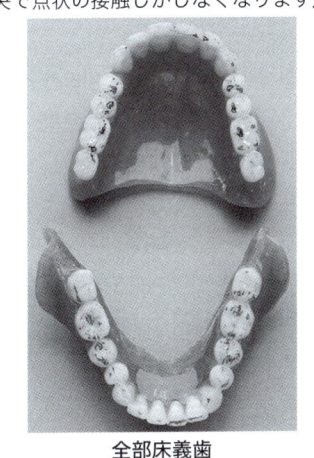

全部床義歯
咬合面中央の点状接触となります．

143 究極のグループファンクション

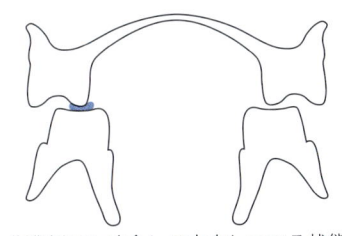

作業側のみ咬合して安定している状態
144 片側性均衡

一方，義歯は咀嚼中には動くものなので，義歯を床下粘膜の安定した位置に落ち着かせるには，図145のように左右側の臼歯の咬合をもって安定させようとする考えがあります．これがバランスドオクルージョン（両側性均衡）です．しかしこのバランスドオクルージョンは，食塊を介在しないときの安定にすぎません．食塊を介在させ，破砕したりすりつぶしたりする作業では，作業側のみで完全に安定する片側性均衡が成り立つようにしない限り，義歯は咀嚼運動のたびに動くことになります（Part 17, 6節で詳しく説明します）．

　それでは片側性均衡にするために，咬合面をどのように咬合調整したらよいのかということになります．

片側性均衡にするには，咬合面をどのように調整したらよいか

　その心配はまったく必要ありません．ヒトの咀嚼運動は，片側性均衡が自然に成り立つようになっているのです．図146に示すように咀嚼時に顎は作業側に少しシフトします．すると反対側の非作業側の臼歯は，側方クリステンセン現象によって下方に動きます．

　この状態で左右の上下顎大臼歯の歯間距離はどうなっているでしょうか．非作業側が作業側よりわずかですが大きくなります．

　この動きを顎関節でみると，非作業側の下顎頭は前下方に移動し，作業側の下顎頭は回転と外側へのわずかなシフトです．これがベネット運動とよばれる運動です．咀嚼運動中の非作業側の歯は，この動きのお陰で咬頭干渉から保護されているのです．

　咬合調整では，この動きによって自然に片側性均衡が成り立つようになっています．その方法は側方運動時の咬合接触部のうち，中心咬合位以外を削除していくと，咬合接触は図143や図258, 260に示すように点状の接触しかしなくなります．そして下顎臼歯の咬合面は削合によって水平になっているのです．この咬合面は片側性均衡の成立した状態です．

　咬耗によって平坦化した咬合面とリンガライズドオクルージョンの咬合では，自然に片側性均衡が成り立つ咬合関係となっているのです．

両側性均衡の弊害

　両側性均衡とは，この現象を無視した咬合なのです．

　とくに有歯顎では，その弊害は重大です．弊害として発生する疾患は咬合性外傷です．Column（p.91）に「ナソロジーのあれこれ」と題して，両側性均衡が有歯顎に用いられた経緯について記載しています．

　本章で説明したリンガライズドオクルージョンとグループファンクションの咬合様式にすると，そのまま片側性均衡が成り立つことになります．そしてこの咬合様式は天然歯列においてもまったく同じように成り立つのです．

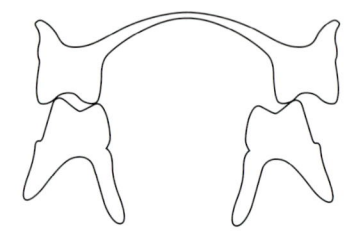

作業側，非作業側ともに咬合斜面に接触して安定をはかるもの．

145 両側性均衡

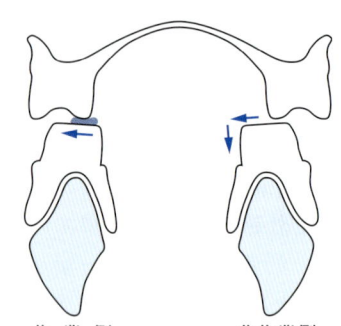

咀嚼運動中の顎は，わずかに作業側にシフトします．すると反対側の非作業側の臼歯部は，側方クリステンセン現象によって下方に降下します．

146 側方クリステンセン現象

Summary

歯科治療で最もむずかしいものとは

　理想的な咬合関係を追求して，5つの項目について説明しました．これらの項目はすべての症例に適用できると考えています．

　参考書などを拝見すると，有歯顎と無歯顎とで，また無歯顎でも顎堤の状態によって咬合様式や咬合彎曲の程度まで変える扱いがなされています．これはよく考えるとおかしなことです．部分的に歯のない場合は，どのように考えればよいのでしょうか．全部床義歯と有歯顎とで異なる咬合様式をとらせることになんの意味があるのでしょう．

　有歯顎，無歯顎を問わず，全臼歯で咬合圧が同一になるようにバランスをとることによって咬合の安定がはかられるのです．そして前述した5つの咬合関係を構築することによって安定した咀嚼ができるのです．

　ところで元医科歯科大学教授　林 都志夫先生による全部床義歯作製の講演記事に，こんなことが書かれていました．

　「私は特別の場合を除いて，全部床義歯作製にはフェイスボウを使わず，ゴシックアーチ記録も行いません．
　咬合器はせいぜい半調節式というより，ほとんどギージーの平均値咬合器であるジンプレックス OU を使っています（途中略）．
　蝋義歯の試適までは素直に咬合していたものが，レジン義歯になったとたん，思いもよらぬ咬み方をする人があります．
　これを事前に予知することが補綴学でしょうが，私の技術と頭ではなかなかそこまで達していないようです．
　そこで私は無歯顎者の咬合不信論者になっております．そのため人工歯はレジン歯を使っております．それは咬合の狂いは，削合や逆にレジンを添加することで咬合調製ができるからです．そして咬合が安定したら，レジン歯を金属カプスで置き換えます．
　全部床義歯は，できあがって装着した瞬間の患者さんの装着感が，義歯の予後を左右します．そして装着感を決定するすべての要素は咬合にあります」とのことでした．

　この道の泰斗でいらした林先生ですら，このように悩んでおられたのです．

　全部床義歯とその咬合のむずかしさは，全部床義歯に限らず治療の原点である咬合高径を決定することにあります．それは計測するのになんの指標もなく，個人差の大きい顎位を決定しなければならないところにあるのです．

　この難問が，今日にいたっても未解決のまま存在しているのです．

　そして厄介なことは，咬合高径の診査と決定は，歯科治療を始めるにあたり最初に通過しなければならない関門であり，途中で変更することのできない顎位なのです．

Clinical hint
歯根破折を起こしにくいコア形態

図147 に 6| の近心根の破折したエックス線写真を示します．歯根破折にみられる骨破壊像は，破折直後のエックス線写真では出現しません．いろいろな条件にもよりますが，ある程度の時間経過が必要です．

歯根破折は金属のコアを装着すると，たまにみられる症状です．とくにブリッジの支台歯で，これが起こると困ってしまいます．歯根破折の大きな原因は，本文にも記載しましたが咬合面傾斜角度にあります．したがって傾斜角度を有する補綴歯を構築する限り，破折の危険性はつきまといます．

咬合面形態を，著者の提案するリンガライズドオクルージョンの様式にすると破折の危険性はかなり減ります．しかしそれでもゼロにすることはできません．

その理由は，メタルコアの形態にあります．

図148 に示すように，メタルコアのポストは，一般的には先に行くほど細くなるテーパー状をしています．これが破折を起こす原因です．とくに古い根尖病巣が存在する歯を治療し，ここにコアを形成しようとします．根管内壁に存在するう蝕を除去すると，健康な根管壁は歯頸部ほど薄くなります．したがってコアのポストはテーパーな形態になります．

このようなポストを装着したら，どんなことが起こるでしょうか．50kg を超えるような咬合圧がポストにかかります．するとポストのテーパー形態が根に対してクサビの作用をするのです．とくにブリッジの支台歯などでこのようなポストが装着されていると，歯根破折を起こしやすくなります．

そこで咬合圧に耐え，破折しにくいコアの形態を示します．破折しにくいコアは，図149 のようにポストを階段状に形成します．こうすると垂直な咬合圧に対し，それぞれリング状の段の部分が，その圧を支えることになり，ポストのクサビ作用がなくなり，破折しにくくなります．

またこのコアの特徴は，垂直壁が存在するので適合性がよく，装着後の脱離も起こりにくくなります．このようなコアとリンガライズドオクルージョンの咬合様式を用いることで，歯根破折はかなり回避されます．

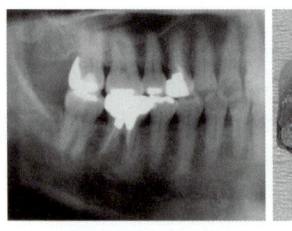

147 6| の歯根破折
左: 6| の近心根に歯根破折の像がみられます．
右: 6| のヘミセクションによって，切除した近心根です．破折が確認されます．

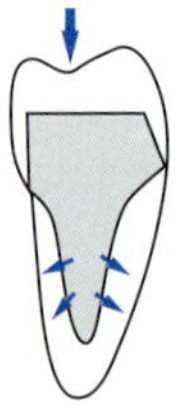

148 先端に行くほど細くなるポストコアは，咬合圧が加わるとクサビ作用となって歯根を破折させます．

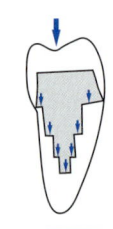

149 ポストコアの形成を階段状にすると，咬合圧を段の部分が支えるので，破折しにくくなります．

Clinical hint
コアはアンレーと考える

歯根破折を起こしにくいポストコアの階段状形態について，前述の Clinical hint で説明しました．一般的にコアに対しては，ポストは接着剤で密閉されること，歯冠部分は歯台形成後に金属でおおわれることから，コアが多少不適合でも問題はない，と考えられているのではないでしょうか．

しかしこれは誤りです．古い感染根管では，根管内壁のう蝕は相当進行しています．これを口先では完全に除去して，ということはできます．しかし完全にいかないのが現実です．完全に除去できないということは，う蝕除去がいい加減でもよい，ということではありません．

もしいい加減で取り残しがあったら，どうなるのでしょうか．残存う蝕は徐々に拡大し，やがてコアの周囲が軟化象牙質となり，コアが浮いた状態になります．こうなると次に起こるのが歯根破折か，コアごと根からの脱離です．

もしこの歯がブリッジの支台歯などの場合は，浮いた状態となり，他方の支台歯がテコの作用でゆすられ，咬合性外傷になります．

はずれないコアをつくるには，コアをアンレーと考えることです．う蝕を完全に除去することは原則ですが，臨床でそれを完遂することは不可能な場合があります．

臨床では，歯頸部の根管内壁がう蝕でボロボロということがよくあります．しかし歯頸部より深い部分に比較的健康歯質が残り，さらに骨植がよいと，なかなか抜歯を進めるわけにいかない場合があります．また患者さんも抜歯に同意してくれないでしょう．

このようなときに，「この歯はいずれだめになるが，もたせるだけもたせてみましょう」という話で治療する場合があります．そこでみえる範囲で，できるだけう蝕を除去します．そしてコア形成になりますが，ここに階段状にポストを形成する意義があります．

一般的に根管のう蝕は，歯頸部に近いほど内壁深く進行しています．しかし根尖に近くなると，う蝕の内壁への侵入は少なくなります．そこでポストを形成するときポストの尖端に近い部分では，う蝕を完全に除去した形成ができるのです．また階段状のポストコアは，根管内への適合が非常によいのです．このようなコアは，合着してもセメントラインのみえない状態にすることができます．適合のよいコアは，コアの脱離の危険性がきわめて低くなります．

Part 14
正常なかみ合わせの要件

咬合面傾斜角度の大きな歯列では，一般的に歯周疾患に罹患しやすく，失う歯も多くなります．しかしこのような歯列を有していながら，咬合性外傷からまぬがれて健全に機能している方がいます．本章では，その理由について解説します．したがって歯科医師，技工士，衛生士の方々に理解していただきたい内容です．

図150に咬合面傾斜角度を有する歯列で，重症の歯周疾患に罹患した患者さんの模型とパノラマエックス線写真を示します．このような患者さんでは咬合面の傾斜角度の影響から側方ベクトルが発生し，これが歯をゆする力となり，咬合性外傷を発症し歯周疾患に移行していきます．

症例は44歳の男性です．ここ10年来の歯周疾患で，大学病院で外科的手術を何度も受けたそうです．現時点では歯肉からの排膿はありません．しかし手術後しばらくすると，また歯肉の腫れや排膿がみられるようになるとのことでした．硬いものがまったくかめないと訴えています．

全歯にわたって1～2度の動揺がみられ，エックス線写真では全歯で歯根の1/2程度の骨吸収がみられます．ただ口腔衛生管理がよく行われているので，この時点での骨破壊は落ち着いているようです．

模型による咬合診査では，かみ合わせの狂いはなさそうにみえます．しかし口腔内から観察すると，左右の上顎臼歯舌側咬頭と下顎臼歯咬合面との緊密な咬合はしていません．咬合様式としてはバッカライズドオクルージョンですが，その咬合も各部位によって咬合接触圧が一定ではありません．ここに歯周疾患に罹患する原因があります．

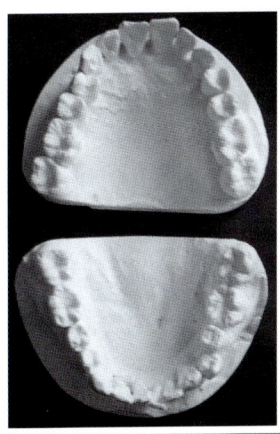

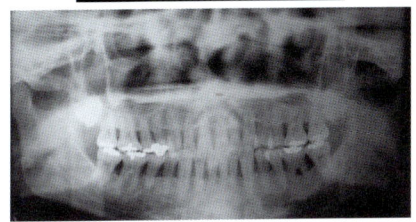

10年来の歯周疾患で，手術後しばらくはよいのですが，その後，排膿や歯肉の腫れをきたすようになり，硬いものが食べられないそうです．

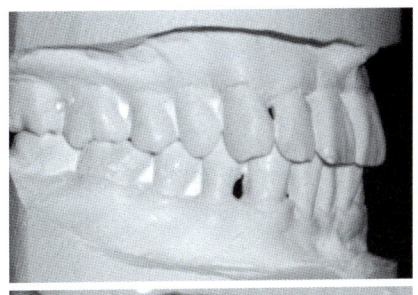

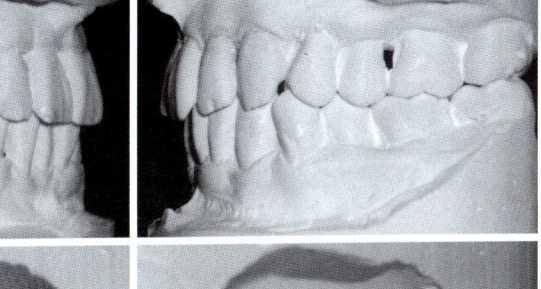

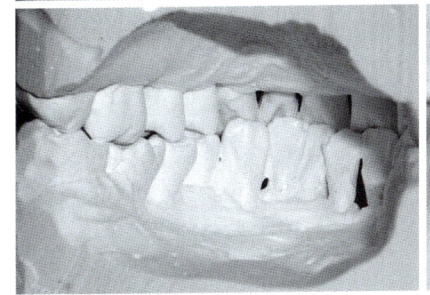

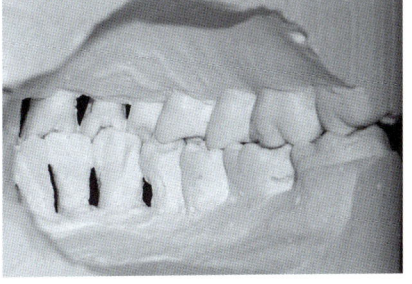

咬合状態は，外側からは問題ないようにみえます．しかし口腔内からみると，上顎の舌側咬頭と下顎咬合面との咬合接触が甘く，不完全です．ここに歯周疾患に罹患する原因があります．

150 症例：44歳，男性

大きな咬合面傾斜角度をもちながら，歯周疾患に罹患しない患者さん

　大きな咬合面傾斜角度をもつ歯列でありながら，まったく歯周疾患に罹患していない患者さんに出会うことができました．その患者さんの模型とパノラマエックス線写真を図151に示します．

　症例は62歳の女性です．患者さんの口腔内には，かなりの金属性の歯冠修復物が装着されています．しかしパノラマエックス線写真でもわかるように，歯周疾患の所見がみられません．

　なぜ咬合性外傷や歯周疾患がみられないのでしょうか．

　この方はごく普通の主婦です．とくにブラッシングを熱心に行ったり，特別な治療を行っているわけではありません．しかし歯肉は健全で，なんの問題もありません．

　咬合状態を口腔内からみると，先の歯周疾患の患者さんと異なり，上顎臼歯の舌側咬頭が下顎咬合面にしっかり咬合していることがわかります．

　図152に第二大臼歯部から第一小臼歯までの咬合状態を，前額断として模型を連続切断したものを示します．これをみると小大臼歯を問わず，上顎の舌側咬頭が下顎臼歯の咬合面中央に咬合していることが確認されます．

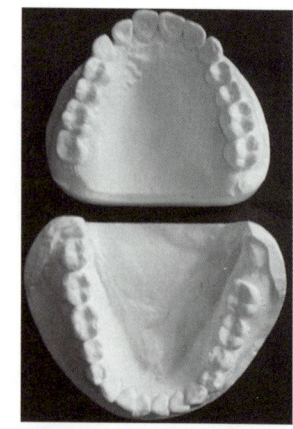

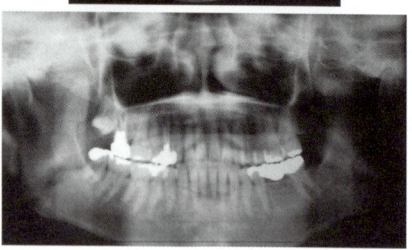

臼歯はほとんど治療されています．しかしパノラマエックス線写真からは，歯周疾患の所見はみられません．

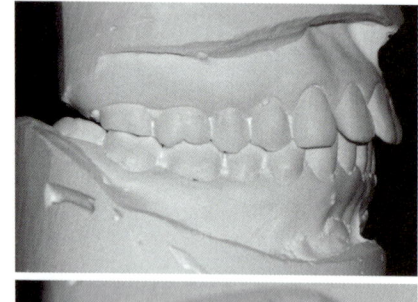

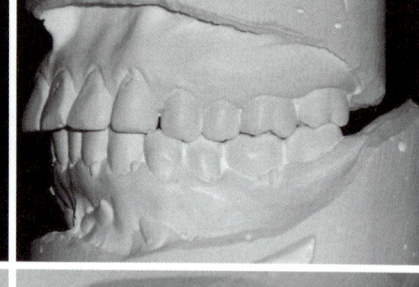

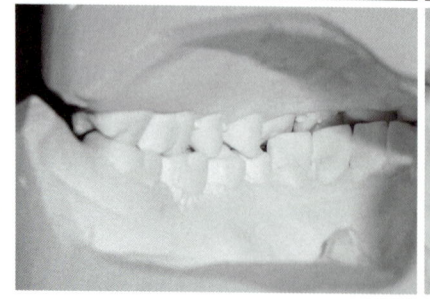

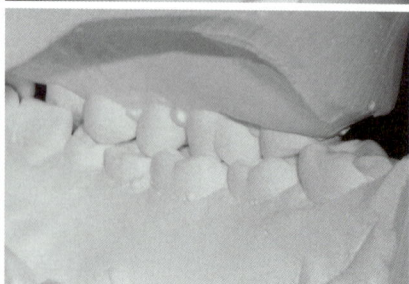

左右の臼歯咬合は緊密で，上顎臼歯の舌側咬頭が下顎臼歯の咬合面中央に咬合しています．

151 症例：62歳，女性

　また図153に，初めに記した歯周疾患の患者さんの模型を，同じように切断したものを示します．模型からも咬合接触が曖昧なことがわかります．このことから歯周疾患に罹患しない最大の理由は，この咬合にあると考えることができます．

　歯周疾患に罹患していない患者さんの上顎臼歯舌側咬頭は，下顎歯の咬合面中央にしっかり咬合しています．そして上顎臼歯の咬合面中央には下顎歯の咬頭が入り込んでいるものの，咬合はそれほど緊密ではありません．この咬合様式はリンガライズドオクルージョンの咬合にほかなりません．

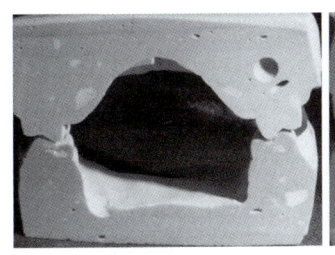

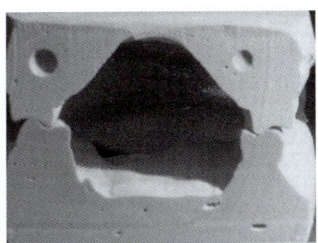

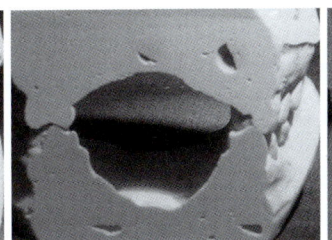

$\frac{7|7}{7|7}$ の断面写真　　$\frac{6|6}{6|6}$ の断面写真　　$\frac{5|5}{5|5}$ の断面写真　　$\frac{4|4}{4|4}$ の断面写真

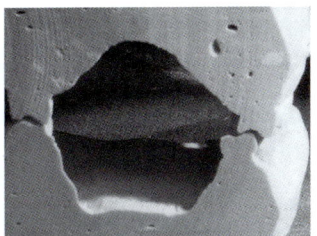

152 62歳，女性：模型の各切断面

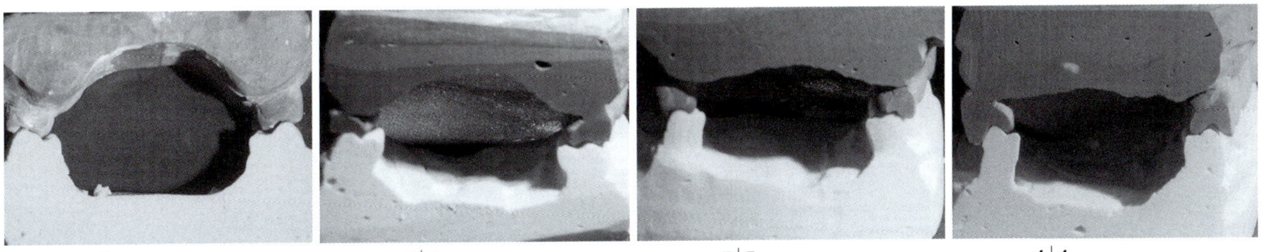

$\frac{7|7}{7|7}$ の断面写真　　$\frac{6|6}{6|6}$ の断面写真　　$\frac{5|5}{5|5}$ の断面写真　　$\frac{4|4}{4|4}$ の断面写真

153 44歳，男性：模型の各切断面

　この事実の教えるところは，咬合面傾斜角度を有する歯であっても，上顎歯の舌側咬頭が下顎歯の咬合面にしっかり咬合していれば，咬合性外傷に罹患する確立が低くなる，ということです．

　しかしその咬合調整は咬合面傾斜角度を有する歯では，非常にむずかしいものになります．わずかな削合の違いが咬合の狂いとなります．

側方ベクトルの発生は，咬合性外傷につながる

　技工士さんたちは，歯冠修復物のワックスアップをするとき，どうしても裂溝を深く，傾斜角度の強い咬合面をつくるようになります．それは一見，見栄えがよいことと技工操作が容易だからです．

　これが災いして**図154**に示すように，上顎歯の舌側咬頭が下顎歯の咬合面に咬合しなかったり，上下顎歯の咬頭が互いに斜面の途中に咬合したりします．ここに問題があるのです．

　下顎歯や上顎歯の咬合面に硬い食片が介在し，これを破砕しようとすると，咬合力の作用点は斜面の途中になり，必ず側方ベクトルが発生するのです．そして，これまで説明したように咬合性外傷へとつながるのです．

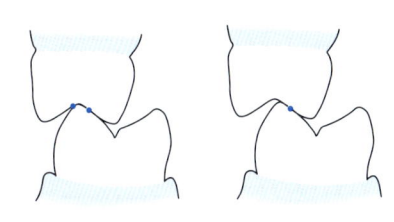

154 このような咬合を示す技工物によって咬合性外傷が発症します．

Summary

正常咬合の大切な要件とは

　成書で咬合について開くと，咬合要件として次のような記載があります．
　① 咬頭嵌合位が適正な顎位であること．
　② 咬頭嵌合位において安定した咬合接触が存在すること．このためには臼歯部において可能な限り多数の歯が，多数点で対合歯と同時接触すること．
　③ 滑走運動時には，適正な歯のガイドをもっていること．歯のガイドによる顎運動の誘導方向が顆頭運動と協調できるものであって，全運動軸の逆回転現象など，顎口腔系にとって不都合な状態が生じないこと．
　④ 顎運動を誘導する歯のガイドは，前方運動に際しては前歯部，また側方運動に際しては，作業側の犬歯や小臼歯の咬合接触によって誘導されることが好ましく，最後臼歯だけの接触や平衡側だけの接触は顎機能障害の原因となる危険性が高い．
　この①〜④の咬合要件とは，すなわち正常な咬合としての具備すべき要件ということにもなります．
　もしそうだとするなら，かなり曖昧な記載が多いのではないでしょうか．まず「適正な」とか「可能な限り」とは正確さに欠けるのです．これでは正しい咬合を明確に構築することができません．
　また顎運動を誘導するガイドとは，オープンバイトやディープバイトの患者さんではどうするのでしょう．これらの患者さんでは前方や側方のガイドをつくれないのです

　著者の提唱する咀嚼運動の理論では，側方滑走のガイドはまったく必要としません．そして前歯ガイドも必要ありません．
　Part 13 の Summary で説明したように，林先生が全部床義歯を作製されるとき，フェイスボウの計測すら行っていません．それでもなんの問題もなく，義歯は咀嚼機能を行っているのです．

　おそらくほとんどの歯科医師は，左記の③と④の要件をみたすような診査や測定は行っていないのではないでしょうか．
　著者も過去に，成書にあるような咬合接触点を上下顎歯で構築しようと試みたことがあります．しかし現実にはできませんでした．したがって咬頭嵌合位における咬合は，かなりアバウトな状態で構築されることになります．ここに咬合病の入り込む余地があるのです．

　咬耗のみられない30度前後の咬合斜面を有する歯で，安定した咬合を得るための要件，すなわち正常咬合を構築するための最も大切な要件とは，どのような要件になるのでしょうか．
　その要件はただ1点です．

正常咬合の大切な要件とは

　正常咬合とは，「臼歯部において，上顎臼歯すべての舌側咬頭を，下顎臼歯の咬合面中央に，すべて同じ咬合圧で咬合させること」です．
　正常な咬合であるか否かは，この1点にかかっています．これがリンガライズドオクルージョンなのです．決して下顎歯の頬側咬頭を，上顎歯の咬合面に咬合させること（バッカライズドオクルージョン）ではありません．
　その咬合を実現させるためには，技工物の作製段階で，上顎歯では補綴物の舌側咬頭を，下顎歯では咬合面中央の接触部を，少し高めにしておくのがポイントです．そして装着時に口腔内で必ず削合調整を行い，リンガライズドオクルージョンとして咬合を整えることによって，完全な咬合関係を構築することができます．
　装着時に咬合調整をしなくてもよいということは，咬合していないのです．咬合器上だけではリンガライズドオクルージョンをつくることはできません．必ず口腔内での調整が必要です．
　正常咬合の具体的な基準に関しては，Part 17 で詳しく説明します．

Part 15
かみ合わせの確立と安定

1本のう蝕をインレーによって治療した患者さん,また全顎にわたり治療の完了した患者さん,これらの患者さんが安定した咬合を長期にわたり維持するには,なにが大切かを考えてみたいと思います.本章で説明する事項は,著者の考える咬合理論の前段となる重要な内容になります.

ここで述べる各項目は,リンガライズドオクルージョンとグループファンクションの咬合様式が成立していることを前提としています.

本章は,歯科医師や技工士,そして衛生士の受け持つ分野にかかわっています.したがってデンタルスタッフ全員で理解していただきたい内容です.

1 オーバージェットやオープンバイトは咬合異常ではない

図155に典型的なオーバージェットの症例を示します.

症例は48歳の女性です.このようなオーバージェットは,永久歯が萌出し始めたころから呈していたと思われます.しかしそのために顎関節に異常をきたしたり,歯を喪失しているわけではありません.

模型は,臼歯部をリンガライズドオクルージョンとグループファンクションの様式で治療したものを示しています.これでも日常生活にはなんら支障がありません.

咬合高径や咬合の安定には,前歯は関与しない

この事実の意味することは,咬合高径や咬合の安定,そして咀嚼機能には,前歯は関与していないということです.

確かにオープンバイトや反対咬合の患者さんの発音には,独特の特徴があります.しかしそれは会話という機能であって咀嚼機能ではないのです.

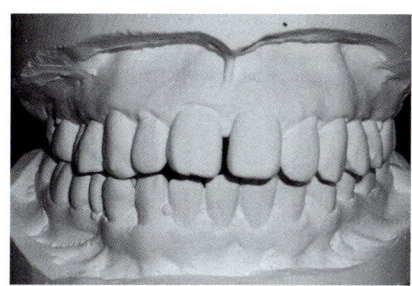

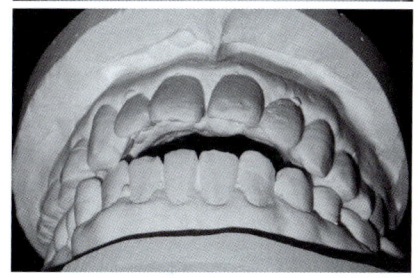

極端なオーバージェットを呈しています.

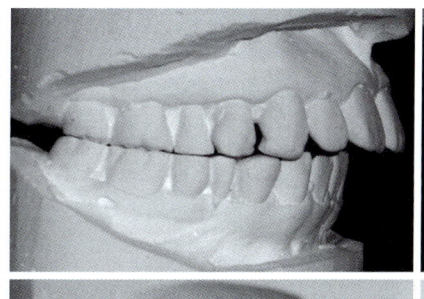

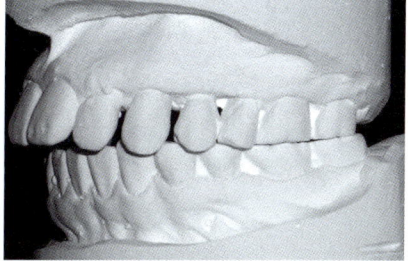

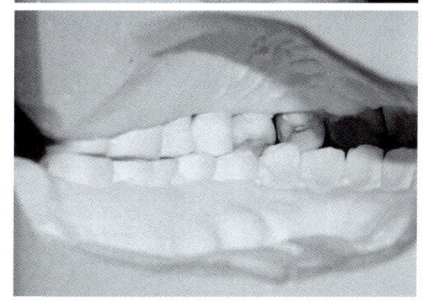

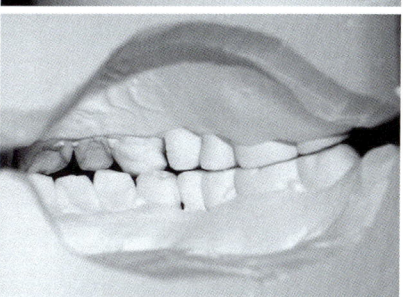

$\frac{7-4}{7-4}|\frac{4-7}{4-7}$ の咬合によって,咀嚼機能に支障はありません.

155 症例:48歳,女性

また発音も異常というほどではなく，正常な範囲内にあります．

咬合高径の確立や咬合の安定にとって，真に関与しているのは臼歯部の咬合である

　下顎前突症で，外科的矯正による下顎後退術を受ける患者さんがあります．この患者さんの治療目的はなんでしょうか．咬合異常でしょうか．

　もし咬合異常だとしたら，それに原因する疾患の発症がみられるのでしょうか．

　ほとんどの方は，先に提示したオーバージェットの患者さんのように，なんの異常もみられないのです．ただ会話に不都合を感じていることがあるかも知れません．しかしその理由だけで手術に踏み切っているのではないのです．

　それより大きな理由は容貌的な問題です．そして皮肉にも手術後の咬合の狂いから顎関節症を併発する患者さんがあるのです．

　ここから得られる結論は，咬合高径の確立や咬合の安定にとって，真に関与しているのは臼歯部の咬合にあるということです．

咬合の安定には，両側臼歯の咬合が必要である

　症例は 61 歳の男性です．主訴は食事ができないということです．

　図 156 に示す写真をみてください．右側臼歯は，鋏状咬合を呈しています．治療は鋏状咬合のままで金属冠が装着されています．

　$\overline{7\ 6\ 5｜}$ は咬合性外傷で動揺がみられます．この患者さんの咬合異常は，右側のセントリックストップの欠如です．

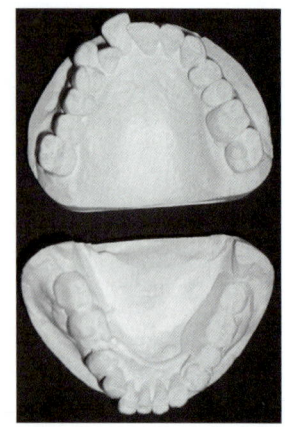

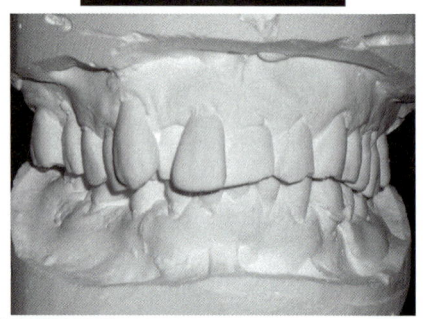

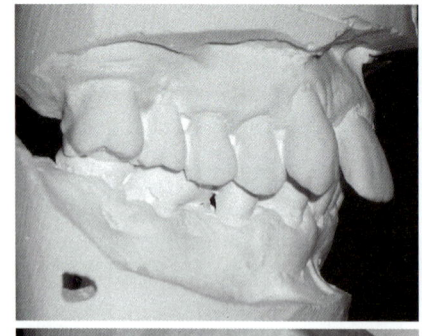

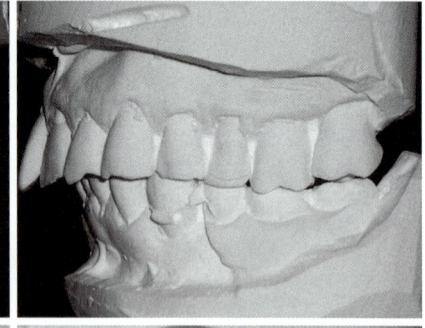

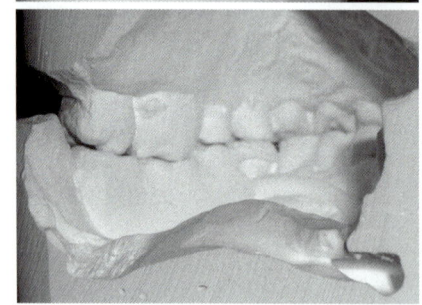

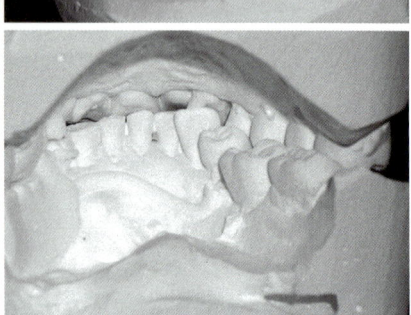

主訴は食事ができないとのことです．
$\frac{7\ 6\ 5｜}{7\ 6\ 5｜}$ は鋏状咬合をしています．

156 症例：61 歳，男性

治療の完了した模型を図157に示します．

右側臼歯が鋏状咬合であったものが，咬合接触ができるように変わっています．このように咬合接触ができる咬合面に変えると，咀嚼ができるようになります．左右側でセントリックストップ，すなわち咬合高径の安定をはかることができます．そして咀嚼ができるようになるのです．患者さんの表現を借りると，「怖いくらいかめるようになった」というほど咬合は安定し，咀嚼の満足感が得られるのです．

これらの患者さんから教えられることは，「**咬合の確立と安定には前歯は関与しないが，両側臼歯の咬合が必要である**」ということです．

さらに上下顎臼歯の咬合は，咬頭嵌合による咬合をしなくてもよいということです．下顎臼歯の咬合面を平坦にし，その咬合面のどこかに上顎臼歯の舌側咬頭を咬合させることでセントリックストップが成立します．このことによって咬合高径と咬合の安定が達成できるのです．

2 前歯は咀嚼運動や咬合の安定に関与しない

図158に犬歯の萌出するころの時期を示します．これによると犬歯は第二小臼歯とあい前後して萌出してきます．そしてその完了によって第二大臼歯を除いて第一大臼歯までの永久歯列が完成する時期になります．

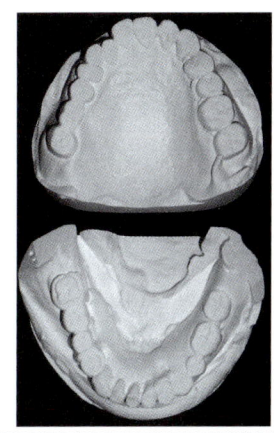

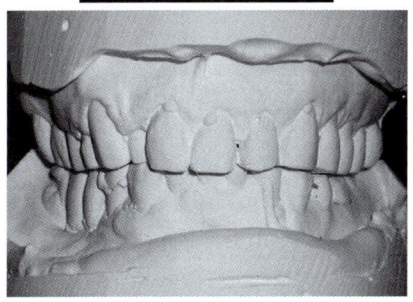

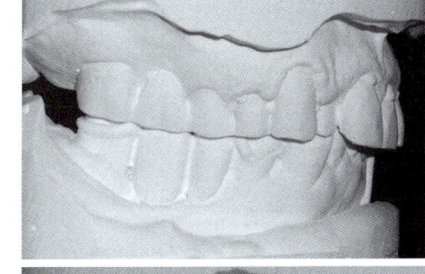

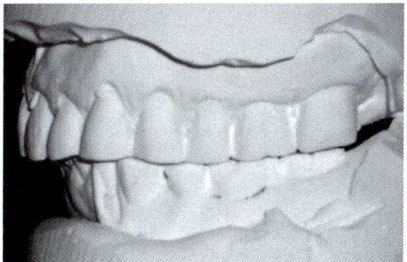

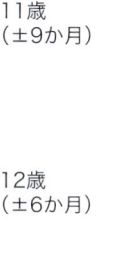

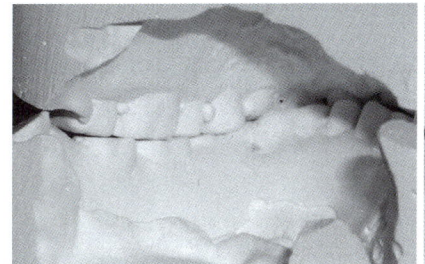

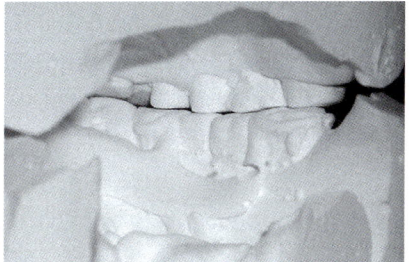

158 歯の交換時期（Ash, M. M.：Wheeler's dental anatomy physiology and occlusion 6th ed. より）

11歳（±9か月）
12歳（±6か月）

157 治療は7 6 5| の舌側方向への歯冠形態の修正，|7 6 5 の頬側方向への歯冠形態の修正によって右側のセントリックストップの回復をはかりました．この治療によって咬合高径の確立と咬合の安定を得ました．

このことはなにを意味しているのでしょうか．

上下顎犬歯が永久歯群のなかで晩期に萌出するということは，この歯は咬合高径や咬合の安定，さらに咀嚼運動などに関与しないことを物語っているのです．

犬歯は，ゆっくり萌出する

もし犬歯が犬歯誘導として真に咀嚼運動に重要な役割を担うのであれば，

第一大臼歯のように早期に萌出し，第一大臼歯とともに咬合を構成する立場から確たる位置を確保しないと，その機能をはたすことができません．しかし現実はかなりゆっくりと萌出してきます．そのため萌出のスペースがなく八重歯になるケースも珍しくありません．

「犬歯を含めた前歯は，咬合高径や咬合の構成と安定にとって，なんの役割も担っていない」ということです．

このことは全部床義歯を含めたすべての症例にもあてはまることです．全部床義歯を真に安定させようとするなら，前歯を咬合から外すことです．すなわち前後左右の側方滑走運動において，前歯の接触を完全に除去することによって義歯は安定します．

3 咬合高径の確立は顎骨と咀嚼筋の発育バランスによる

6歳で第一大臼歯が萌出し咬合高径の確立に関与することは，Part 2，2節で説明しました．しかしその後，顎は成長し第二大臼歯も萌出してきます．成人になるころの咬合高径は，どのような要因によって最終的に確立がはかられるのでしょうか．

その回答を求めるために，咬合高径を決定する因子を考えてみましょう．まず次の2つの因子が浮かびます．

第1の因子は，上下顎臼歯の歯槽上に萌出している歯冠の長さ．

第2の因子は，上下顎臼歯が咬合するための下顎枝の長さ．

ここでいう下顎枝の長さとは，図159に示すように下顎頭の頭頂から下顎下縁までの距離とします．

この2つの因子のバランスがとれると，下顎頭が下顎窩内の安定した中心位となり，上下顎歯は正常な咬頭嵌合位を獲得することになります．そして上下顎歯の中間に咬合平面が存在します．

しかしこれらの関係が，いつも遺伝的に完全にバランスがとれて，発育しているとはいえないのではないでしょうか．

もし大きな歯槽骨と長い歯冠の遺伝形質を有すると，どうなるのか

このような患者さんでは，図160のパノラマエックス線写真に示すように下顎枝は長くなり，頸部も長い形態を示すでしょう．

そこで考えられることは，正常な咬合で安定した顎関節を構成するために，下顎枝が調節機能をはたしていると考えられます．すなわち正常な中心位を得るための調節機能として，関節突起の頸部や下顎頭が長くなるものと考えられます．

しかしそれだけでは正常な咬合と中心位を確保することはむずかしいことがわかります．なぜならここに咀嚼筋の発育（筋長）とその収縮力が関与しているからです．これらの発育のバランスがとれたところに正常な咬合と中心位が存在することになります．

すなわち咀嚼筋の発育（筋長）と大きな収縮力，これと顎骨の発育や歯の萌出とのバランスのとれたところに下顎枝の長さが落ち着くことになります．

咀嚼筋と咬合のバランスがはかられながら，下顎枝が調節機能として発育すると，どんな形状になるのでしょうか．その形状は，下顎頭や頸部が

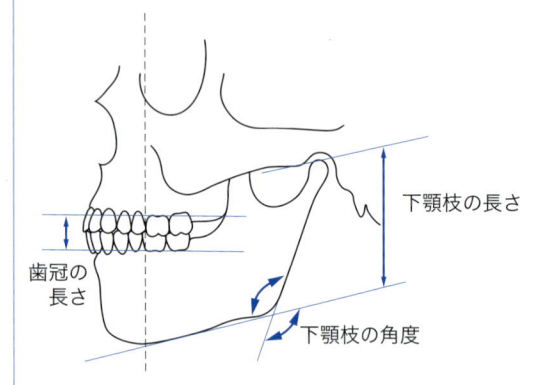

159 咬合高径の決定に関与する因子として，上下顎臼歯の歯冠長，下顎枝の長さが考えられます．

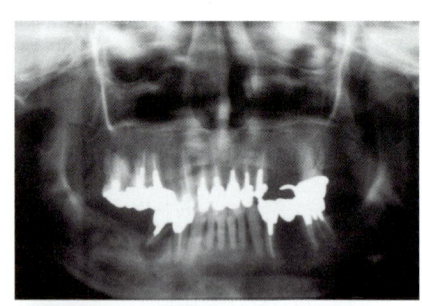

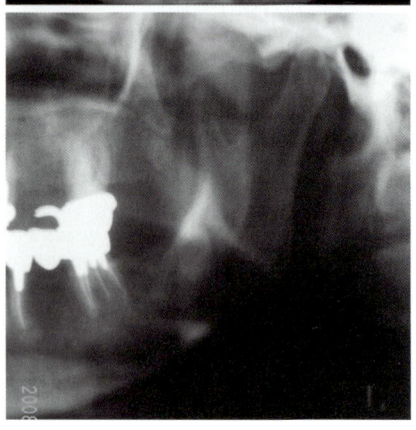

160 大きな歯槽突起と長い歯冠の咬合で，正常な顎関節を構成するため，下顎枝が調整機能をはたしていると考えられます．そこで正常な中心位を得るための調節機能として，下顎頭や頸部が長くなるものと考えられます．

長くなったり短くなったり，また頸部が後方に傾いたり，下顎角が鈍化した形状を示すことになると考えられます．また下顎頭や下顎枝の形態にも変化がみられるでしょう．

　図161，162に示すパノラマエックス線写真をみると，下顎頭の形態，頸部の長さ，下顎枝の長さなどに個人差が大きくみられます．図161の3例は，下顎頭や関節突起頸部の長い症例です．次いで図162は反対に下顎頭や関節突起頸部が短い症例や後屈した症例を示します．これらの症例は，咬合の確立と中心位の確保には遺伝による情報だけでなく，上記した発育のバランスの関与を物語っているように考えさせられます．

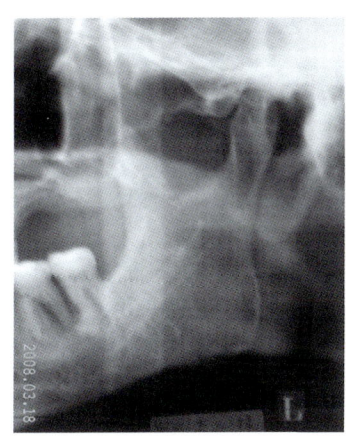

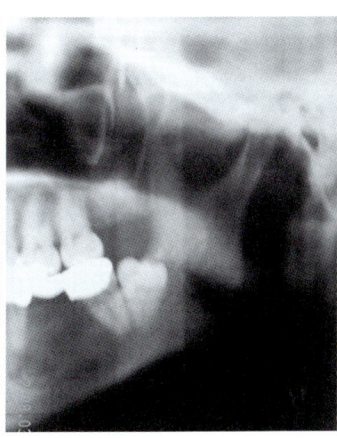

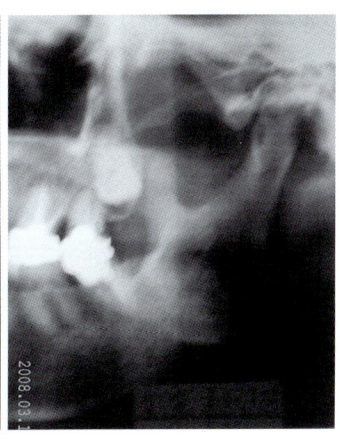

161 下顎頭ならびに関節突起頸部の長い症例

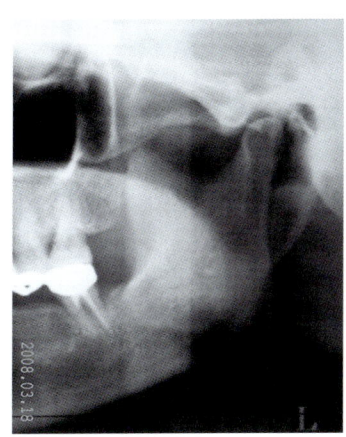

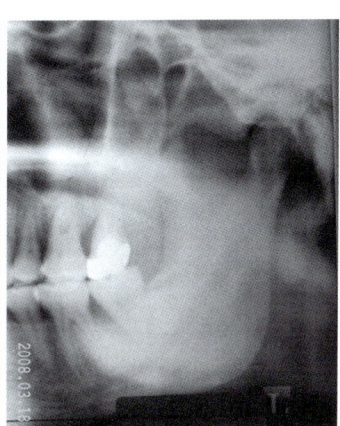

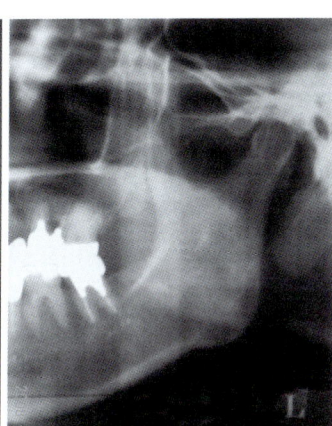

162 下顎頭ならびに関節突起頸部の短い症例

　これまでをまとめると「咬合高径の確立には，歯冠の長さ，萌出の程度，歯槽堤の発育(高さ)，下顎枝の長さと角度，そして咬筋や内側翼突筋などの咀嚼筋の発育(筋長)と収縮力，これらの因子が関与する．そしてそれぞれの因子が発育上最もバランスのとれたところに中心咬合位の咬合高径が落ち着く」ことになるのです．

　そこで決定された高径は生涯にわたって維持されることになります．な

ぜなら顎の発育は止まり，咀嚼筋の筋長と咬合力が，その位置において最も安定しているからです．

さらにこれらの内で，咬合高径の確立に最も重要な因子は，「咀嚼筋の発育（筋長）と下顎枝の長さ」でしょう．このバランスが最終の咬合高径を決定する最も大きな因子と考えられるのです．

なぜなら歯は萌出や挺出，歯槽骨はそれに追従する調節機能を有しています．したがって上記の咀嚼筋と下顎枝の長さで決定する咬合高径に咬合が落ち着くことになります

Column　人体の成長発育と諸器官の機能

人は生まれてのち，というより胎児のころから成人にいたるまで肉体的精神的な発育と発達をつづけます．骨格系が関与する器官のなかで最も複雑な機能を有するのは口腔であろうと考えられます．

たとえば下腿の骨を考えてみましょう．足の多数の関節は屈曲するためのものです．それは足で大地を踏んで歩行機能を行うためです．手の指の関節も物を掴む機能のために曲げたり伸ばしたりします．これらの機能の対象は体とは異なる物体です．

ところが顎骨のうち下顎骨は，関節によって回転運動を行いますが，下顎の歯は，上顎骨というまったく異なる骨から萌出する歯と，咬合というきわめて緻密な嵌合関係を構築しなければなりません．さらに咀嚼という複雑な運動によって，生命維持に必要なエネルギーを得るための摂食を行わなければならないのです．

すなわちほかの骨格系の骨とは異なり一段階複雑な調節過程を経て，咀嚼機能が行われるように形成されているのです．このような複雑な機能を有している器官は，口腔をおいてほかにはないように思います．複雑な器官であるがゆえに，著者は成長発育の過程で微妙なバランスの崩れが起こることがあると考えています．

その1つとして，咬合高径の確立に絡んで日ごろ感じていることがあります．

それは顎骨の発育や歯の萌出にあたって，Part 15，3節で説明したように，「咬合高径と咬合関係のバランスがうまくとれていない」と思う患者さんに遭遇することがあります．

なぜこのような咬合になり，その結果として顎関節症を発症するようになったかを考えると，顎骨の発育と咬合のアンバランスに由来した，と考える以外に理由が思いあたらないのです．

一般に若年者にみられる顎関節症は，おもに第二大臼歯や第三大臼歯などの萌出に伴う一過性の咬合の狂いに原因しています．同じように咬合の狂いが原因で起こるのが歯列矯正治療の患者さんにみられる顎関節症です．このような若年者の治療は，極端な話，放置しておいても症状は軽減します．それはこれまでも説明したように，咬合面傾斜角度によって咬合が修正されるからです．

しかし上述した発育過程でバランスを崩したと思われる患者さんの顎関節症は，難治性の場合があります．

ローリッツェンは中心位と咬頭嵌合位のずれを分類し，中心位と嵌合位が一致しているものを TIOP，嵌合位が中心位より前方にあるものを MIOP，斜め前方にあるものを LIOP と分類しました．

しかしここに疑問が生じます．

第1に，なぜこのような中心位と咬頭嵌合位とのあいだにずれが生じるのでしょうか．

第2に，中心位より後方に嵌合位が位置（DIOP？）することはないのでしょうか．

この疑問について，著者は次のように考えています．

第1の疑問の，なぜずれが生じるのかについては，本章，3節で説明したように成長発育の過程において，顎の発育と咬合関係の形成に生じたアンバランスによるものと考えると理解することができます．

若年者では咬頭嵌合が LIOP や MIOP にあるような方をみかけることがあります．

ではこのような咬合を呈する患者さんを，どのように治療するのでしょうか．咬合の専門書では削合調整について記載されています．しかし若年者では，まず何もしないことです．そして自然に正常な咬合に回復するのを待つことです．
　しかし先に述べたように難治性の顎関節症を発症している場合には，スプリントで安静をはかったのちに咬合調整や咬合治療が必要になります．その調整が必要な場合でも歯を削合することは意味のないことです．その方法は，Part 23 の顎関節症治療の項で記載しますが，咬合面に光重合レジンを添加し，咬合の安定をはかることから治療を行います．
　第 2 の疑問の DIOP がなぜないのでしょう．
　この分類が発表されたのが 1974 年です．その時代の咬合学はナソロジー理論が全盛でした．したがってそれを根底にしているため，中心位を下顎最後退位としているのです．そこで DIOP がないのでしょう．臨床では，中心位から咬合すると後方に滑って咬頭嵌合する患者さんを拝見することがあります．

　著者は，このような咬合診査の考え方には賛同できますが，その分類は根本からやり直さなければならないと思っています．なぜなら中心位の設定が誤っているからです．
　咬合の安定や咬合高径の確立に関して，顎骨と咬合の発育に関与する考え方は，いままであまり耳にしないのですが，この機会に一度考えてみてください．またそのような目をもって，顎関節症の患者さんに限らず一般の患者さんの診査と治療にあたってみてください．思いもかけない発見があるかもしれません．

4　咬合の主力は，年齢とともに第一大臼歯から第二大臼歯に移る

　咀嚼運動は，これまでの説明のように，破砕やすりつぶし様運動などを行いますが，相当な咬合力を食塊に加えなければなりません．したがって前歯や小臼歯よりも大臼歯がその主役をなすことは衆目の意見の一致するところです．
　では大臼歯のうちで第一大臼歯と第二大臼歯では，どちらがその主役を担うのでしょうか．両者に差がないと考えるか，いずれかに主役があると考えるかで治療に対する考え方が変わるのです．
　たとえば下顎第二大臼歯を抜去し，そのあとどうするのでしょう．第一大臼歯があるからこのまま放置してもよいとするか，延長ブリッジを装着する，となるでしょう．延長ブリッジを装着するのはなぜか考えてみます．

延長ブリッジを装着するのはなぜか

　この場合，単に上顎第二大臼歯が挺出するから延長ブリッジにするということではないのです．
　図 163 に第一大臼歯が萌出した 6 歳ころの顎の写真を示します．ここに咬筋や側頭筋を図示してみました．6 歳ころには，咬筋のすぐそばに第一大臼歯が存在します．したがってこのころの第一大臼歯は咀嚼や咬合の確立にとって主役を演じています．
　これが図 164 のように第二大臼歯が萌出し顎骨の発育が完了するころには，第一大臼歯はかなり前方になり，第二大臼歯が咬筋に近くなっています．
　さらに咬合力が加わるときには側頭筋が大きく関与します．成人に達した顎をみると，第一大臼歯より第二大臼歯が咬筋や側頭筋の近くに位置しています．したがっていずれの歯が大きな力を発揮できるかといえば，第

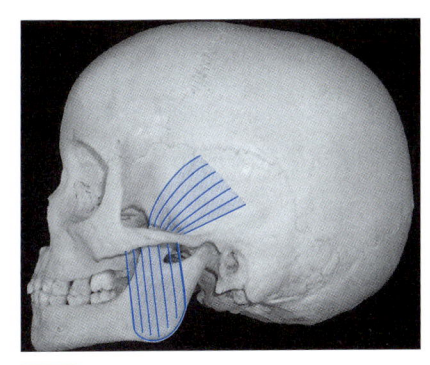

163　第一大臼歯の萌出するころ，咀嚼筋と最も近いのが第一大臼歯です．したがって第一大臼歯は咬合高径の確立や咀嚼の主役となります．

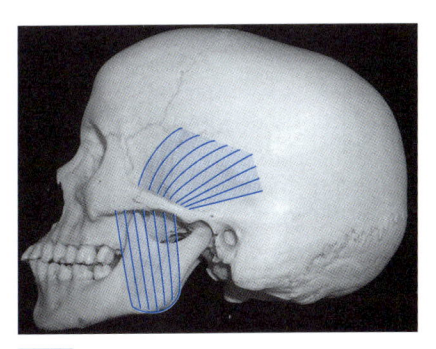

164　第二大臼歯が萌出し，顎骨の発育が完了するころ，主役は第二大臼歯に移ります．最大咬合力を発揮できるのは，第一大臼歯ではなく第二大臼歯になります．

二大臼歯であることは明らかです．

第一大臼歯は早期に萌出し，咬合高径の確立や中心位と中心咬合位の一致，咬合の安定，そして第二大臼歯の萌出までの発育期において咀嚼機能の重要な役割をはたす

　第二大臼歯の萌出によって咬合力は大きくなり，咀嚼効率も上がるようになっています．顎骨も6歳ころと違って大きく変化しています．そうなると咀嚼の主役は，顎の構造力学的に最も理にかなった第二大臼歯に移っていきます．

第二大臼歯の萌出位置こそ咬合力の最も発揮できる位置であり，そこに咀嚼機能の主役の位置がある

　したがって第二大臼歯の欠損補綴として，延長ブリッジなどによる回復には，この咬合力を考慮しなければなりません．

　第二大臼歯欠損の補綴処置としてブリッジを装着する場合に，支台歯として第二小臼歯と第一大臼歯では力学的が不足している場合があります．また延長ブリッジではポンティックの大きさ，とくに近遠心の長さに対する配慮が必要です．

第一小臼歯も支台歯として用いることがある

　高齢の女性，いわゆる骨粗しょう症の患者さんなどでは要注意です．一般的に支台歯は第二小臼歯と第一大臼歯の2本でよいと安易に考えてしまうのは，咬合の安定にとってはきわめて危険です．第一小臼歯も支台歯として用いなければならないこともあります．

5　咬合高径の維持と咬合の安定は $\frac{7-4|4-7}{7-4|4-7}$ で決まる

　本章，1，2節で，前歯は咬合高径の確立と咬合の安定に関与しないことを説明しました．それでは咬合高径の維持と咬合の安定にとって要となるのはどこでしょうか．それは臼歯部ということになります．

　臼歯の治療において，咬合の安定にとって重要な示唆となる経験をしましたので，そのケースを紹介し考えてみたいと思います．

　症例は49歳の女性です．主訴は食事ができないことと，開閉口時に顎関節部の痛みと片頭痛がするとのことでした．

　図165に示す初診時のパノラマエックス線写真でみると，$\overline{7-5|67}$ が欠損しています．このうち $\overline{|5}$ は歯周疾患，$\overline{|8}$ はう蝕が根管内部で広がり保存不可能の状態でした．臼歯には補綴物は装着されていませんでした．

　患者さんは片側頭痛と右側顎関節部の痛みのため，耳鼻科，脳神経外科などを受診していました．患者さんの症状から，コステンの報告にある顎関節症であることは容易に診断できます．

　治療にあたり最初に同欠損部の部分床義歯を装着しました．義歯装着によって顎関節部の痛みと頭痛は消失しました．

　さて $\overline{765|567}$ 欠損の永久補綴をどうするかということになりました．患者さんは義歯をどうしても入れたくないとのことでした．このようなケースはインプラントの適応ですが，これも行いたくないということで，

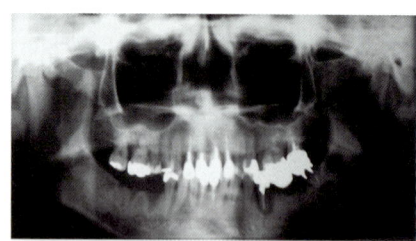

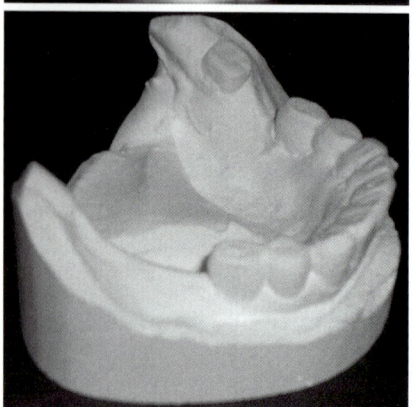

図165　$\overline{4|4}$ の残存で $\overline{5④|④5}$ の延長ブリッジを装着しました．しばらくして患者さんから，夕方になると顎が「がくがく」すると訴えられました．

$\overline{5④+④5}$ のブリッジを考えてみました．

ブリッジを装着するにあたり，著者には一抹の不安がありました．それは $\overline{5+5}$ の歯数で，咬合高径の確立と咬合の安定がはかれるだろうかということでした．

不安はありましたが，患者さんはそれでよいということで，図 165 に示すレジン前装冠のフルブリッジを装着しました．ただし夜間は部分床義歯を装着してもらうことにしました．

しばらくして患者さんが定期検診のため来院したときの話です．患者さんの訴えでは，朝から昼すぎまではいいが，夕方になると頬が寂しく物足りない感じがすること，また夕方になると顎が「がくがく」するようになる．そこで部分床義歯を入れると，邪魔だが顎は安定するとのことでした．

これらのことから次のことを教えられました．

顎の安定，すなわち咬合高径の維持と咬合の安定には，第二小臼歯まででは成り立たない

この患者さんで大事だったのは，パノラマエックス線写真にみられる左側第三大臼歯です．この歯がブリッジの支台歯として利用できたなら，顎ががくがくする症状は，おそらく発生しなかったと思います．残念ながら保存不可能で，まもなく抜歯することになってしまいました．

図 166 に示す写真は $\overline{6⑤+⑤6}$ のブリッジを装着した別の患者さんの症例です．この場合は，左右の第一大臼歯まで回復されています．この患者さんの場合は咬合に関して何の問題もありません．それは両側の第一大臼歯まで咬合が確立しているからです．

多数の症例を経験すると，ほとんどがここで紹介した2例で，咬合高径と咬合の安定に関する問題点がいい表せているように思います．

ここから導かれたのが次の結論です．

咬合高径の確保と咬合の安定には，$\frac{6-4|4-6}{6-4|4-6}$ が必要である

このうち確実に存在しなければならないのが，左右の第一大臼歯部です．なぜ部としたかというと，第一大臼歯が延長ブリッジのポンティックであっても，回復されていればよいという意味から部としました．

左右の第二大臼歯部まで完全に回復されていれば理想ですが，最小限として第一大臼歯部まであれば咬合高径の確保と咬合の安定をはかることができます．

それはなぜでしょうか．

図 167 に模式図で理由を説明します．第一大臼歯部の位置をみてください．モンソンの8インチ球面の中心からカンペル平面に下ろした垂線が咬合平面と交わる点は，スピーの彎曲の最下点となる第二小臼歯と第一大臼歯あたりにあります．

そこで上顎の咬合球面に下顎の球面を接触させて咬合力を加えるとき，球面同士が安定してずれない咬合関係を構築するには，第一大臼歯まであれば安定することになります．このことは Part 6, 2 節で説明しました．

これを別のたとえでいえば，スキーをはいたようなものです．2本のスキー板の靴の位置が第二小臼歯と第一大臼歯部にあたります．この状態でスキーは安定して滑走します．靴の位置がスキー板の最後尾では，スキー

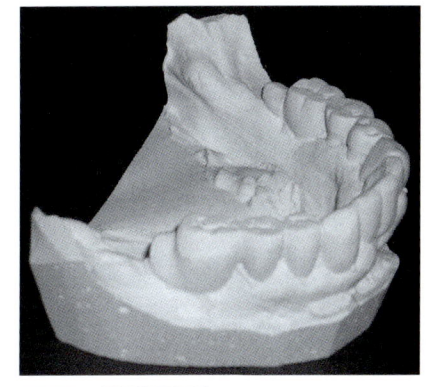

166 $\overline{6⑤+⑤6}$ のブリッジで咬合が安定します．

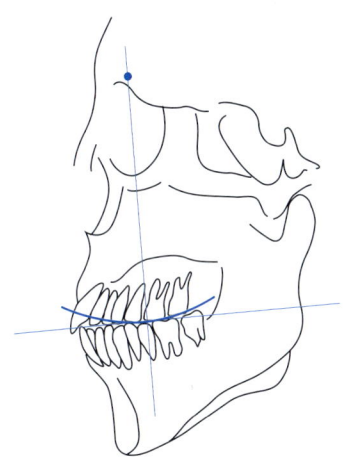

167 モンソン球面の中心から咬合平面に垂直におろした垂線は第二小臼歯と第一大臼歯あたりと交差します．
咬合平面はこの点を最下点とした平面となります．したがってこの最下点を越えて咬合平面が回復されていれば咬合は安定することになります．

は安定しません．

8インチ球面の最下点を越えた前後の位置に咬合接触部があれば，咬合力が加わっても，上下顎の咬合球面は滑ってずれることがない

　このことは咬合高径を確立し，咬合を維持安定させるためにはきわめて大切なことです．

6　咬合の安定は最終咬合接触点の均等な咬合力にある

　前節で咬合の安定をはかるには最低でも第一大臼歯まで必要であることを説明しました．そこで咬合の安定にとってもう1つの因子である上下顎の咬頭対窩の咬合接触関係はどうなっているのでしょうか．この節では，咬合の安定に関与する咬合接触という因子について考えてみたいと思います．

　食塊を破砕する場合，最初は上下顎の歯は食塊を介して離れています．食塊が破砕されて細かくなると，上下顎歯が触れるようになります．ここで考えられることは，食塊を破砕するだけなら，上下顎の歯は緊密に咬合しなくても咀嚼運動ができそうに思われます．したがって上下顎歯の咬合接触に関しては，それほど注意を払わなくてもよいと考えたくなります．

　しかしこれは完全な間違いです．このことを上下顎の全部床義歯で考えてみましょう．

よくかめる義歯とは

　仮に上下顎歯の咬合接触関係が不完全であると，咀嚼をする以前に義歯は安定しないのです．義歯が吸着するには，上下顎歯の完全な咬合接触状態が保たれることが必要なのです．それは義歯のかみ込みによって，義歯の全床下面が同じ咬合圧で粘膜に密着することによって吸着作用が発生するからです．

　義歯を使用して咀嚼するとき，安定をはかるために最初にかみ込みの動作をします．さらによい義歯であれば，破砕運動やすりつぶし様運動とともに義歯はより吸着するようになります．

　これがよくかめる義歯の要件の1つです．そのためには咬合接触が常に安定した位置であることと，すべての咬合接触点が同じ接触圧でなければなりません．

最終咬合接触点が全臼歯において一定していると，咬合力を全臼歯でしっかり受け止めることができる

　このことは天然歯においてもまったく同じことがいえます．破砕運動時には，義歯の場合とは比較にならないほどの大きな咬合力が食塊に加わります．

　食品によっては食塊が突然破砕することがあるでしょう．このときかみ込んだ咬合力は，そのままはずみとなって歯にぶつかります．そのとき最終咬合接触点が全臼歯において一定していると，その咬合力を全臼歯でしっかり受け止めることができるのです．

　いわばこの安心感があってはじめて思い切りかみ込むことができるので

す．もしそれぞれの歯の咬合接触圧が不均等で，ある歯だけが強く咬合しとていると，食塊が破砕したとき加えていた咬合力がすべてその歯に衝撃として加わることになります．そうなるとその歯の受ける衝撃はどれほどでしょう．

衝撃を受けた歯では咬合痛が発生し，一度それを経験すると，それ以後怖くてかみ込みを躊躇するようになります．また歯根膜内の圧受容器からの信号で，これ以上かみ込むと危険であるという信号が伝達し，かみ込みをためらうようになります．そして患者さんからは，よくかめないという返事が返ってくることになります．

すべての臼歯で最終咬合接触点が均等に存在し，いずれの点においても咬合圧が同じで，力の方向が歯軸方向であることが大切

咬合接触点の調整については Part 20，咬合調整の項で詳しく説明します．

7 咬合の長期安定は対合する歯の材質によって左右される

咬合が確立したあと，長期間にわたり安定維持をつづけるためには，なにが必要でしょうか．

大きな鍵を握っているのが歯冠修復材の材質

たとえば陶材冠に対合する歯を金属冠によって修復したら，どんなことが起こるのでしょうか．

「陶材と金属冠の咬合は，砥石の上に置かれた包丁」のような関係になります．咀嚼のたびに金属冠は陶材の砥石で砥がれたように削れ，その咬耗の速さには驚かされます．陶材と金属とまではいかないにしても，異なる材質の咬合には注意が必要です．

歯は咬合圧に対しわずかに沈下する性質をもっている

歯根と歯槽骨との間には歯根膜腔とよばれる空隙が存在し，歯根と歯槽骨とは結合組織性の線維（シャーピー線維）でつながり，歯は歯槽骨の中につるされた状態になっています．そして歯根膜腔の幅もさまざまです．

したがって歯は咬合圧に対しわずかに沈下する性質をもち，沈下度は個々の歯によって異なります．この沈下の現象は，石膏模型の咬合がしっくりかみ合わないことからうかがい知ることができます．それは印象採得時には歯には圧がかかっていないのに対し，咀嚼時には咬合圧によって，それぞれの歯は顎骨内に沈み込んでいるためです．

最もしずみ込みの少ない歯の咬合ではどんなことが起こるのか

かみ込みのたびに，その歯だけに大きな咬合圧がかかります．そこでその歯は顎骨内への沈下や咬耗により咬合圧を回避することが起こります．

沈下や咬耗によって，その歯にかかる咬合圧がほかの歯と同じになれば，そこで歯に加わる圧は分散されることになり咬合は安定します．

材質の組み合わせによって咬耗が異なる

ところが陶材冠と金属冠のような咬合の場合には，ほかの歯と同じ咬合圧になっても金属冠の咬耗はつづきます．それはこの材質の組み合わせでは咬耗が激しいため，同じ咬合圧になっても咬耗がつづくことになるのです．

そこで陶材冠と金属冠の組み合わせの咬合では，ほかの歯の咬合より低位となります．するとほかの歯の咬合が高くなります．こんどはほかの歯に咬合圧がかかるようになり，やがて咬合のバランスが崩れ，咬合破壊に陥るのです．

　これを回避するには，このような材質の組み合わせをやめるか，装着した場合には，定期的な経過観察による咬合の診査と調整が必要になります．

　同じような関係はハイブリッドレジン冠を装着したときにもみられる現象です．今度はレジンがエナメル質よりもはるかにやわらかいことに原因しています．

　すなわち咬合の安定維持とは，常に全臼歯が同じ咬合圧で咬合力を支えることが必要なのです．

異常な咬耗をできるだけ回避し，
安定した咬合を長期間維持するために必要なこと

　第1に，異種の歯冠修復材の咬合はできるだけさけること．

　とくに陶材冠と対合する歯の歯冠修復は同質の材料で咬合させるしかありません．

　第2に，できるなら臼歯は連結冠にすること．

　それは大きな咬合力に対して，個々の歯で異なる沈下度を統一するためです．また孤立歯では，ブリッジの支台歯に組み込むことで，早期の喪失からまぬがれることができます．

　第3に，定期的に咬合診査を行い，咬合圧が均等になるように絶えず咬合調整すること．

　同じ材質を用いて咬合させても，それぞれの歯によって沈下度が異なることから，長期の使用では咬耗の度合いが異なってきます．また部位によっても咬耗が異なります．したがって定期的な咬合診査が必要です．

　これらのことを実践することによって長期にわたって安定した咬合を維持することができるのです．

　昔からいわれているように「**口腔には異種金属を用いるべきではなく，同種の金属で修復を行うべきである**」ということが，異種金属間に流れるガルバニー電流やアレルギーの問題だけでなく，この咬耗の立場からもいえるのです．

8　咬合高径は加齢とともに徐々に低下する

　年齢を重ねるにつれて白髪が増え，皮膚の皺やつやの衰えとともに，咬合高径はだんだん低くなり，老人の顔貌になります．

咬合高径の低下の原因はどこにあるのか

　第1は，歯の咬耗にあることは前述したとおりです．毎日の咀嚼によって，少しずつ低下する咬合面は，50年もすると相当な低下となります．もし咬耗によって上下顎で2〜3 mmの咬耗が起こったとすると，咬合高径が低下したことによって下顎枝は相対的に長くなります．

　その分はどう補正されるのでしょうか．

　高径の縮小分は関節腔の縮小となります．その結果，下顎頭や下顎窩に

骨吸収が起こり，咬耗による低下分のバランスがはかられるのです．この変化はきわめてゆっくり起こるため顎関節症のような症状は起こりません（Part 8, 5 節参照）．

咬耗の程度は歯のカルシウム密度によって異なります．図 168 に 71 歳の男性の模型を示します．長い年月にわたり咀嚼を行っていても咬耗は少なく，咬合高径にはほとんど変化がみられません．

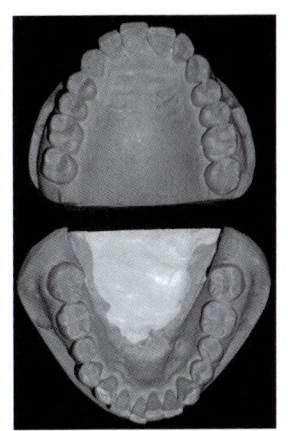

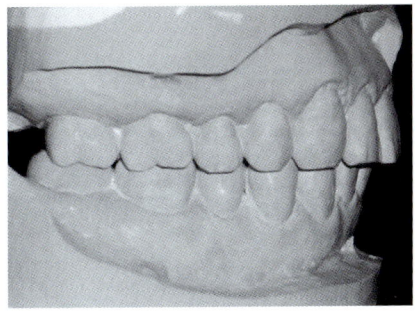

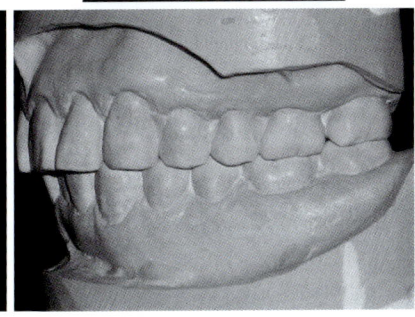

咬耗はほとんどみられず，咬合高径の低下はみられません．

168 症例：71 歳，男性

図 169 の症例は 63 歳の女性です．咬頭はほとんどすり減り咬合高径の低下がみられます．この大きな違いのおもな原因は，歯の石灰化密度の違いにあることは明らかです．そのほかに，食習慣，嗜好品，歯ぎしりの習慣なども関係するのでしょうが，その寄与は歯の石灰化密度にくらべると小さいものです．

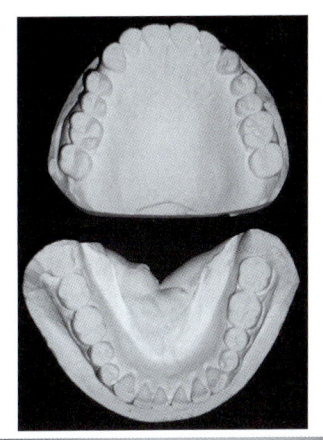

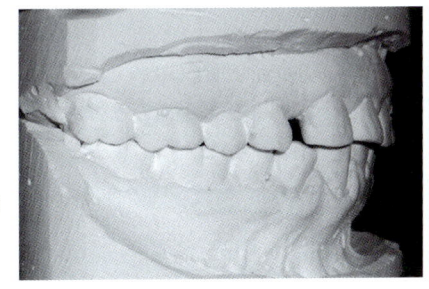

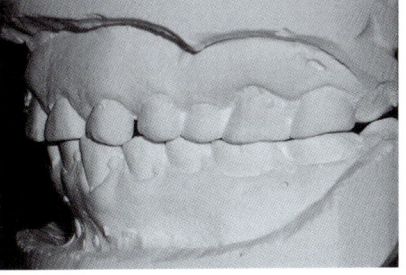

咬耗によって咬頭がほとんどすりへり，咬合高径の低下がみられます．

169 症例：63 歳，女性

咬合高径に変化を及ぼす因子は，咬耗以外に何があるのか

顎骨の加齢による萎縮はないのでしょうか．図170に71歳の女性のパノラマエックス線写真を示します．この写真から顎骨の加齢による変化をみてみます．

写真からは上下顎とも咬合高径の縮小をきたすような歯槽骨の萎縮の所見はみられません．一般的にいわれているように老化による歯槽骨そのものの萎縮はあまりないように思われます．

しかし若いころは大柄であった人が，高齢になって背丈が低く顔も小さくなっているのをみることがあります．このことから想定すると，顎骨にも加齢による変化があると思われますが，いつ，どこに，どのように現れるのかについては著者にはよくわかりません．

咬合高径の低下の現象は咬耗だけか

そのことについて著者は次のような経験をしています．

Part 3のSummaryで無縫冠について記載しました．この無縫冠はセット時では，ほとんど咬合が高くなっています．したがって患者さんは，しばらくはその歯だけがコチコチと当たり不愉快なのですが，そのうちに感じなくなります．

これはどうしてでしょう．

歯が顎骨の中に埋め込まれることがある

それは無縫冠を装着された歯と対合歯が，わずかずつですが顎骨のなかにめり込んだため咬合が安定したのです．このように歯が顎骨の中に埋め込まれることがあるのです．

このような事実は，図171に示すパノラマエックス線写真でもわかるように，下顎の 7 6│6 7 欠損の場合に，5 4│4 5 で咬合していると，これらの歯が顎骨内に埋込して咬合高径が低下することがあります．それは部分床義歯を装着していても，定期健診時に下顎前歯が上顎前歯を突き上げ正中離開をきたす現象から，歯の沈下することでわかるのです．

著者は，骨粗しょう症の女性の患者さんに上記と同じような部分床義歯を装着したところ，上顎前歯の突き上げがつづき苦労した経験があります．

これらの事実から明らかなように，歯は咬合圧の作用で顎骨内に埋め込まれることがあるのです．

義歯の長期使用は咬合高径の低下をきたす

義歯の使用で長期にわたるような場合には，義歯床縁が歯肉に食い込み，歯槽骨が床縁の形に変形させられてしまうのを目にすることがあります．このことは義歯床が歯槽骨内に沈下することを物語っています．したがって義歯の使用によっても咬合高径は低下するのです．

9 咬合高径は，治療に伴い低下する

図172にパノラマエックス線写真と模型を示します．この患者さんは，上下顎歯の多数歯にわたり治療が施されています．また模型の写真からわかるように，咬合高径は明らかに低下しています．

それはなぜでしょうか．

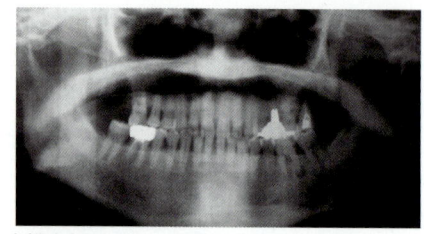

歯槽突起ならびに顎骨の加齢による萎縮はなさそうです．

170 症例：71歳，女性

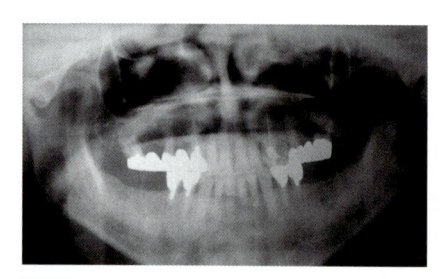

171 大臼歯の欠如によって，小臼歯のみの咬合では，咬合力によって小臼歯が顎骨内に埋入させられることがあります．

修復物を装着するときの，咬合高径への配慮の不足

歯冠修復物をセットするとき，チェアータイムが長くならないように，すなわち咬合調整をしなくてすむように歯科医師が要求することから，技工士は咬合をわずかに低くつくります．

その結果どんなことが起こるのでしょうか．これまでも説明したように，1本ずつ治療しているうちに全体が低くなってしまったのです．

歯科治療では，注意しても咬合高径は低くなる

それは次のような症例で気づきます．たとえば下顎右側第一大臼歯の歯冠崩壊を伴う根尖病巣で感染根管根治療を行ったとします．1か月あまりの治療期間をおいて歯冠補綴物を装着し，咬合調整をして患者さんがちょうどよいという感覚を得たとします．このあと日常生活をするようになると，その歯は装着時より微妙に沈下しているのです．

このようなことは著者はよく経験することで，装着時にあれだけ厳密に調整したはずなのに，次回の来院時には，その前後の歯のみならず全顎の調整をしなければならないことがあります．

新規に装着した歯は，なぜ咬合が狂うのか

上述の第一大臼歯の治療は，どんなに早く治療しても歯冠補綴物が装着されるまでには4〜5回の治療回数がかかります．病状によってはさらに治療回数は多くなるでしょう．そのあいだ，というより歯冠崩壊した時点から，この大臼歯には咬合圧がかかっていません．

そこでこの歯には，どんなことが起こっているのでしょうか．おそらく挺出とまではいかないとしても，それに近い歯根膜の，いわゆる緩んだ状態が起こっているのではないでしょうか．

ここにいきなり補綴物を装着し咬合調整するのは，浮いた歯根膜の咬合感覚で調整しているのです．これが咬合圧のかかる状態になって，もとの歯根膜の状態に戻ったため咬合が低くなったと考えることができます．

歯冠形成前から，TEK(仮歯)による前準備をしておく

この現象をなくすにはTEKによって前準備をしておくことが必要です．印象後のTEKでは意味がありません．したがって歯冠形成の以前からTEKによる前準備が必要です．保険制度で縛られている現状では，このようなTEKによる前準備はなかなかできません．

著者は後日(1週間後に)全顎にわたって再調整するか，場合によってほんのわずか数μm程度咬合を高くしておきます．このときは必ず3日目に来院してもらいます．3日ほどで咬合の違和感が消えるようならば，正常な咬合に戻ったといえます．しかし3日目でもまだ違和感が残っているときは，最終調整をして咬合を整えます．

ほんのわずか咬合を高くするという表現は誤解を招きやすいので，ここで再度確認しておきます．

ほんのわずかとは，歯科医師の目でみるとほとんど咬合が合っているという状態です．しかし患者さんにすると，少し当たるという感覚です．咬合紙による診査で高いと判断できるときは，まだ咬合調整が不十分です．くれぐれも誤解のないようにお願いします．

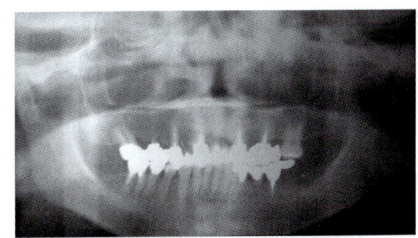

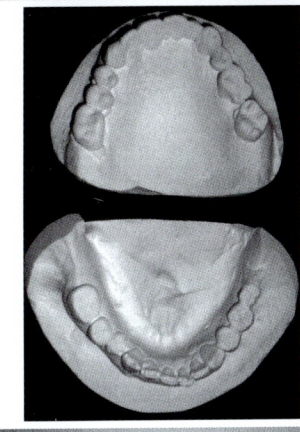

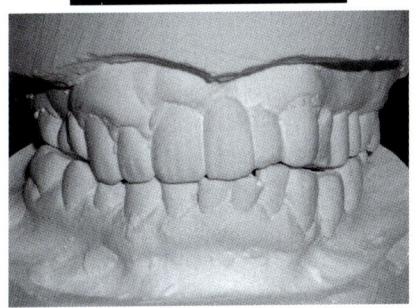

172 全顎にわたって治療を行ううちに，咬合高径が低下してしまいました．

10 咬合高径と咬合平面は，つくるもの

　歯の残存数が少なく咬合高径が失われ，加えて残存歯が挺出しているような患者さんに遭遇することがときどきあります．このような患者さんをどのように治療したらよいのでしょうか．

　例を図173に示します．

　症例は61歳の男性です．Part 6，4節の咬合高径と咬合平面のレベルで説明した患者さんと同一人です．

　主訴は食事ができない，ときどき歯肉が化膿するとのことでした．

　初診時のスタディモデルを示します．上顎では，3│1 2 3 5 6 が，下顎では 5 4 3 2│2 3 4 5 が残存しています．上顎 3│1 2 に挺出が，│6 は近心傾斜と挺出がみられ，咬合面から近心隣接面にコンポジットレジン充填の破折が起こっています．下顎 5 4│は残根状態ですが保存できそうです．1│1 は欠損ですが1歯分のスペースしかありません．また 2│2 では挺出がみられます．上下顎の咬合ではセントリックストップが完全に失われています．

本格的な治療に入る前に，咬合高径の確保と咀嚼機能の回復を行う

　このような患者さんでは，本格的な治療に入る前に行う治療は咬合高径の確保と咀嚼機能の回復です．そのため暫間補綴（プロビジョナルレストレーション）として暫間義歯を装着します．

　暫間補綴には次のような目的があります．

　第1に，咀嚼機能の回復をはかり，その咀嚼機能を維持しながら治療を完了させる．

　第2に，正しい咬合高径と咬合平面のレベルを確立する．

　第3に，特定の歯や支台歯を保護する．

　第4に，審美を含んだ発音機能を回復させる．

　この患者さんには4項目すべてがあてはまります．

咬合高径の決定の前に，患者さんの残存歯の状態を観察

　その観察から，天然歯列であった時代の咬合状態が推測できる場合があります．この患者さんは，比較的被蓋の深い咬合状態を呈していたと思われます．それは図174に示すように 3 2│2 3 が内方傾斜していること，また │3 4 5 の切縁と咬頭から延長されるスピーの彎曲が強い彎曲を呈することが想定されること，さらに上顎 3│1 の舌面にみられるファセットの位置が歯頸部近くにあることから，被蓋の深かったことが推測できるのです．

　このような患者さんの咬合高径の決定には，とくに注意が必要です．それは本章3節で説明したように，咬合高径に自由度があまりない患者さんだからです．ということは適正な咬合高径として許される範囲が小さく，それを無視して咬合高径を決めると不都合な症状が発生しやすいのです．

　したがって咬合採得には前歯の被蓋に十分注意して計測し，一旦決めた高径でも患者さんの何気ない会話から，その適否を判断し修正しなければなりません．唾液が飲み込みにくい，話がもつれる，顎がだるい，かむの

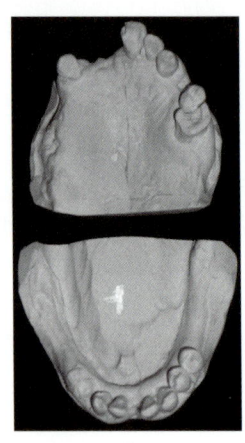

173 上顎では 3│1 2 3 5 6，下顎では 5 4 3 2│2 3 4 5 が残存しています．

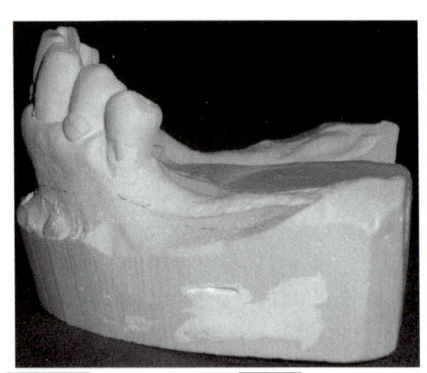

3 2│2 3 が内方傾斜し，│3 4 5 から想定されるスピーの彎曲はかなり強い曲率になります．

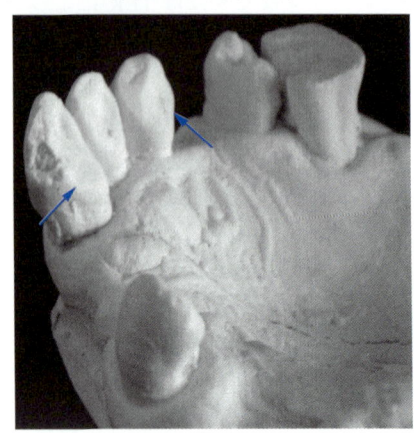

│1 の舌側の下顎前歯との咬耗の痕跡から，全歯列を有していた咬合は被蓋が深いことが想定されます．またこのような患者さんでは咬合高径の自由度にも，あまり幅がありません．

174 残存歯から有歯顎時の咬合高径や咬合状態を推測する

がいやになる，といった不満を訴えられたら，咬合高径をもう一度検討する必要があります．

上記の不満は義歯を初めて入れたからではありません．義歯によって咀嚼ができ，顔貌が若返えるという満足感によって患者さんは義歯のうっとうしさを我慢してくれるのです．したがって痛くない限り，ときを待たずに義歯に慣れてもらえるのです．

咬合採得は無歯顎者と同じように下顎安静位から測定します．その方法は Part 6，4 節や Part 13，1 節で述べたとおりです．

暫間義歯による咬合高径と咀嚼機能の維持

咬合高径が決まったら，暫間義歯の蠟堤に合わせて，Part 6，4 節で説明したように 6 の挺出した部分やそのほかの挺出部分を削除し，スムーズな咬合平面をつくります．また 6 の光重合レジンの破折部も即時重合レジンで暫間的に修理します．

暫間義歯の上顎は 7 6 5 4 2 1 | 4 7，下顎義歯では 7 6 5 4 1 | 6 7 です．下顎では 5 4 | が残根状態ですが，残根上義歯として作製します．この暫間義歯は，これから抜歯や根管治療を行うのに伴い，レジンの削除や添加，さらに人工歯を増歯しながら，本義歯が入るまでの期間にわたって咬合高径と咀嚼機能を維持することになります．

ここまでの処置を行ったあと，本格的な治療に入ります．

原則的に重症の部位から，本格的な治療を始める

この患者さんは咬合高径と咬合面のレベル決定が大きな問題となっています．そこで下顎から治療に入ります．最初は，下顎 5 4 | の根管治療を行います．5 4 | のメタルコアのセット後，6 ⑤ ④ ③ ② 1 | のブリッジを設計し，形成と印象を行います．印象後の暫間義歯の調整は，5 4 | 部の人工歯を削除し，コア上にレジン冠をつくり，これと義歯をつないでレジン製コーヌスデンチャーとして咬合の安定をはかります．

ここで誤解しないでほしいのは，コーヌスデンチャーは咬合力学的な観点からみると，まったく成り立たない補綴治療です．

著者は，永久補綴としての義歯にはコーヌスデンチャーは絶対つくりません．しかし永久補綴物に代えるまでの一定期間，暫間的に利用することは可能です．

6 | 6 の延長ブリッジを装着

患者さんの下顎の欠損歯は 7 6 | 6 7 です．このような症例で著者は，6 | 6 ポンティックによる延長ブリッジを装着します．それは咬合の安定は 6 | 6 まであればよいと考える著者の理論によります．

6 の延長ブリッジの支台歯は最低でも 5432 の歯数が必要です．

このようなケースに，5 4 | 支台で，6 | や 7 6 | ポンティックの延長ブリッジが装着されているのをみかけることがあります．そのようなブリッジは咬合力学的に絶対に成り立ちません．

6 ⑤ ④ | のブリッジで長期に安定している患者さんがいる，といわれるかもしれません．しかしそれは 6 | が完全に咬合接触せずに，5 4 | でかんでいる状態なのです．もし真に 6 | に 50 kg の咬合力が加わると確実に 5 4 | に咬合性外傷が発生します．その自覚症状は，ものをかんだときに感じる

5 4|部の激烈な一過性の咬合痛です．また有髄歯では知覚過敏を訴えることがあります．

このような 7 6 1|1 6 7 欠損の症例では，6⑤④③②1|1②③④⑤6 のフルブリッジとするのが理想です．しかし今回は片顎でも成り立つと考え，6⑤④③②1| のブリッジとしました．

その診断ポイントは歯槽骨内の歯根の長さです．5 4 3| の歯根が長く骨植がよい場合，とくに 3| の歯根が長く骨植のよい場合は，まれに 6⑤④③| のブリッジが成り立つ場合もあります．しかし一般的に支台歯は 2| まで含めたほうが安心です．

コーヌスデンチャーに関しては，Clinical hint (p.126) で著者の考えを詳しく説明します．

下顎暫間義歯の使命が終わる

右側のブリッジが装着された時点で下顎の暫間義歯の使命は終わりになります．それは左右側で咬合の安定がはかれるようになったからです．とくに左右側のいずれかで 6 までの咬合が確保されると，反対側は第一小臼歯だけでも咬合の一時的な安定がはかれます．

つづいて反対側の |②③④⑤6 のブリッジを装着します．図 175 は下顎の治療が終わり，咬合平面が形づくられた状態の模型です．

ブーツポンティック

ここで 6| のポンティックの形態をみてください．6| の遠心部に出っ張りがあります．これは舌側縁を外側にはみ出させない配慮から，このような形態にしています．

著者は，このポンティックを，靴のような形態から「ブーツポンティック」と名づけています．ブーツポンティックの詳しい形態と，その意義については Clinical hint (p.127) で説明します．

残存歯が少ない場合，できるだけブリッジで連結する

下顎につづいて上顎の治療に入ります．このころには咬合高径や咬合面のレベルは確立されています．上顎では |①②③4⑤6 のブリッジを装着しました．この患者さんの最善のブリッジ設計は，③2 1|①②③4⑤6 7 にあると思っています．

著者は，残存歯数の少ない場合には，できるだけブリッジで連結したほうがよいと考えています．それはこの患者さんのように 3| が孤立してい

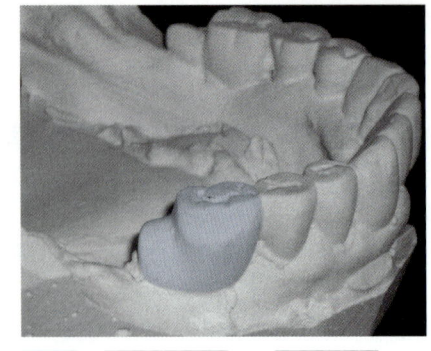

175 6⑤④③②1| と |②③④⑤6 のブリッジを装着して下顎の治療が終了した模型です．6|6 のポンティックは特殊な形態をしています．靴のような形態から「ブーツポンティック」とよんでいます．

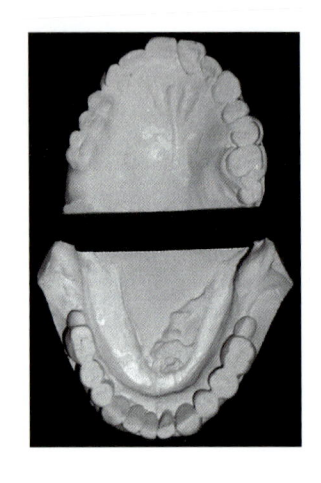

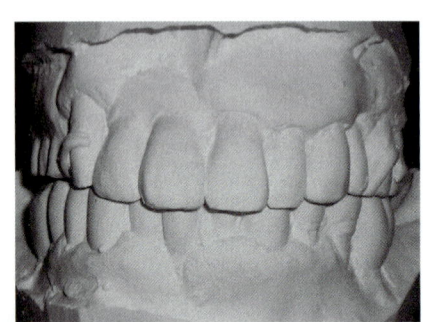

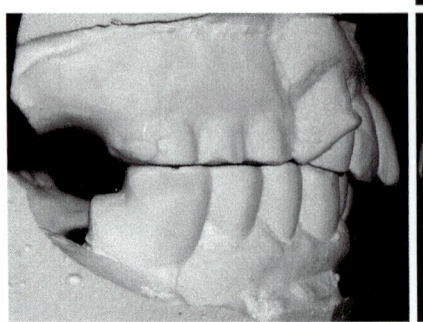

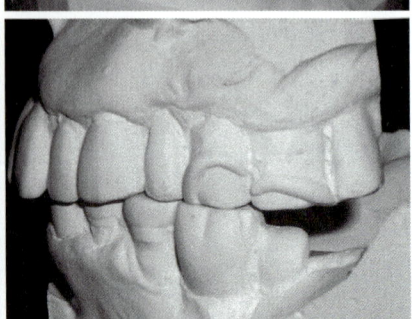

176 治療が完了した模型

る場合に，この孤立歯の長期保存がなかなかむずかしいことによります．それが連結することによって，孤立歯は長期にわたって安定するのです．しかしこの患者さんでは，諸般の事情で前記のブリッジとしました．

上顎のブリッジ装着後に新しい本義歯を装着

部分床義歯を装着し，治療が完了した模型を**図176**に示します．このように咬合高径が喪失し咬合の崩壊した患者さんの治療では，咬合高径と咬合平面は全部床義歯の場合と同じようにつくる必要があります．

その口腔には残存歯の挺出や傾斜など，咬合平面の形成に障害となるような状態が存在しています．理想的な咬合関係を構築するのに障害となる歯の形態は削合します．また有髄歯では抜髄が必要な場合もあります．

Summary

1回の通院に込めるもの

本章では，咬合の安定にとってなにが大切かについて考えてみました．日ごろ診療を行っていますと，咬合高径に配慮のないまま治療されている患者さんや，中心位と中心咬合位が狂ったまま治療されている患者さんなどを多く拝見します．

咬合高径や咬合平面は，初診時に診査されて正しく仮修正され，それをもとに治療がなされなければなりません．そして治療をしながら正しい咬合高径と咬合平面が回復されていくことになります．

歯の治療の進行に伴い，スピーの彎曲，ならびに上顎の咬合平面にウィルソンの彎曲が付与され，正常な咬合高径が得られると，顔貌は若返り，咬合は安定します．

森 隆先生訳，ウッドフォード著，『エピソードでつづる義歯の歴史』という本があります．このなかでアメリカのドル紙幣に印刷されているワシントン大統領の肖像画の話がありました．そのもとになった肖像画を描いたのがギルバート・スチュアートという画家で，彼は容貌を悪くしている無骨な義歯の影響をなくすため，口に綿花を入れた大統領を描いたそうです．その結果，口元がふくらんで，本来の大統領の顔貌とは異なった画になったとのことでした．その肖像画をもとにした大統領が紙幣に印刷されているそうです．

義歯の良し悪しに限らず，歯並びは人相はもとより人格まで違ってみえるほど顔貌に影響するものです．

当時は義歯の製作技術も低く，このようなことがあったのでしょう．現代では，義歯によって審美的な問題を解決するのはたやすいことです．

歯科治療をたとえると，道路工事で車を通しながら工事を進めるようなものです．道路の機能を維持しながら工事を進めるために片側通行になります．歯科治療にも同じことがいえます．

週刊誌の連載小説は1回の中にドラマがあり起承転結があり，次回への期待を抱かせるものでなければなりません．

道路工事の片側通行も，完成の暁には交通渋滞が解除される，という希望があるから我慢できるのです．

歯科治療も同じように，1回の治療にドラマがあるように意味があり，次回への期待が含まれていなければならないのです．

患者さんは通院のたびに咬合が安定し，容貌が変わってくるのがわかると一生懸命通院されるようになります．それは食事ができるようになること，またとくに美しくなるという期待と喜びを治療中に感じとることができるからです．これは女性だけでなく，男性の患者さんにもいえることです．

ちなみに本章10節で紹介した患者さんの治療回数は21回，治療期間は半年ほどで終了しています．

Clinical hint　コーヌスデンチャーは咬合力学的に成り立たない

　症例は44歳の男性です．
　図177にパノラマエックス線写真を示します．|567 の欠損から|34 支台のコーヌスデンチャーが入っています．デンチャーを入れてまもなく左側でかむと激痛を感じるようになったとのことです．治療を受けた歯科医院を何度も訪れたが，らちが明かないので転医したとのことでした．
　パノラマエックス線写真で|34 をみると，歯根膜腔の拡張と歯槽硬線の消失がみられ，典型的な咬合性外傷の第1次症状を呈しています．とくに|4 が重症です．このようにコーヌスクローネを利用した義歯では，支台歯に咬合性外傷を起こさせることになります．
　なぜ|34 に咬合性外傷が発症したのでしょうか．その理由を模式図（**図178**）で説明します．|34 のコーヌスクローネは着脱が可能ですが，セットすると通常の金属冠と同じように強固になります．ここにデンチャーを接続することは，金属冠から片持ち梁を出したのと同じこと，すなわち|③④567 のブリッジを装着したのと同じになります．
　そこで図のように|7 部に50 kgの咬合力が加わると，|7 部の義歯床の沈下が起こります．その沈下量は，0.4〜2 mmになるというデータがあります．この沈下量によって義歯を傾かせる力が，そのまま|34 の支台歯にかかります．
　そこで簡単な計算をしてみます．
　図179のように遊離端義歯を片持ち梁の構造にあてはめます．梁の外れに咬合力が加わり，ここで梁が0.4〜2 mm沈下したとします．すると梁の支えの歯では，0.2〜0.7 mm傾斜させられることになります．歯根膜の厚さは0.2〜0.4 mmです．このなかで歯根が障害を起こさず移動可能な距離は数μmから10数μmでしょう．したがって0.2 mmの傾斜であっても，この値はいかに大きな移動量を歯にしいることになるかがわかります．
　さらに問題はその力です．梁の長さが長くなればなるほど，てこの原理で大きなモーメントとなり，途方もない力が歯にかかることになります．
　次に側方ベクトルの大まかな計算をしてみます．
　支台歯の長さを15 mmとします．一方，支台歯から30 mm離れた|7 に，50 kgの咬合力が加わるとします．すると咬合時に支台歯に加わる力は，てこの原理で咬合力の約3倍にもなるのです．
　したがってあっというまに支台歯に咬合性外傷が発症するのです．これに対し，この沈下量は義歯床によってカバーされていると考えられるかも知れません．
　しかしヒトの顎は常に変化し，床下面と粘膜面は時間とともに適合が悪くなります．したがって頻繁にリベースを繰り返さなければなりません．
　コーヌスデンチャーを装着した患者さんに一生にわたって頻繁にリベースをつづけなければならなくなります．リベースが途絶えたときから上記の現象が起こるのです．

　成書にあるように，補綴物の咬合圧の負担形式には，歯根膜負担と粘膜負担の様式があります．それは補綴物の沈下度の違いから分類されているのです．コーヌスデンチャーは，負担形式からすると，いずれにも属さない中途半端な代物です．同じことがアタッチメントを用いた義歯にもいえます．
　コーヌスデンチャーで中間欠損は成り立つという意見があります．もし本当に中間欠損で成り立つなら，義歯ではなくブリッジで補綴できるはずです．
　コーヌスクローネを用いた遊離端義歯を装着した患者さんは，遅れ早かれ支台歯を失うことになります．

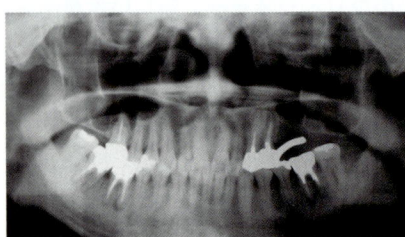

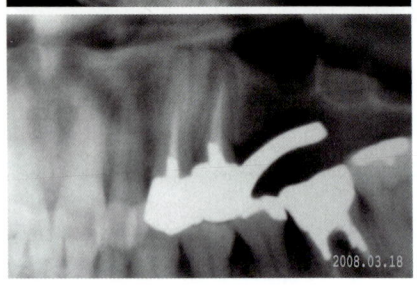

177　|34 支台のコーヌスデンチャーが入っています．|34 は咬合性外傷の第1次症状を呈しています．とくに|4 が重症です．

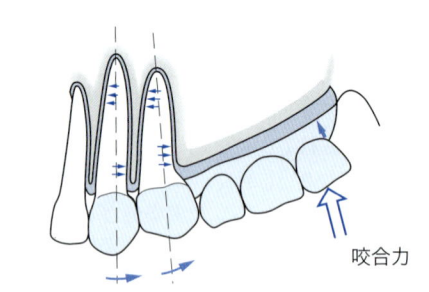

178　コーヌスデンチャーに加わる咬合力は支台歯の歯根に加わります．

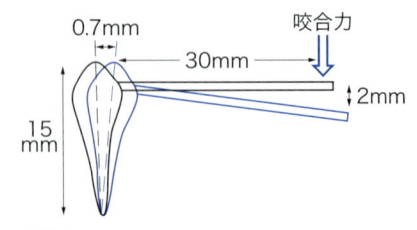

179　支台歯から咬合力の加わる位置までを30 mm，歯の長さを15 mmとします．咬合力の加わる位置で義歯床が2 mm沈下すると，歯台歯は0.7 mm傾斜させられることになります．

Clinical hint　ブーツポンティック

　著者の咀嚼理論では，両側第一大臼歯まで回復できれば咬合は安定すると考えています．その理由は，これまで説明してきました．
　したがって 7̄6̄|6̄7̄ 欠損の患者さんには，6̄⑤+⑤6̄ の延長フルブリッジをよく装着します．このとき 6̄|6̄ に用いるポンティックをブーツポンティック(図180)とよんでいます．このポンティックの目的は，少しでも舌感覚を損なわないように，すなわち舌側縁が正常な歯列を有していたときの口腔感覚に近づけるために考えたものです．舌感をよくすることは咀嚼運動の円滑化につながると考えています．
　実際の形態を模式図(図181)によって示します．
　このポンティックは，上記したような下顎第一大臼歯をポンティックで補綴する場合にのみ用います．

　一般的に延長ブリッジのポンティックは，近遠心的に半歯幅から 2/3 歯幅が用いられます．それは支台歯の数に制限を設けているため，支台歯の咬合圧負担を軽くするためです．しかしそれで咀嚼機能が正常に維持できるでしょうか．半歯幅のポンティックでは，対合歯の挺出を防止する役目くらいで，咀嚼機能の向上にはほとんど寄与していないのです．

　著者は，上記した 7̄6̄|6̄7̄ 欠損以外に |6̄7̄ 欠損のような場合にも第一大臼歯の延長ブリッジを装着します．この場合は咬合力学的に同側の側切歯まで支台歯に加える必要があると考えています．これだけの支台歯があればポンティックのサイズは 1 歯分の大きさにすることができます．そのことによって本来の第一大臼歯としての咀嚼機能を発揮することができるのです．

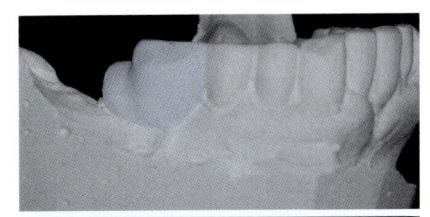

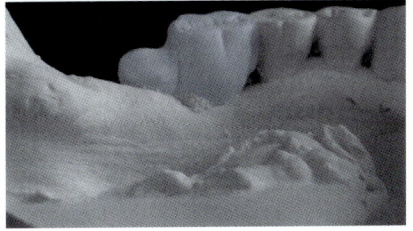

180 ブーツポンティック

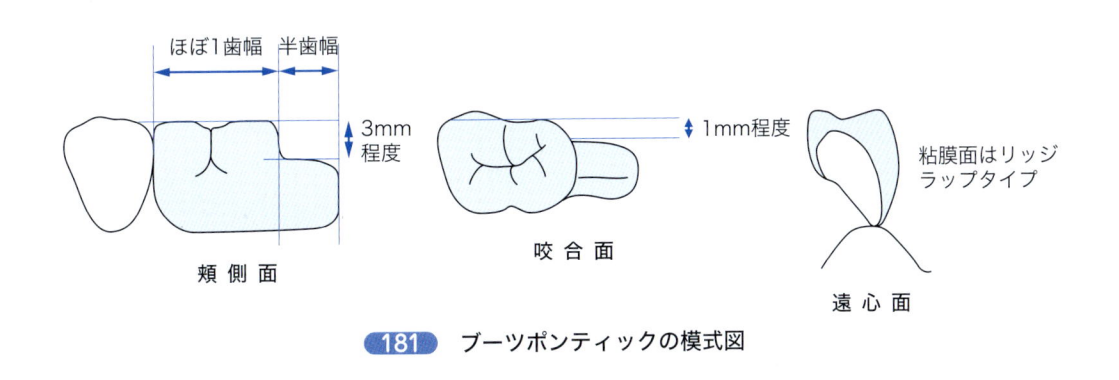

181 ブーツポンティックの模式図
頰側面　咬合面　遠心面
ほぼ1歯幅　半歯幅　3mm程度　1mm程度　粘膜面はリッジラップタイプ

Column 　歯列矯正治療に伴う $\frac{4|4}{4|4}$ 抜歯に想うこと

　上顎前歯が前突を呈し，犬歯が外側転位をしているような患者さんの歯列矯正治療では，その前段として $\frac{4|4}{4|4}$ が抜歯されることがあります．この抜歯の正当性として，上記のような歯列は不正咬合であり，病的状態であるとされます．したがって病気を歯列矯正によって治療するには，抜歯が必要であるということでしょう，

　では不正咬合とはなにかについては，正常咬合でないものとして，矯正歯科分野では上顎前突，下顎前突，叢生，歯間離間，歯の転位や傾斜，さらに捻転などがあげられています．正常咬合の定義をみると，仮想正常咬合，典型正常咬合，個性正常咬合，機能正常咬合があり，1つではありません．しかもそれぞれの説明も，曖昧模糊としてきわめて抽象的な表現にとどまっています．

　臨床咬合学事典で正常咬合をみると，「咬頭嵌合位において，上下顎の歯が解剖学的に正常と思われる咬合状態にある場合を正常咬合という」とあります．「解剖学的に正常と思われる咬合状態」という表現では，正常咬合を定義していることにはならないのです．

　このように歯科医学の中心に位置しなければならない「咬合」ですら，確たる正常像が描けていないのです．

　咬合の専門書では，臼歯の咬合は上顎臼歯の舌側咬頭と下顎臼歯の頬側咬頭が，それぞれ咬頭嵌合し，断面像で表すと3点接触するとあります．これを3次元的にみると，それぞれの咬頭対窩の接点は3点となります．これが正常な咬合だとすると，臼歯部の上顎舌側咬頭と下顎頬側咬頭を合わせて片側の上下顎で10咬頭とすると，総数では30点，全顎では60点の咬合接触が必要になります．しかもこの咬合接触点はすべて同じ接触圧であることが正常咬合の条件です．この条件を患者さんの口腔内でみたすことができるでしょうか．それは不可能としかいいようがありません．不可能なことを臨床に求めても何の意味もありません．したがって正常咬合の臨床的基準ができていないといえます．

　咬合平面はどのようにして構築されるのでしょうか．このことについては本文で説明していますが，ここでもう一度考えてみます．

　永久歯の咬合平面の確立に際して，第1段階は第一大臼歯の萌出にあります．第一大臼歯の役割は，ほかに咬合高径の決定に関与しますが，ここでは咬合平面の構築に的を絞って考えます．第一大臼歯の咬合だけでは，乳歯が脱落すると，下顎は第一大臼歯を支点としたシーソーのような状態になり不安定になります．そこで第2段階として早期に第一小臼歯が萌出してきます．左右の第一小臼歯と第一大臼歯の4点による咬合によって咬合平面のレベルが決定されるのです．この4点の咬合は，顎骨の発育に合わせて，咬合関係を維持しながら対応していくことになります．そして10歳から12歳にかけて第二小臼歯や犬歯が萌出します．さらに13歳から14歳ころに第二大臼歯が萌出することによって永久歯列の咬合平面が完成されます．

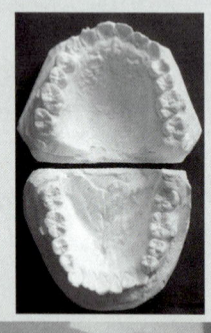

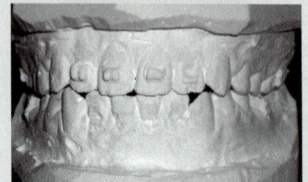

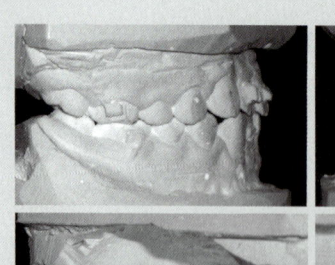

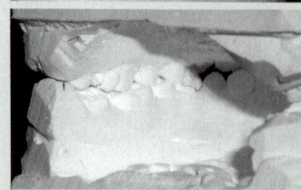

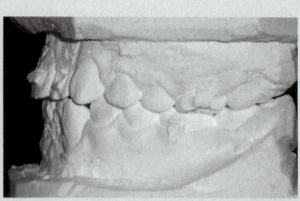

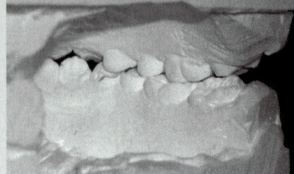

$\frac{7|7}{7|7}$ の咬合はまだ未完成です．

182 症例：14歳7か月，女性

ここに永久歯の咬合平面や咬合高径の構築にとって，顎骨の発育に合わせた第一小臼歯の早期萌出の意味があるのです．

14歳ころに第二大臼歯が萌出し咬合しても，完全な咬合関係の構築にはいたっていません．なぜなら第二大臼歯の根や顎骨が未発達だからです．永久歯列として真に咬合が安定するには，もう少し時間がかかります．顎骨や咀嚼筋の発育が完了し，歯の咬頭嵌合が完成して，安定した咬合平面と咬合高径が確立するのです．

話を冒頭の話題に戻します．

図182に示す模型は14歳7か月の女性で，某矯正歯科から$\frac{4|4}{4|4}$抜歯を依頼されて来院しました．図183にパノラマエックス線写真を示します．

この患者さんで，まず気になるのはどんな不正咬合かということです．矯正歯科分野で定義する4つの正常咬合のどれから外れて不正咬合に該当するかということです．

咬合をみると，$\frac{6-4|4-6}{6-4|4-6}$の咬頭嵌合は完成しています．しかし$\frac{7|7}{7|7}$は萌出未完成で，咬頭嵌合が完成していません．咬合高径と咬合平面は，$\frac{7|7}{7|7}$の咬頭嵌合が完了して安定します．咬合平面の未完成なこの時期に$\frac{4|4}{4|4}$の抜去を行い，さらに治療による歯の移動が加わると，咬合平面ならびに咬合高径が不安定になることは明らかです．

その結果何が起こるのでしょうか．顎関節症が発生することになります．歯列矯正治療を受けた患者さんのほとんどにみられる顎関節症は，この咬合高径と咬合平面の狂いから発生しているのです．

この患者さんのように，わずかな前歯の改善といえるかどうかわかりませんが，そのために取り返しのつかない正常咬合を失うようでは本末転倒の治療といわざるを得ません．

矯正治療を行うにあたり$\frac{4|4}{4|4}$の抜歯以外に方法はないか熟慮する必要があります．それを判断するには，冒頭で記した正常咬合をはじめとする歯科医療の根幹の問題を早く解決することが必要です．いまだ未解決ということは歯科医師の怠慢の一語につきます．

一歩譲って抜歯が必要と考えるなら，矯正医師と依頼を受けた歯科医師とのあいだで納得のいく共通の認識が必要です．矯正医師は自身でも抜去はできます．それをあえてほかの一般歯科医師に抜歯を依頼することによって，一般歯科医師にも患者さんの治療に対して責任が生じるのです．

このような患者さんに対し，$\frac{8|8}{8|8}$を抜歯することで$\frac{4|4}{4|4}$を抜歯せずに容貌の改善を行っている矯正医師も知っています．しかしここにも問題があります．それは咬合の要である$\frac{6|6}{6|6}$の移動を起こすことです．第一大臼歯の移動は，とり返しのつかない咬合破壊の危険性を含んでいるのです．

飯塚哲夫先生のいわれるように，矯正治療とは「審美性の改善が主目的であって，歯の移動によって安定した咬合をつくり出すことはできない．臼歯の配列などは矯正専門歯科医師の趣味でしかない」という記述にまったく同感します．

歯列矯正治療では，審美と咬合が混同されているのではないでしょうか．

$\frac{4|4}{4|4}$は咬合構築上いかに大切な歯であるかを認識する必要があります．そして安易な抜歯は厳に慎まなければなりません．

それとともに正常咬合の定義がいくつもあること自体奇異なことです．正常咬合の確たる臨床的基準をはじめとするさまざまな問題について早急に解決をはかることが求められています．今日の歯科医療の混乱はここに根があると思っています．

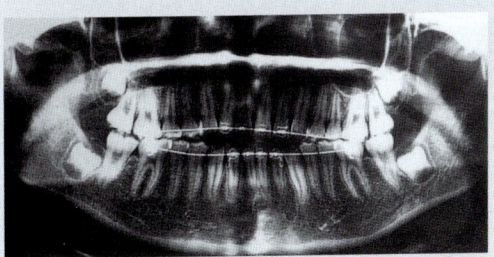

183 $\frac{7}{7}$の咬合が完成していません．$\frac{|7}{|7}$はエックス線写真上では咬合しているようにみえても，模型でみると，咬頭嵌合は未完成です．

Part 16

咀嚼とは

咀嚼とはなにか，について考えてみたいと思います．
本章は，咀嚼を咬合面の形態や，顎の動きなどの機能から追及するのではなく，咀嚼を別の角度からみたものです．デンタルスタッフ全員で考えていただきたい事項です．

　咀嚼の目的は，まず食物が喉を通るだけの細かさに切断され，さらにこれらが細かくかみ砕かれ，まんべんなく唾液と混合されることにあります．
　臨床では，食塊をより細かくすることが咀嚼であると考え，咬頭や隆線の豊かな咬合面が，いわゆる「よくかめる」との思いから，このような咬合面形態が重んじられているように見受けられます．
　しかしこれは明らかな間違いです．
　極論をいうと，咀嚼とは，喉を通るだけの大きさに食物をかみ砕き，その食塊が食道をスムーズに通るように唾液に潤されていることです．それにかなう大きさの食片であれば，そのまま飲み込んでも生命を維持するエネルギーが得られるということです．

　忘年会のシーズンになると駅のホームや道路に，食べ物を戻したものをみかけることがあります．これをみると，うどんのようなもので 2〜3 cm，米粒などはほとんどそのままの形です．すなわち，よくかんだようでも胃に入る米粒がかゆ状になることはなく，ほとんどその原型をとどめています．硬い食材であるピーナッツのようなものは多少細かく粉砕されていますが，それでも砂のように細かくなることはありません．

　要するに，よくかまないことで病気になることはありません．病気になるとしたら，それはよくかまないために食事時間が短くなり，食欲中枢を満足させるのに必要な時間を待つあいだに過食に陥ることです．
　そしてその結果発生する肥満であり，肥満によって引き起こされる生活習慣病によるものです．すなわちよくかんで食べることの第一の目的は，食事時間を長くすることで満腹感が得られ，小食になるということです．

「よくかむこと」と「よくかめること」

　ここで混同してはならないのが，「よくかむこと」と「よくかめること」です．よくかむことは意識下で行うことができる行為ですが，よくかめることは本来歯のかみ合わせによって得られる感覚です．
　よくかめるということは，上下顎歯が咬合したとき最終咬合接触点がすべての臼歯において存在し，しかも同じ咬合圧が各歯の歯軸方向に加わることからくる圧感覚です．それは歯根膜内に存在する圧受容器が感じる適度の刺激を全歯が享受していることによる，ある種の満足感なのです．
　そしてこの全臼歯で咬合することは，咀嚼筋の筋力によってもたらされる最大の咬合力を全歯で負担することであり，1歯あたりの負担の軽減に

もつながるのです．

　もちろん局所に食片が介在している場合は，この食片を介して1歯または数歯で咬合力を負担することになります．しかし最終的に，この圧は全歯の最終咬合接触点が受け持ってくれるという安心感から，大きな咬合力を加えることができるのです．

義歯でよくかめるとは

　義歯でよくかめるということは，咀嚼中や会話時に義歯が動かず，床下粘膜面の全域にわたって同じ咬合圧が加わることからくる感覚です．このとき食品にどのくらいの圧を加えることができるかは問題ではありません．

　義歯の全粘膜面が均等に圧を受けるということは，痛みが発生しないことになります．義歯のどこでかんでも同じ圧感覚を受けることから咀嚼サイクルが成り立つのです．そしてそこから患者さんはかめるという実感を得るとともに咀嚼の満足感を得るのです．

物がよくかめるとは

　有歯顎者では最終咬合接触点における咬合力が，全歯に均等に加わることによる歯根膜内の圧受容器からの適度な圧力感覚です．

　したがって数歯や片顎のみの咬合では，どんなに咬合調整しても決して咬合が安定しているという安心感は得られません．

　また食物がある咀嚼回数でどれだけ細かくなったかとか，いかに小さい咬合力で食品の破砕やすりつぶし運動ができるかということが，よくかめることと誤解されています．

　このことは，よくかむことによって，いくらでも細かくできるのです．

　咀嚼の健全さとは，小さい力で食品を粉砕したり，効率よく食品を破砕したりすることではなく，大きな咬合力で物がかめるという能力を有していることなのです．

よくかむことは，生体とどのように結びついているのか

　よくかむことは，食片を細かくするだけでなく唾液との混合もよくなるため吸収効率が上がり，消化器系や循環器系の活動も活性化されるのです．このことは生体にとって好ましいことであり，生命の維持には重要であることにおいて異論はありません．

　だからといって，よくかむという行為は食塊を細かくし，消化器系の活性化につながるとして，胃の弱い人によくかまないから胃が悪くなる，と一元的に考えるのは間違いです．よくかまないことと諸器官の機能を低下させることとは直接関係するものでもないのです．

　しかしよくかめない歯でよくかもうとすると，かめないためのいらいらに加えて，現代社会のストレスから胃を悪くすることがあるかも知れません．

　よくかむことによって顎の運動量が多くなることから，先ほど述べたように頭頸部の血行がよくなり，また食事の満足感から精神的な安定へとつながり，これが諸器官の機能の活性化につながると考えることができます．

　近年，よくかむことによって咀嚼筋内から視床下部への刺激物質が血中に放出されるということを耳にすることがあります．これから研究が進むと，さらに多くの事柄が咀嚼と関連して明らかになると思います．

近ごろ美食ブームとかで，テレビ番組で，レポーターが旅館やホテル，有名な飲食店を訪問し，食事をする光景を目にすることがあります．よくみていると，レポーターのなかには2～3回かんだだけで飲み込んでしまう人がいます．そして「これはやわらかくジューシィで，かめばかむほど味が出ますね」などとコメントしています．あんなに少ない咀嚼回数でよくもいえたものだと思うことがあるのですが，本人はそれで結構満足しているのです．

　それでは咀嚼回数を多くすること，すなわちよくかむことは，どこからくるのでしょうか．意識して回数を多くすることはできます．しかしその場合，日ごろ咀嚼回数の少ない人，著者自身がそうですが，一口ごとに無理やり30回かもうとすると，まったく食事がおいしくないのです．自然に咀嚼回数を多くすることはできないものかと，ときどき思うことがあります．

　咀嚼回数と食事時間に関して，歯科治療をしていて考えさせられることがあります．それはご夫婦で歯科治療に来院されているような場合によく経験します．

　初めは奥様が治療され，その後しぶしぶご主人が来院されます．そしてご主人の治療も終わったあと，定期健診時などで奥様が話されるには，「うちの主人は以前，早や飯食いで，私が1/3も食べないうちに食べ終わってしまい，私の食べるおかずがなくなる始末でした．それが治療してから食事時間が長くなり，量も少なくなり体重も下がりました」とのことでした．

　ご主人の咀嚼の習慣が変わったことは確かです．食事時間が長くなったということは，咀嚼回数が多くなったか，咀嚼サイクルの周期が長くなったかのいずれかでしょう．どちらであるか著者にはわかりません．

　体重が減少したということとも考え合わせると，今まで飲み込んでいた食事が，咀嚼して食品を味わう楽しみから時間が増え，結果として量が減ったのでしょうか．よい傾向であることは間違いない事実です．このようなことはこの例にとどまらず，多くの患者さんから耳にすることです．

　よくかめる歯で，よくかむことが理想であることは疑いの余地がありません．ここに咬合面形態や歯列弓形状が，よくかむことに関与している，という話は聞いたことがありません．しかし最後にお話した事例からもおわかりのように，なんらかのかかわりがあるように思えてなりません．

Summary

もう一度，咀嚼とは

　これまで咀嚼について考えてみました．「咀嚼」とは，咬合学事典によると，「食物を口腔内に取り込んで，これを上下顎の歯や歯列間で切断，粉砕して，唾液と混合することによって嚥下できるまでの食塊を形成する一連の過程である」，と定義されています．そして顎口腔系の組織や諸器官，中枢神経系の働きによって咀嚼が遂行されているとあります．

　さらに咀嚼の目的とは，①食物をかみ砕いて，嚥下しやすいように調整すること，②食物を細かく粉砕して，さまざまな消化液との接触面積を増加させることによって消化吸収の効率をよくすること，そのほか発育などに関することなど多々あります．

　上記のような咀嚼の定義を読むとき，いつも気になることがあります．

　それは「食物を歯や歯列間で切断や破砕をしなければ，咀嚼とはいえないのか」ということです．

　以前記録的な長寿でテレビでお馴染みだった双子姉妹きんさん，ぎんさんのように，歯のない人が食べるときは，咀嚼するといわないのでしょうか．

　きんさんのような人と有歯顎の人で，食物の粉砕はどれほど違っているのでしょうか．本文中にも記したように，米粒やうどんのようなものは，ほとんど違いがないでしょう．肉類では多少の違いはみられるかもしれません．しかし食べる前にナイフとフォークで細かくすれば，同じようになるのではないでしょうか．

　歯のない人は入れ歯によって食品を細かくします．入れ歯のない人はナイフとフォークによって細かくします．口の中で唾液と混合するのはどちらも同じです．

　「食品を裁断する」ことからいえば，口の中か外かの違いで，胃袋に入ってしまえばどちらも同じです．

　したがって咀嚼を広い視野で定義すると，「いかなる手段であっても食物が喉を通る大きさに裁断され，口の中で唾液と混合される行為である」としたら，きんさん，ぎんさんのような食べ方でも咀嚼が成り立つことになります．

　「歯によって粉砕することが咀嚼である」ということを大前提にすると，咬合面形態と粉砕効率などという研究テーマが出てきます．さらにそこに咬合面の形態と顎運動や顆路傾斜角度などがもち出され，出口のない迷路に入り込んでしまうのではないでしょうか．

　ちなみに GPT-8 では，咀嚼とは食物をのみ込んだり消化したりするために行う，かむ行為とあります．「かむ」とはどんなことかについては記載がありません．

Part 17

新しい咀嚼運動論

本章は，著者の考える咬合理論の根幹に当たる部分です．歯科医師だけでなくパラメディカルの全員に理解していただきたい内容です．

　ギージーから始まった咬合理論は，今日までたくさんの高名な先生方によって，さまざまな理論が展開されてきました．初めは全部床義歯の安定のためであった理論が，天然歯の理論になり，さまざまな理論が氾濫しているのが今日ではないでしょうか．

　全部床義歯の安定をはかるために，義歯に特殊な形態の付与や，残根を利用したマグネットのような特殊な装置をつけることが行われています．また最近はインプラント治療が頻繁に行われるようになってきました．
　インプラントが，なぜ行われるようになったのでしょうか．患者さんが義歯を嫌うから，という理由はあるでしょう．しかし別の見方からすると，義歯で満足させることができない歯科医師がインプラントなどを行うのではないでしょうか．
　そのような場合，インプラントの上部構造物をつくっても，その基本になる咬合が不完全では，結局は患者さんに咀嚼を満足させることができません．そしてインプラントはやがて破壊するのです．その後，皮肉にも義歯をつくることになります．
　マグネットによる維持を求めた義歯は，一時安定しているように思えます．しかしそれもやがて破壊することになります．その安定機構が破壊したらどうなるのでしょう．その機構なしに義歯の安定をはからなければなりません．
　なぜ破壊するのでしょうか．それは咀嚼時に無用な力が働いているからです．その無用な力とは，いうまでもなく咬合の不完全さに原因して発生する側方ベクトルです．

　著者は，このような義歯安定のための機構を否定しているのではありません．難症例の全部床義歯を，義歯のみで安定がはかれたうえで，さらなる安定機構があれば，患者さんはどんなに快適に食事ができるでしょう．
どのような顎堤であっても義歯で安定させることができる
　その鍵を握っているのが咬合です．著者は，義歯であれ天然歯であれ，生来の口腔の状態が回復され，正常に機能する理論が真の咀嚼理論であり，その理論は1つしかないと考えています．

　咀嚼運動とは，どのような運動を行い，そこにはどんな理論が成り立つのでしょうか．本章では，著者の考える咀嚼運動ならびにその理論について述べてみたいと思います．

1 破砕運動とは

　破砕運動とは，これまで説明したように食塊を破砕する運動です．どんな動きをする運動かを考えてみましょう．

　ある大きさの食塊を口に入れ，破砕しようとします．このとき顎関節では，図184に示すように下顎頭は関節結節直下に来ています．次に食塊がかみ込まれるのに伴い上下顎の開口度は小さくなります．

　このことを下顎頭の動きからみるとどうなるのでしょう．

　下顎頭の動きは，下顎窩の前壁に沿って後上方に戻っていきます．この動きを，さらに上下顎の歯でみてみると，下顎歯はかみ込まれるのに伴い後方に動いていることになります．この動きをつかさどっているのが，咬筋と内側翼突筋の前上方向への収縮と側頭筋の後上方向への収縮が合わさった動きです．これが破砕運動です．

破砕運動とは，食塊に上下顎歯で垂直に咬合力を加えるのではなく，咬合力を加えながら後方に動いている

　したがって食塊には，咬合面に対し垂直な咬合力以外に，後方に引く力が作用することになります．2つのベクトルの加法から，食塊には斜めの破砕力がかかることになります．

なぜ斜めに咬合力が加わるのか

　それは食塊に咬合力を加えながら後方に動くことによって，食塊がより破砕されやすくなるためです．

　この動作は，硬いものをつぶすとき，意識して顎を前後左右に動かすことがありますが，これにつうじるものです．これらの動きは，すりつぶし様運動にも相当する運動です．

　破砕という単純にみえる運動でも，その動きは実に複雑で，効率よく仕事ができるように動いているのです．

ロングセントリックとワイドセントリック

　顎の前後の滑走運動は，中心咬合位から前後方向にわずかに移動できる自由度を有しています．これが図185に示すようなロングセントリックです．この運動ができることによって食片の破砕やすりつぶし様運動が行われるのです．

　また側方滑走運動での自由度がワイドセントリックです．

　これらの自由度があって初めて自由な咀嚼運動ができるのです．天然歯と義歯とで，顎の動きはまったく同じなのです．前後や側方の滑走運動を行っても，まったく干渉の起こらない咬合から咀嚼運動が行われるのです．それがPart 1で記した人類の祖先の咬耗した咬合面です．

2 すりつぶし運動とは

　成書でいう「すりつぶし運動」とは，破砕された食塊をさらに細かく粉砕し，唾液と混合することにあります．

　食塊が粉砕されて小さい食片になると，図186に示すように上顎頰側咬

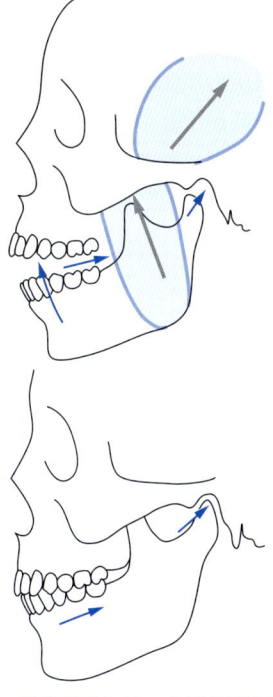

184 破砕運動とは，食塊を破砕しながら下顎が後方に引き戻される運動です．

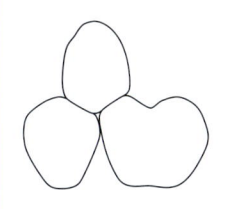

ポイントセントリック　　ロングセントリック

185 ロングセントリックでは，ある範囲内で前後に自由に移動できる様式です．ポイントセントリックには，そのような自由度はありません．

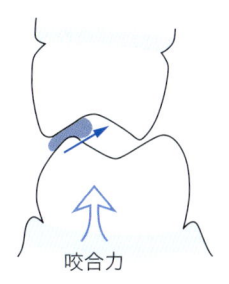

咬合力

186 従来のすりつぶし運動の考え方

頭内斜面と下顎頬側咬頭外斜面の間で食片をはさみ，下顎からの垂直な咬合力によってさらに細かく粉砕されることになります．

　その作業は，下顎頬側咬頭が上顎頬側咬頭内斜面に沿って中心咬合位までかみ込むことによって行われるとされています．この運動の逆の動きが側方滑走運動になります．

　そこで，すりつぶし運動の主役をなすのが，上顎臼歯の頬側咬頭内斜面と下顎臼歯の頬側咬頭外斜面ということになります．

　この運動がすりつぶし運動とすると，長い年月のあいだには両面に相当な咬耗が予想されるのです．

　症例は71歳の男性です．図187の写真をみてください．これまでまったくう蝕もなく，歯の治療といえば定期的に行うようになった歯石除去の処置くらいです．この患者さんの上顎臼歯部の頬側咬頭内斜面は，すりつぶし運動において主役となる部分です．ところが，ここがまったく咬耗していないのです．

　上顎臼歯で咬耗している部分は，図188に示すように舌側咬頭の内斜面と外斜面にみられます．

　このことは何を物語っているのでしょう．

すりつぶし運動は，
上顎臼歯頬側咬頭内斜面を利用する運動ではない

　この患者さんから教えられることは，いわゆるすりつぶし運動は，上顎臼歯の頬側咬頭内斜面に沿って，下顎臼歯の咬頭が滑走する運動ではない，ということです．したがって側方滑走運動は，すりつぶし運動に関係した運動ではないということになります．

　ではすりつぶし運動を含め，咀嚼運動をどう解釈したらよいのでしょうか．

顎の動きは上下動であり，反芻するような動きはしない

　著者は次のように考えています．すりつぶし運動は，上述の動きの説明からすると，牛が反芻するように「もぐもぐ」と顎を動かさなければなりません．しかし食事中に顎の動きを観察していますと，すべての人において顎の動きは上下動であり，反芻するような動きではありません．

　ある程度食片がこなれてくると，両側の臼歯で咀嚼できることがわかります．またうどんのようなものを口に入れて咀嚼するとき，両側臼歯で同時にかむことができます．

　両側で咀嚼できるということは，顎の動きは上下動にほかなりません．

咀嚼運動とは，上下動の運動である

　これまでを総合すると，「咀嚼運動とは，上下動の運動」である，と結論づけることができます．

　咀嚼運動のなかで，これまでいわれているような「**すりつぶし運動と称する独立した運動はまったく行われていない**」のです．ではすりつぶし運動は存在しないのでしょうか．それについては次の3節で詳しく説明します．さらに側方滑走運動とは何のために存在するか，については4節で説明します．

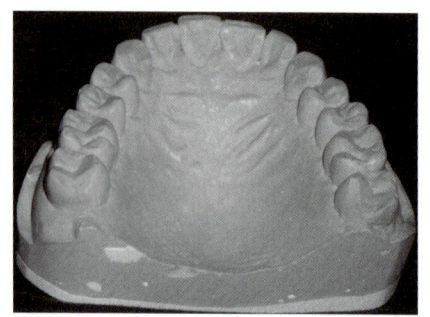

上顎臼歯の頬側咬頭内斜面には，まったく咬耗がみられません．

187 症例：71歳，男性

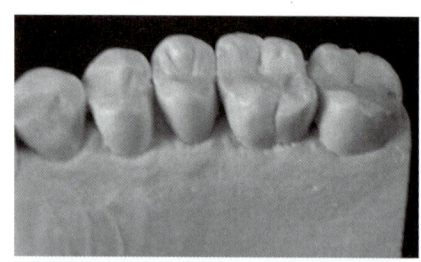

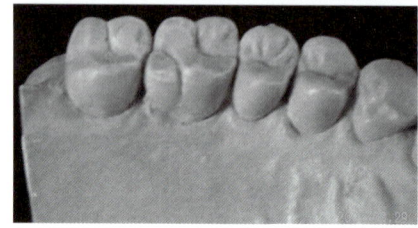

188 上顎臼歯で咬耗のみられるのは，舌側咬頭内斜面と外斜面です．
このことは，すりつぶし運動は上顎臼歯の頬側咬頭内斜面を利用する運動ではない，ということです．

3　咀嚼運動とは

　咀嚼中の顎の動きは，前節でも話したように，牛のようにもぐもぐと左右に反芻するような動きはしません．よく**観察すると，ヒトの咀嚼運動は，ほとんど垂直な上下運動**です．このことは，すりつぶし運動という独立した動きを示す運動は存在しないということです．
　では，すりつぶし運動という咀嚼運動はないのでしょうか．

すりつぶし運動のしくみ

　そうではありません．すりつぶし運動は存在します．たとえば正月料理の数の子ですが，これを咀嚼することを考えてみましょう．最初大きな塊のときは，上下動の破砕運動で小さく破砕します．ある程度小さくなると粒になります．すると，この粒を一つひとつ咬合面に置いてつぶすことを行います．そしてその感触を味わうのです．これがすりつぶし運動です．
　このときの顎の動きはどうなっているのでしょうか．

すりつぶし運動が味覚にはたす役割

　図189に示すように咬合面に置かれた粒を上から押さえつけます．そのとき粒が逃げないように，下顎歯を前後左右にスライドさせて粒を捉えて押しつぶします．
　顎の動きは，粒を捉えるための前方や側方の動きと，押しつぶすための上下動です．この2つの運動がうまく連携して粒を捕まえて，つぶすことになるのです．
　咀嚼運動のなかで，すりつぶし運動の粉砕寄与率は，それほど大きなものではないと思っています．なぜならPart 16の咀嚼の項で話しましたが，飲み込まれた米粒などは，ほとんどそのままの形をしているからです．
　しかしすりつぶし運動によって大きな食感が得られ，味覚上のはたす役割は非常に大きなものがあると考えています．とくに数の子やキャビアのような粒状のものでは，破砕とすりつぶし運動がうまく連携すると，その食品の味覚をより大きく引き出し，味わうことができると考えています．

すりつぶし様運動

　著者は，破砕運動とすりつぶし運動とは，厳密にはまったく同じではないが，ほとんど同じ動きをする運動と考えています．すなわち破砕とは，大きな食塊を砕くための上下動であり，すりつぶし運動とは，小さくなった食片を咬合面に捕らえてつぶす上下動です．
　すりつぶし運動は破砕運動の延長線上の運動といえます．そして両者の運動は上下動を繰り返す運動なのです．
　そこで著者は，上述したすりつぶし運動を「**すりつぶし様運動**」とよぶことにします．

　ここで咀嚼運動を一言で表すと，日本古来の習慣である「餅つきの杵と臼」に例えることができます．杵の動作は単純な上下運動です．それでも餅ができるのです．この杵と臼のたとえは，川原田幸三先生の著書『開業医のための総義歯臨床』に記載されています．

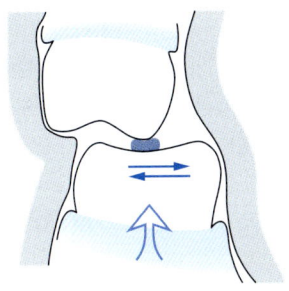

すりつぶし運動とは，上顎臼歯の頬側咬頭内斜面に沿って，下顎臼歯の頬側咬頭が滑走して食片をすりつぶすのではありません．このような運動は実際行われていません．
すりつぶし様運動とは，下顎臼歯咬合面に置いた食片を，上顎臼歯の舌側咬頭で押しつぶす運動です．

189　すりつぶし様運動

咀嚼運動は，臼歯の上下運動であり，咬合面からこぼれた食片を舌や頬の筋肉の作用で再度咬合面に送り，上下に咬合する運動で破砕やすりつぶしを行い，唾液と混合する運動です．

咀嚼中の顎が前後左右に移動するのは，最終咬合接触位を中心咬合位に移動させるための運動

　咀嚼運動中の顎は，志賀　博先生らの報告にみられるように，まったくの上下運動だけではなく，多少前後左右に移動しながらかみ込みを行います．

　その動きとは，かたい食品などでは，最大咬合力を発揮できる位置へ顎を移動させて破砕し，その後中心咬合位に戻るための移動です．また咬合面からこぼれた食片を咬合面上に戻すために，顎を前後左右に動かす動作も，咀嚼運動中に行います．

　顎関節は蝶番のようにいつも同じ位置にかみ込むことはできません．中心咬合位からずれてかみ込んできたときに，最終咬合接触位を中心咬合位に移動させるための調節運動です．この運動については，次節で詳しく説明します．

　このような運動のために，咀嚼中の顎は左右に動いているようにみえますが，食塊に咬合力が加わるときは上下動なのです．

咀嚼運動とは，「破砕運動と攪拌運動」から成り立っている

　それをたとえると，上下顎歯の「杵と臼」，そして舌や頬による「相の手」の関係にあるといえます．

4　側方滑走運動の役割とは

　前節では「側方滑走運動はすりつぶし運動と関係しない」ことについて説明しました．本節では側方滑走運動とはどんな働きをしている運動かを考えてみたいと思います．

　結論からいうと，この側方滑走運動とはきわめて大切な運動です．その滑走をスムーズに行わせるための咬合調整こそ，真の咬合調整といえるのです．そしてこの滑走運動は，全部床義歯に限らずインプラントや天然歯などのあらゆる症例の咬合にも必要な運動なのです．

　側方滑走運動だけでなく，前方滑走運動も含めてすべての滑走運動は，いったい咀嚼運動中どのような役割を担っているのでしょうか．このことについて本節でもう一度考えてみたいと思います．

破砕運動時の顎の動き

　破砕運動とは，これまでにも話したように食塊に最大の咬合力を加え，破砕する運動です．

　リンガライズドオクルージョンでは，最大の咬合力を加えるために食塊を下顎臼歯咬合面の中央に置いて，上顎の舌側咬頭でつぶすことになります．食塊がかたいものであればあるほど，このかみ合わせ位置が重要になります．食塊をある位置でかみこんでも破砕できなければ，少しずれた別の位置に移動させなければなりません．この移動が側方滑走です．

　側方滑走がスムーズにできるように咬合調整された咬合面であれば，そのまま横滑りで食塊が移動できるのです．

次に食塊が突然破砕した場合について考えてみましょう．

　このとき上下顎の臼歯は突然大きな咬合衝撃力を受けるでしょう．この衝撃に対しても，咬合調整された臼歯であれば，その衝撃圧を全臼歯でしっかり受け止めることができます．そのため安心して大きな咬合力を加えることができるのです．これも破砕運動時の側方滑走運動の役割です．

スムーズな側方滑走運動は，咀嚼運動のしやすさを決定づける

　さらに食片を細かくつぶす運動，すりつぶし様運動について考えてみましょう．

　すりつぶし様運動も破砕運動と同じ動きであることは前節で話しましたが，小さくなった食片は，今度は大きな咬合力は必要としません．その代わり微妙な上下顎歯の位置関係が要求されるのです．

　小さなものや滑りやすい食片などを咬合面でしっかりグリップするために，歯の接触感覚を頼りに，側方や前方に微妙な動きが要求されるのです．

　このときスムーズな滑走運動ができないと，このような食片は捕らえられないのです．ここでもスムーズな側方滑走運動は咀嚼運動のしやすさを決定づけるのです．

厳密に咬合調整された咬合面でないと，スムーズな運動ができない

　閉口時において上下顎歯の咬合位置は，蝶番によって規制されたドアのように，いつも同じ位置に入るとは限りません．食塊を介在してこれをかみ込んだとき，上顎歯の咬頭と下顎歯の咬合面の対合関係は，ある一定の範囲のなかで行われます．中心咬合位から外れた位置に咬合接触したあと，中心咬合位まで滑走移動します．

　その咬合位置によっては，咬合力が歯をゆする力として働いていることもあります．この場合，歯根膜内の圧受容器からの信号でこれを感知します．すると，そのゆする力をなくすように微調整の側方移動を行うことになります．これも側方滑走運動です．

　これらの側方滑走運動は，厳密に咬合調整された咬合面でなければスムーズな運動ができないのです．

5　前歯の役割とは

　ドーソンによると，アンテリアガイダンス(前方指導要素)は，ポステリアガイダンス(後方指導要素)とともに下顎の運動路に影響を及ぼし，また臼歯部の咬合面形態，咬頭傾斜角，歯の接触状態にも影響する，とあります．そしてアンテリアガイダンスは臼歯咬合治療の基本的な目標である，とのことです．

　ということは臼歯の咬合安定のために前歯は，その役割を担っていることになります．そしてアンテリアガイダンスと下顎頭の前下方移動を関連づけて解説されています．

　ところで Part 15，1節，2節でオーバージェットの患者さんの写真を提示し，咬合異常ではないと話しました．患者さんによっては審美的な問題や発音などで多少気になると訴えられることがあります．しかし咀嚼に関してはなんら不自由を感じていません．また何の問題もなくその機能が営

まれています．

　この患者さんの前歯は咬合の安定，さらに咀嚼運動にとってどのような意味をもつのでしょうか．咬合異常として前歯が治療の対象になるのでしょうか．

アンテリアガイダンスがその役割をはたせない例

　その例として同書には，オーバージェット，Ⅲ級咬合，切端咬合，オープンバイトがあげられています．このような患者さんにはグループファンクションを適用すべきとのことです．そして咬合ストレス，すなわち側方ベクトルの負担を歯周組織の弱い歯にかけない配慮が必要である．しかしそれは非常に複雑で，微妙な咬合調整が要求されるとのことです．

　では具体的にどうすればよいかについて，個々の記載はありますが，その治療は大がかりなものとなっています．また場合によっては，治療の必要のないものもあるとのことです．しかしその鑑別基準が不明瞭です．著者はアンテリアガイダンスを含め，記述されているような咬合の構築を臨床で行うことは不可能であると考えています．

臼歯部のみで，咬合の安定がはかれる

　著者は，前歯に咬合の安定を求めることは，なんら意味のないことと考えます．Part 15，5 節で述べたように，またそこに示した患者さんの例からも，$\frac{7-4}{7-4} \mid \frac{4-7}{4-7}$ で咬合は安定するのです．

　これまでに記したように，咬合平面のスピーの彎曲や上顎臼歯のウィルソンの彎曲などから，臼歯部のみの咬合で咬合の安定がはかれるのです．前歯はまったくフリーでいいのです．

なぜアンテリアガイダンスを考慮しなければならないのか

　前歯ガイドが必要なのは臼歯咬合面に 30 度前後の傾斜角度を有する歯で，咬合を構築しようとするためです．このためアンテリアガイダンスがないと下顎の前方や側方運動に際し臼歯は咬頭干渉を起こします．その干渉を前歯ガイドと下顎頭の前下方移動によって補おうとしているのです．

　しかしここで重要なことは，「**切歯路角が絶対的な角度として，決定するのに根拠となるものは存在しない**」のです．言い換えると，切歯路角はどんな角度であっても，咬合は咬合器上でそれなりに成り立たせることができるのです．

　このことはなにを意味しているのでしょうか．

　それは「**咬合面の傾斜角度は何度でもよい**」，ということです．

前歯を咬合の安定に関与させない理論

　著者の提唱する理論では，前歯に対する配慮はまったく不要で，完全に咬合させません．それで咬合の安定が成立するのです．

　さらに全部床義歯にあっては，リンガライズドオクルージョンの咬合をとらせるとともに，顎堤がないような難症例であればあるほど前歯を咬合から外すことによって全部床義歯は安定するのです．

ナイトガードを一生装着？

　前歯の陶材冠を装着した患者さんなどで，切端の破折を警戒してナイトガードを装着しながら就寝する患者さんをみかけることがあります．

　陶材冠の切端破折はよく起こることです．食事中に注意することは仕方

がないとしても，夜間の無意識な状態のときまでガードしなければならないのでしょうか．そしてナイトガードを一生装着しつづけるのでしょうか．

ここにも前歯の咬合をどのように考えるかでナイトガードが必要か否かが決まるのです．

ブラキシズムは咬合の改善によって治る

ブラキシズムに苦しむ患者さんにはスプリントが使用され，歯のきしむ音や咬耗を防ぐことが行われています．ではこの器具を生涯装着しつづけるのでしょうか．

ブラキシズムについては Part 22 で説明しますが，咬合の改善によって，多くの患者さんが治るのです．

前歯は咬合の安定維持にはまったく必要ないのです．

6 咬合様式とは

咬合様式という用語はかみ合わせのさまざまな表現に用いられ，咬合という用語と同じように曖昧な言葉の1つです．

一般的に咬合様式といわれているのは，カスピッドプロテクティッドオクルージョン（犬歯誘導），フルバランスドオクルージョン，グループファンクションオクルージョンをいうときに用いられます．この咬合様式は正確には側方滑走運動時の咬合接触にかかわる分類です．ここで重要なことは，この咬合様式が咀嚼運動とどうかかわり合っているか，ということです．これまでの解説書ではそのことについて明確に解き明かしたものをみたことがありません．そこで本節では，その点の解明に主眼を置いて，咀嚼運動的または咬合力学的な観点から考えてみたいと思います．

❶犬歯誘導

犬歯誘導とは，側方滑走運動をしたときに下顎犬歯が上顎犬歯の舌側面に接触滑走しながら開口運動をする咬合様式です．このような動きを示す患者さんは，図190に示すように，大きな顎堤で被蓋の深い有歯顎歯列においては，確かに犬歯誘導といわれるような滑走運動はみられます．というより側方滑走運動をしようとすると，下顎犬歯は上顎犬歯の内斜面に沿いながら滑走せざるをえないのです．これは滑走というより，ぶつかってしまうもので誘導とはいいません．

このような顎堤は欧米人に多くみられるものです．日本人に多いのは下顎が上顎より優勢なアングルⅢ級に近い顎堤です．また図191に示すように犬歯は内向きではなく，外向きに開いたように傾斜して萌出している患者を拝見します．ここに側方運動時に犬歯誘導を適用したらどうなるでしょう．たちまち犬歯に咬合性外傷が起こるのは火を見るより明らかです．

側方滑走運動（本章2節参照）は，咀嚼運動のうちのすりつぶし運動ではないことを説明しました．同じことが犬歯誘導といわれる側方滑走運動にもいえるのです．

咀嚼運動とは，上下動の破砕運動と攪拌運動であって，犬歯誘導とは，

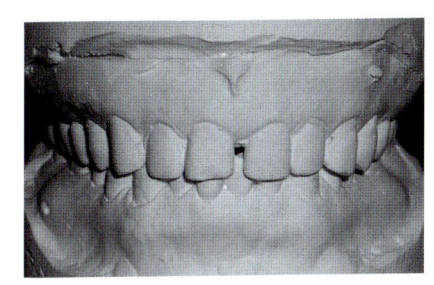

190 側方滑走運動を行うと犬歯がぶつかる症例

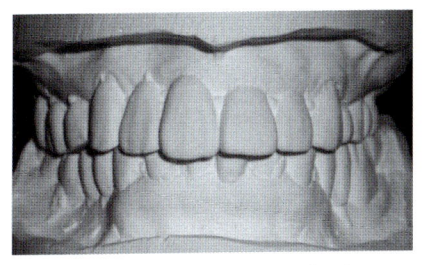

191 側方滑走運動で犬歯誘導を行わせると，咬合性外傷を発症する恐れのある症例

咀嚼運動とまったく関係のない運動なのです（本章3節参照）．

食事ができるようになった咬合状態

図192に被蓋の深い典型的なディープオーバーバイトの患者さんの1例を示します．写真のように上顎前歯が下顎歯の歯頸部を越えて歯肉をかんでいます．

主訴は食事が思うようにできない，物がかめないとのことでした．

咬合状態をみると臼歯部は金属冠で補綴され，中心咬合位にかみ込むだけで側方や前方への動きはまったくできない状態です．

食事ができないとのことで，機能回復のために上顎と下顎臼歯の咬合面に光重合レジンを接着し，咬合挙上をはかりました．

治療のポイントは，咬合挙上によって上下顎臼歯の咬合接触時に，前後左右に動きのできるわずかな遊びをもたせることです．

レジンを添加した部位は，図193に示すように上顎では両側臼歯部，下顎では左側臼歯部です．下顎右側に添加しなかったのは，左右の咬合平面のレベルを合わせるのに必要ではなかったからです．

こうすることによって食事ができるようになった咬合面と，前歯の咬合状態の写真を示します．このように前歯の咬合にゆとりをもたせたことによって自由な動きができることがわかります．図194に示す口腔内写真は，前後左右に滑走運動を行わせたときの咬合接触状態です．

この咬合はリンガライズドオクルージョンです．わずかな前方や側方滑走運動ができることによって，すりつぶし様運動が可能になり，食事が満足にできるようになります．わずかな動きですが，自由な動きのできることが咀嚼運動のしやすさと直結しているのです．

その後の治療は，食事ができることを確認したあと，レジン添加した歯を新しく金属冠に換えています．

咬合滑走における自由な遊び

このような極端な例は別としても，犬歯誘導といわれる咬合様式になってしまう顎堤の患者さんがいます．深い咬頭嵌合位から左右への動きがまったくできないのです．

このような患者さんには，わずかな咬合挙上を行い，中心咬合位からわずかな範囲で自由に滑走を行えるようにすると，咀嚼運動がスムーズにできるようになります．

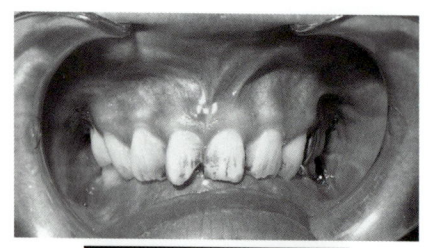

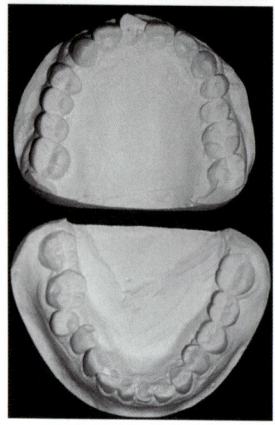

主訴は，ものがよくかめないとのことです．
192 極端なディープオーバーバイト

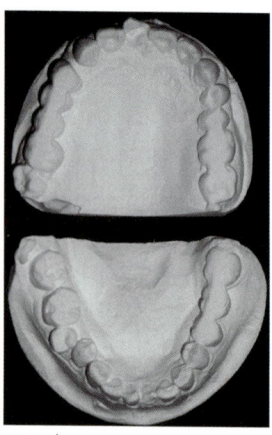

治療は $\frac{7654|567}{|567}$ の光重合レジンによる咬合挙上です．
咬合はリンガライズドオクルージョンとグループファンクションです．中心咬合位から自由に，わずかな範囲ですが遊びをもたせています．

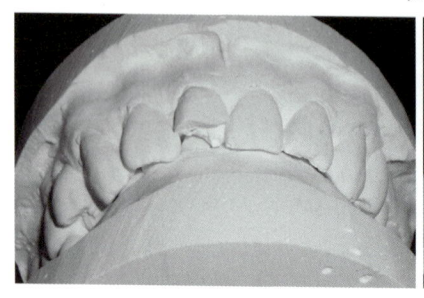

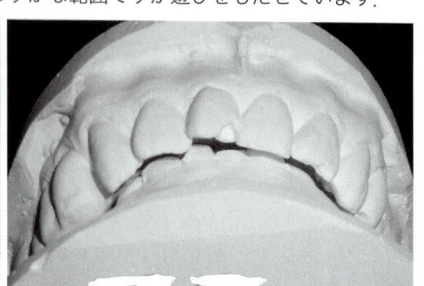

左が初診時，右が咬合挙上したものです．前歯被蓋に，挙上によって自由なスペースができています．
193 初診時と治療後の咬合状態

この自由な遊びの考えは，スカイラーの提唱したロングセントリックやワイドセントリックに相当するものです．
　ドーソンは，ロングセントリックについて，「中心位からの自由性をいうのであって，中心位の自由性をいうのではない」と記しています．しかしことばでいえても，現実の動きはこれをどう区別するのでしょうか．両者は同じことなのです．
　著者の考えでは，ロングセントリックやワイドセントリックとは，「中心位の自由度」をいい，この自由度こそ著者の中心位の定義（Part 9 参照）と合致するものです．そしてこの自由度の存在によって咀嚼運動がスムーズにできるのです．
　この患者さんの治療例からいえることは，**犬歯誘導とは咀嚼運動とまったく関係のない運動である**ということです．ロングセントリックやワイドセントリックより，まったく遊びのないポイントセントリックが理想であるという考えもあります．しかし著者は，その考えにはまったく賛成できません．

❷ フルバランスドオクルージョン

　フルバランスドオクルージョンとは，図195（上段）に示すように，側方滑走運動をすると作業側では，上顎臼歯の頬側咬頭内斜面に沿って下顎臼歯の頬側咬頭外斜面，上顎舌側咬頭外斜面が下顎舌側咬頭内斜面に沿って滑走し，非作業側では上顎舌側咬頭内斜面が下顎頬側咬頭内斜面に沿って同時接触しながら滑走運動をするものです．また前後滑走運動では，上顎前歯舌側面に沿って下顎前歯が滑走し，これと同調して最後臼歯の咬頭傾斜角に沿って滑走するとするものです．
　まず側方滑走運動をみてみます．図195（中段）のように両側の上下顎臼歯の咬合面は30度の傾斜角があります．この傾斜の途中の咬合接触では，図のような側方ベクトルが発生します．ここで重要なことは，これらのベクトルが左右側とも同じ方向にあることです．したがって図195（下段）のように顎を左側に滑走させると，下顎義歯には右側に移動させようとする力が発生します．義歯を力学的に安定させようとするなら，左右側で逆方向のベクトルが発生しなければ義歯は安定しません．しかし現実は同じ方向に発生しています．このことはバランスドオクルージョンという咬合様式は，咬合力学的に安定しないことを意味しています．これに対し臨床では，咬合面傾斜角度のある人工歯を用いた全部床義歯で咬合が安定している方がいる，という意見があるかもしれません．その理由は咀嚼運動にあります．これまで説明したとおり咀嚼運動とは，すべて上下動の運動です．したがって上顎舌側咬頭が下顎臼歯の咬合面中央に正しく嵌入する場合（中心位と中心咬合位が一致しているとき）は，30度人工歯を用いた義歯でも咬合が安定することがあります．しかし顎堤のない患者さんでは，咬合面傾斜角を有する人工歯を使用して義歯を安定させることはむずかしくなります．
　前方滑走運動をみてみます．全部床義歯において下顎前歯を上顎前歯舌面に当てると義歯は転覆してしまいます．したがって前歯の咬合接触は意

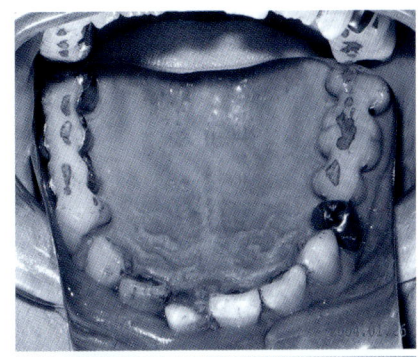

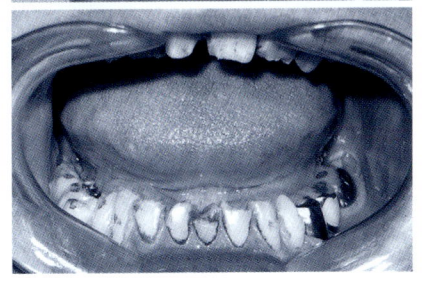

194 光重合レジンの咬合面への添加によって，咬合挙上を兼ねてリンガライズドオクルージョンとグループファンクションの咬合様式に整えた状態です．

味のないことです．

　ある参考書にこんな記述がありました．「全部床義歯において食品が小さくなるとバランスドオクルージョン(両側性均衡)が成り立っている」というものです．たしかに全部床義歯を装着して食事をしている患者さんをみると，小さな食片を咀嚼するときには，作業側とともに非作業側でも咬合接触しているようにみえます．そこで両側性均衡が成立しているように思われます．

　しかしほんとにそうでしょうか．次にこのことについて考えてみます．
両側性均衡が成立しているようにみえるのは，次のような理由によるものです．図196に示すように，左側に硬く小さな食片を介在して，ここに大きな咬合圧が加わることを考えてみます．このとき義歯ではどんなことが起こるのでしょうか．左側の義歯床は咬合圧によって粘膜への沈下が起こります．左側の沈下は反対側にある非作業側では，義歯の挙上という現象で現れます．なぜなら義歯は剛体で変形しません．そこで左側が沈下すると右側は上昇させられ，その結果右側の歯は接触することになります．したがって一見両側性均衡が成立しているように思われます．これを別の視点からみると，この動きとは義歯がガタガタ揺れていることなのです．このゆれが小さければ小さいほど，かみやすい義歯であるといえます．ゆれを極力抑えるには，片側性均衡が成立していなければなりません．

　図196（下段）に示すように，ある程度大きな食品を破砕しようとするとどうでしょうか．片側性均衡が成立していなければ義歯は安定しないことは明らかです．

　結論をいいますと，**フルバランスドオクルージョンとは，咬合力学的にまったく成立しない理論**です．この理論を天然歯に応用したのがナソロジーの理論ですが，その結果は大失敗をしました．そのことはColumn「ナソロジーのあれこれ」(p. 91)に記しました．

❸グループファンクションオクルージョン
（以後グループファンクションという）

　グループファンクションとは，側方滑走運動を行うと作業側の数歯が同時接触をしながら滑走する様式をいい，この咬合様式は犬歯誘導と対比されるものです．犬歯誘導とは，側方滑走運動を行うと犬歯以外は接触せずに即座に臼歯の歯間離開が起こるのに対して，グループファンクションとは，上下顎いずれかの機能咬頭が対顎歯の咬合面上を一定距離にわたって接触滑走するものです．GPT-8では，この滑走が数歯にみられる場合をグループファンクションという，と記されています．

　さらにグループファンクションは作業側での咬合接触の様相をいいますが，このとき反対側の非作業側での滑走はどうなっているのでしょうか．

　非作業側では2つの様式が考えられます．第1は両側性均衡をとらせる場合，第2は片側性均衡が成立している場合です．両側性均衡はこれまでの説明からまったく意味のない咬合様式であることを話しました．したがってグループファンクションでも片側性均衡が成立していることが必要です．

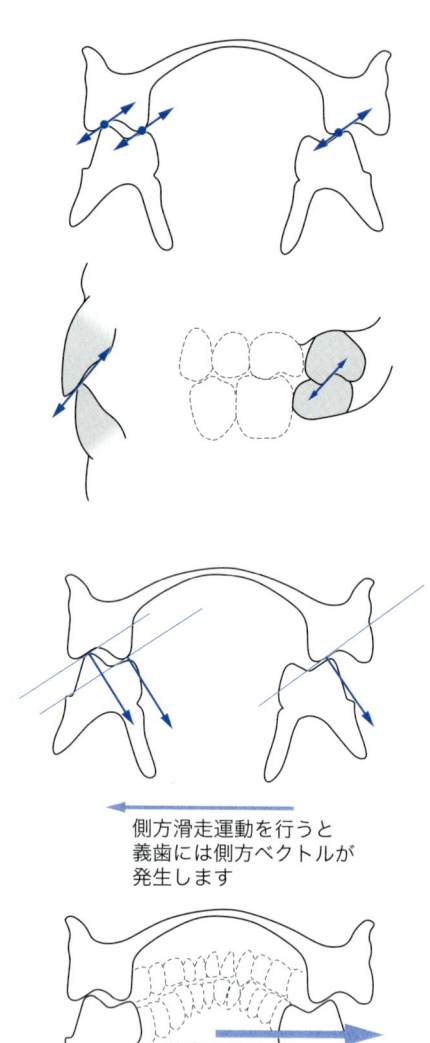

側方滑走運動を行うと義歯には側方ベクトルが発生します

義歯の移動

顎の移動

195 フルバランスドオクルージョン

片側性均衡の成立

片側性均衡はどのようにして成立させるのでしょうか.

そのことについては，まったく心配はいりません．リンガライズドオクルージョンとグループファンクションの咬合では自然に片側性均衡が成立しているのです．そのことについては Part 13, 5 節で説明しました．

リンガライズドオクルージョンとグループファンクションの究極の咬合とは，図 197 に示すように，平坦な下顎臼歯の咬合面に上顎臼歯の舌側咬頭を機能咬頭として咬合させる様式で，前後左右のあらゆる滑走運動を行っても写真のように点状接触となる咬合です．

これまで咬合様式について著者の考えを述べてきました．結論をいいますと，咬合様式として記載されている側方滑走運動のうち，咀嚼運動と真に関係する運動はグループファンクションだけであるということです．犬歯誘導とは，咀嚼運動とまったく関係のないものであり，フルバランスド・オクルージョンは咬合力学的に成立しません．したがってこれらを咬合様式とよぶのは意味のないことと考えます．

そこで著者は，真の咬合様式とは，リンガライズドオクルージョンとグループファンクションであると考えています．

7　正常咬合の具体的基準とは

これまで基礎編から理論編にわたって，かみ合わせや咬合の問題について考えてきました．また Part 14 では正常な咬合を維持するために最も大切な要件について考えてみました．

この理論編を締めくくるにあたって，最後に「正常咬合の具体的な基準」についてまとめてみたいと思います．

正常咬合とは

正常なかみ合わせと咬合（これをまとめて正常咬合とよびます）には，どんな基準が要求されるのでしょうか．正常咬合に関して成書をひも解きますと，最初に出てくるのがヘルマンの正常咬合です．ヘルマンの定義では，「完成した永久歯列において，上下顎の歯の咬合状態は基本的には 1 歯対 2 歯の関係にあって，前歯部においては面接触し，臼歯部においては咬頭対窩，隆線と歯間，鼓形空隙，そして隆線と溝が咬合接触している」と述べています．

一見，この定義で正常咬合がいい表せているようですが，よく考えるときわめて曖昧な表現に終始しています．まず 1 歯対 2 歯の関係でなければならないのでしょうか．パウンドの人工歯排列では 1 歯対 1 歯の関係にするとあります．また天然歯でもこれと同じ関係にある方がみられます．次いで前歯部において面接触とありますが，オープンバイトや反対咬合の方はどうなるのでしょうか．臼歯部においていろいろな咬合接触を述べていますが，接触の仕方とは，図 198 に示すような状態でしょうか．このような多数の咬合接触点と，それぞれの接触点が同じ接触圧となるように口腔内で調整することができるでしょうか．それは不可能としかいいようがあ

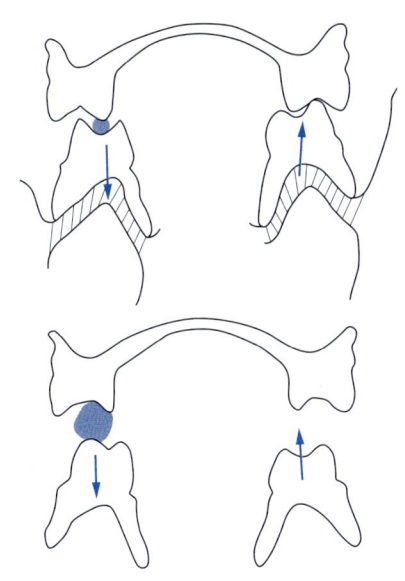

196　食片が小さくなると両側性均衡が成立しているという考え方があります．しかしそれは作業側で義歯床の沈下が起こると，反対の非作業側では義歯の挙上がみられる現象で，決して両側性均衡の成立した状態ではありません．

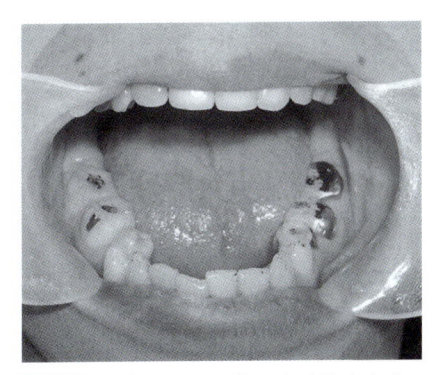

197　究極のリンガライズドオクルージョンとグループファンクションの咬合接触

りません．Part 14 の Summary に記載した「咬合の要件」の記載を合わせ考えるとき，臨床において現実に構築できない咬合を正常咬合と提示されてもなんの意味もありません．

　別の正常咬合の説明として，「正常咬合とは，咬頭嵌合位において，上下顎の歯が解剖学的に正常と思われる咬合状態にある場合をいう」．

　「そしてこれを定義するには 3 つの問題点がある．第 1 の問題点は，本来，正常とは異常に対する言葉であり，異常の程度が問題となる．臨床の場において問題となる異常の程度はその対象によってそれぞれ異なることは明らかであり，正常咬合の定義もそれに応じて変化してくるのである．………」という記述です．このことは何をいっているのでしょう．正常咬合とは，異常の程度によって変化するとのことです．その異常とは，正常でないものです．臨床医は鶏と卵の論法を聞いているのではありません．おそらく審美的要因を含んだ咬合を考えての記述だと思います．正常咬合とは審美要因とまったく関係がなく，両者は明確に区別されるべきものです．

　咬合とは，歯科学の発足以来，その根幹を成すものです．その咬合の正常という定義が，今日にいたっても確立されていません．ここに今日の歯科医療の混乱する源があるのです．

正常咬合の定義

　著者は，これまで本文で展開してきた考えを踏まえて，正常咬合についての新しい定義を提案したいと思います．

　正常咬合を定義するにあたり，第 1 に考えなければならないことは，何のために定義を設定するかということです．これを別の観点からみると，**正常咬合とは，口腔機能のうちなにを回復することを目的としているか**，ということです．それを正常咬合の目的としなければなりません．この目的を達成するためには，具体的にどのような基準が必要であるかが決まってくるのです．そこでまず正常咬合の目的について考えてみたいと思います．

正常咬合の目的

　1．咀嚼が満足にできること．
　2．生涯にわたって歯を失うことがないこと．
とします．

　第 1 の咀嚼が満足にできること，について説明します．天然歯と義歯とでは，それぞれ食品に加わる咬合力が違います．全部床義歯のように天然歯に比べて極端に小さな咬合力しか食品に加えることができなくても問題はありません．また咀嚼の能率や効率の問題でもありません．新しい補綴物を装着された患者さんに，これで食事が満足にできる，という想いをもってもらえることが重要なのです．これが正常咬合の第 1 に目指すものです．第 2 に生涯にわたって歯を失うことがないという文言です．これは治療の有無にかかわらず歯は生涯にわたり，その方の咀嚼機能を維持するために存在しなければならない，ということから発しています．若い頃むし歯が 1 本もなく丈夫な歯をもった方が，中年をすぎた頃から歯周疾患で歯を次々と失っていくのはよく目にすることです．これを老化現象として片付けられるでしょうか．その原因は咬耗不全による正常咬合からの逸脱にあるの

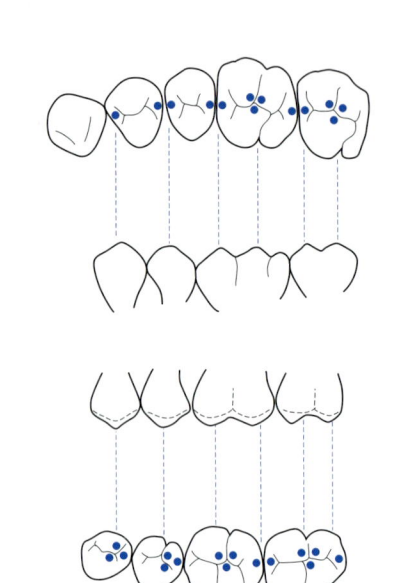

198 理想とされる咬頭対窩の 3 点咬合接触

です．

　また新しく補綴物を装着した歯が，その後何年咀嚼機能をはたすことができるのでしょうか．ここで治療後，長期間経過して現れた咬合性外傷の1例を提示します．**図199**に示す6は著者の歯で，この歯は21年前にクラウンを装着し，つい最近までなんの問題もなく咀嚼機能を維持していました．ところが昨今この歯が咬合性外傷で歯肉の腫脹を伴うようになりました．写真では6の近心根周囲の歯槽骨に破壊像がみられ，第1次の咬合性外傷像を示しています．その他の歯は学生時代に治療したものですが，すべて問題はありません．この6は装着当時から微妙に咬合のバランスを崩していたものと思われます．しかし当時，著者はまだ若く再生能も旺盛であったために，咬合性外傷の発症が抑えられていたのでしょう．それが60歳も後半になると，Part 5で説明したように破壊と再生のバランスが崩れ，咬合性外傷の発症をみることになったのです．

　したがって定期検診時に，歯科医師や歯科衛生士が咬合異常を見抜く診断能を身につけ，歯科医師によって適正な咬合処置がなされれば，咬合性外傷を未然に防ぐことができるのです．ここに歯科衛生士の役割があります．衛生士の役割については，次のPart 18で詳しく取り上げます．

　繰り返しますが，正常咬合の目的とは，咀嚼機能の回復であって，決して審美性の回復ではありません．咀嚼と審美とは明確に分離して考えるべきです．

咬合異常とは

　正常咬合の目的を踏まえて，咬合異常を定義すると次のようになります．

1．咬合異常とは，その咬合状態を放置すると，顎口腔系の機能障害を発生する危険性を含んでいる場合をいう．
2．顎口腔系の機能障害とは，咀嚼機能障害を発生させることである．
3．咀嚼機能障害を発生する疾患とは，咬合性外傷，歯周疾患，ブラキシズム，顎関節症である．

　したがって咬合異常とは，そのまま放置すると上記4疾患の発症の危険性を含んでいる場合をいいます．

　さて正常咬合の目的を達成するためには，どのような具体的な基準が必要になるのでしょうか．

正常咬合の具体的基準

　正常咬合の具体的基準として，次の3項目について定義します．

1．正常咬合の静的基準．
2．正常咬合の動的基準．
3．正常咬合の維持基準．

　次にそれぞれの基準について説明します．

1．正常咬合の静的基準

　正常咬合の静的基準とは，上下顎の歯がどのような関係で咬合接触し，咀嚼運動をスムーズに行ううえで，どのような顎位を考慮しなければならないかを定めたものです．その必要基準を**図200**に示します．

　正しい顎位：臨床で真に必要な顎位とは，中心位の顎位です．中心位とはこれまで説明したように，下顎安静位から中心咬合位までの間の顎位で

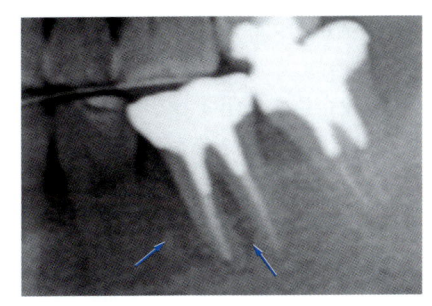

199 6の咬合性外傷像

1　**正しい顎位**
中心位
　下顎安静位
　　　↕安静空隙──垂直的自由度
　中心咬合位────水平的自由度
2　**咬合様式**
リンガライズドオクルージョン
　上顎舌側咬頭を機能咬頭とし，
　下顎臼歯は平坦な咬合面とする．
グループファンクション
　あらゆる側方運動において点状接触とする．
3　**咬合平面**
①7-44-7で成り立つ平面である．
②前歯は，審美性と発音に考慮する．
③56を最下点としたスピーの彎曲を付与する．ウィルソンの彎曲は上顎に付与する．
④咬合平面は，カンペル平面と平行とし，上下顎歯槽堤の中間に存在する．
4　**咬合接触**
①全顎で8点(片顎で4点)の咬合接触をつくる．
②各接触点において，厳密に同一な接触圧を付与する．

200 正常咬合の静的基準

す．その間は安静空隙とよばれる範囲です．

臨床では，まず下顎安静位を患者さんから求め，この顎位を出発点として中心咬合位を決定することになります．中心咬合位での側方滑走運動時には，自由に移動できる水平的自由度を付与することによって咀嚼運動をスムーズに行うことができます．

安静空隙の幅は垂直的自由度となります．その臨床的意味は，咬合挙上の程度や咬合採得時において安静空隙(垂直的自由度)を設定すること，またスプリントの厚さをこの範囲に収めることなどによって，顎関節の安定を図ることができることになります．

繰り返しになりますが，中心位の顎位は下顎安静位から求められること，そしてこの**下顎安静位とは，生体から得ることのできる唯一の顎位である**，ということです．

咬合様式：咬合様式としてこれまで一般的に扱われている内容は，先に本文でも記述したように意味のない分類です．そこで本書では，**リンガライズドオクルージョンとグループファンクションを，上下顎歯の咬合接触と滑走運動を含めて咬合様式とよぶ**ことにします．

リンガライズドオクルージョンの下顎臼歯咬合面は，ほとんど水平で平坦な面とし，裂溝は上顎舌側咬頭の咬合接触範囲をよけた部分に形成するようにします．上顎臼歯では舌側咬頭のみを機能咬頭として用います．

グループファンクションでは，あらゆる方向の滑走運動において，咬合接触は咬合紙で点状として印記されるように調整します．

このような咬合様式を臼歯全体にわたって構築することによって歯は咬合性外傷から保護され，スムーズな咀嚼運動を行うことができるようになります．

咬合平面：咬合平面で大事なことは，**臼歯部で成り立つ平面である**，ということです．そしてこの平面は 56 を最下点とした**スピーの彎曲**を有していること，さらに**ウィルソンの彎曲は上顎のみの彎曲**とすることです．スピーの彎曲やウィルソンの彎曲に対する扱いは，調節彎曲などと形式的な扱いがなされているようです．しかし著者は，これらの彎曲は咀嚼運動にとって大切な彎曲であると考えています．

咬合平面のレベルは，上下顎の歯槽堤の中間で歯槽堤に平行に存在します．中心咬合位の顎位では，上下顎の歯槽堤は平行になっています．そこでこの中間で歯槽堤に平行に咬合平面を位置させることは，咬合力が歯槽堤に垂直に加わることになります．このことは咬合力学的に安定した状態を呈することになります．またこのような咬合平面のレベル設定は，全部床義歯の安定にとってきわめて重要な事項になります．

咬合接触：リンガライズドオクルージョンとグループファンクションを咬合様式とすることから，上顎臼歯の舌側咬頭を機能咬頭とし，各臼歯の咬頭を1点ずつ下顎臼歯咬合面に咬合させます．したがって片顎で**4点の咬合接触**になります．そしてそれぞれの咬合接触点での咬合圧を厳密に同一になるように咬合調整します．

2．正常咬合の動的基準

図 201 に示すように，咀嚼運動とはすべて上下動による破砕運動であ

咀嚼運動とは，
① すべて上下動による破砕運動である．
② すりつぶし運動という運動は存在しない．しかし，すりつぶし様運動は存在する．
③ 顎の動きは咬合面で誘導され，ポステリアガイダンス，アンテリアガイダンスなどは必要ない．
④ 咬合様式にいわれている犬歯誘導は，咀嚼運動とは関係がない．
⑤ バランスドオクルージョンは，咬合力学的に成り立たない．
⑥ 上顎の舌側咬頭を機能咬頭とし，下顎の平坦な咬合面に咬合接触させる咬合様式では，自然に片側性均衡が成立している．
⑦ 真に咀嚼運動に関係する咬合様式とは，リンガライズドオクルージョンとグループファンクションであり，この咬合様式は咬耗した咬合面と共通するものである．

201 正常咬合の動的基準

る，ということができます．これまで咀嚼運動の1つとしていわれていた，**すりつぶし運動(臼磨運動)という運動は，現実には存在しません**．しかしすりつぶし様運動という運動は存在します．

すりつぶし様運動は味覚に大きく関与します．それは食品の触感，味，匂いなどをこの運動によって得ることができるからです．

咀嚼運動時の顎の動きは咬合面で誘導されています．したがってポステリアガイダンスやアンテリアガイダンスなどはまったく必要ありません．

従来咬合様式といわれている**犬歯誘導は咀嚼運動とは関係ありません**．またバランスドオクルージョン(両側性均衡)は，咬合力学的に成り立たない理論です．

上顎の舌側咬頭を機能咬頭とし，下顎の平坦な咬合面に咬合接触させる**リンガライズドオクルージョンとグループファンクションの咬合様式では，自然に片側性均衡が成立**しています．

真に咀嚼運動に関係する咬合様式とは，リンガライズドオクルージョンとグループファンクションにあり，この咬合様式は咬耗した咬合面の咬合と共通するものです．

3．正常咬合の維持基準

全顎にわたり治療の完了した患者さん，また1本のう蝕もなくこれまで健康に経過してきた患者さん，これらの患者さんが現時点で咀嚼機能に異常がないからといって，これから一生この状態が維持できるでしょうか．

う蝕の発生は口腔衛生に関する知識や予防策によって防ぐことができます．しかし歯周疾患の前駆疾患である咬合性外傷に関しては，患者さん自身では防ぐことはできません．このことはPart 3〜5，13，14およびPart 18でも解説していますので参考にしてください．いったん回復した口腔機能を長期にわたり維持するためには何が必要なのでしょうか．このことが正常咬合を維持する基準です．その基準を図202に示します．

まったくう蝕のない歯，新しく装着された歯冠補綴物，部分床義歯や全部床義歯，これらの患者さんの咬合状態は時間の経過とともに変化します．それは，う蝕のない歯や補綴物を装着された歯列では微妙な歯の移動や咬耗によって，義歯では人工歯の咬耗や粘膜下の顎堤の変化などによって咬合が変化するからです．また若い頃に装着したインレーなどの金属による咬合面は，長期間にわたって咀嚼が行われても咬耗が生じません．このことは年齢相応の正常な咬耗から逸脱した咬耗不全の状態となります．

したがって「すべて歯は歳月の経過とともに咬合に狂いが生じてくる」のです．この咬合の狂いをいち早く診断し正しい処置が行われると歯は失われずにすむことになります．咬合の診断に関しては，これまで記した正常咬合の静的基準と動的基準に基づきます．また処置は咬合調整を行うことになります．かみ合わせの診断と治療に関しては，のちのPart 19，20で説明します．

患者さんの治療後は，すべて歳月の経過とともに，中心咬合位が中心位からずれてくる，すなわち咬合に狂いが生じてくる．

したがって，どのような治療後であっても，一定の間隔で定期検診を行うことが必要である．

このときの診査と治療は，中心位と中心咬合位の確認と咬合調整である．

図202 正常咬合の維持基準

Summary

咀嚼という機能を支配する理論は1つ

　本章では，咀嚼運動（咬合理論）について著者の考えを解説してきました．

　これまでの総まとめとして，もう一度咬合の核心の部分について記してみたいと思います．

　咬合の確立と安定，そして咀嚼運動には，次の3つの観点を考えなければなりません．

　第1：個々の歯に加わる咬合力に対する安定維持．
　第2：咬合平面全体として咬合力に対する安定維持．
　第3：咀嚼運動時の顎の動きと咬合の安定．

　この3項目はそれぞれ独立したものではありません．それぞれが最良の働きをなすとき，咀嚼として最善の機能がはたせるのです．

　これらの項目については，それぞれの章で詳しく説明をしていますが，ここでポイントだけもう一度まとめてみたいと思います．

　第1：個々の歯に加わる咬合力には，リンガライズドオクルージョンが最もすぐれた咬合様式です．

　このとき下顎臼歯の咬合面は咬合平面と平行なフラットな面にすることです．そして側方滑走運動はグループファンクションにすること，咬合接触は滑走運動を行っても点状接触にすることです．

　リンガライズドオクルージョンとグループファンクションによって，個々の歯は咬合性外傷から保護され，義歯においては安定がはかれるのです．

　第2：咬合平面は，カンペル平面と平行関係にあることです．そして上下顎の歯槽頂のラインと平行になります．さらに咬合平面は，モンソン球面の中心から咬合平面に降ろした垂線が第二小臼歯と第一大臼歯あたりと交差します．ここを最下点とした緩やかなスピーの彎曲を呈する咬合彎曲面を形成するのです．

　このようなスピーの彎曲によって，咬合圧に対し咬合平面の安定がはかれるのです．

　さらに大切なことは，モンソン球面ならびにスピーの彎曲は臼歯部のみで形成するということです．それで咬合のバランスと安定維持がはかれます．したがって6前歯は咬合の安定とはまったく無関係になります．

　第3：咀嚼運動については，本章でも述べたように，咀嚼運動とは顎の上下動である破砕運動と攪拌運動から成り立っていると考えます．

　側方滑走運動は決してすりつぶし運動ではありません．咀嚼運動が安定して行われるためには，側方滑走運動時に点状接触となるグループファンクションの厳密な咬合調整が必要なのです．

　その調整とは，中心咬合位からわずかな範囲で，前方や側方に移動できる自由度をつくることです．

　この3項目に配慮した咬合を実践することによって，快適な咀嚼機能の回復がはかれるのです．

　ここで提示した咀嚼運動理論を，著者は「**ベクトル咬合理論 Vector Occlusion Theory**」と名づけています．

　顎運動や咬合理論については，これまで枚挙にいとまがないほど，たくさんの書物が出版されています．それらは解説の仕方は異なるものの，咬合面の傾斜角度や咬頭対窩の咬合関係に対する扱いなどはほとんど変わりません．

　ギージーから出発した人工歯の咬合面形態は，多少の変化はみられるものの，すべて同じような30度前後の歯を使用します．

　このような歯を使用し，咬合接触点を記載してあるように構築しようとする限り，すべての咬合接触点の咬合圧を一定にすることは不可能です．ここに正しい咬合の具体的な基準ができない理由があるのです．

　咀嚼という機能は1つです．そして顎の動きに関与する筋肉も同じ動きしかできないのです．天然歯と義歯とで咀嚼時の顎の動きが異なることはないのです．したがって，すべてに通じる理論は1つしかないはずです．

　それを可能にしているのがリンガライズドオクルージョンとグループファンクションです．これが咬耗した咬合面と共通するものです．

　そしてそこにはすべての症例に適用できる咀嚼理論が存在し，ここから咀嚼機能の定量評価ができるようになるのです．

　「**咀嚼という1つの機能を支配する理論は1つ**」です．

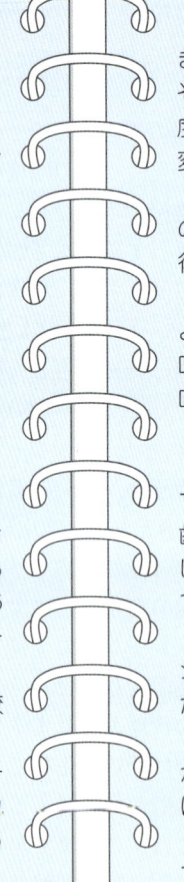

実 践 編

新理論からみた臨床

Part 18
歯科治療のもたらすもの

本章は，治療の完了した患者さんが，その後咀嚼機能を生涯にわたって維持するには，なにが必要かをまとめました．
とくに衛生士のはたす役割について著者らの考えを述べることにします．

　ノストラダムスは予言で有名ですが，彼が医師として働いていた1600年代半ば，ペストが大流行し，ヨーロッパの人々の1/3が死亡したといわれています．
　また1918年には，スペイン風邪とよばれたインフルエンザが猛威をふるい，それが第1次大戦を終戦に導く一因になったといわれています．この伝染病によって，数千万の人々が亡くなったといわれます．

　ペストは野ネズミのノミを介するペスト菌の感染による病気であり，インフルエンザはウイルスの感染による病気であることは，後世になって判明しました．
　過去のそれぞれの時代では，感染を防止する手段も，治療のための特効薬もなかったのです．これらの伝染病は感染力が強く，また感染すると死亡率も高く，非常に恐れられていました．
　ではすべての人々が感染したかというと，そうではありません．
　100人中99人が発病するような感染力の強い伝染病でも，不思議なことにまったく発病しない人が必ずいます．それはなぜでしょうか．
　体内に入った細菌の数や，宿主の免疫力によるところが大きいのは確かです．しかしそれだけでは，いずれその人は感染することになります．そのようなこととは異なり，本質的にその疾患に抵抗性（免疫性ということができます）を有している人がいるのです．この人たちは生まれながらに，その病気に罹患しにくい何かを有しているのです．

　このような現象は癌の放射線治療にもあてはまります．
　癌の患者さんに放射線治療が施されたとします．癌細胞は放射線によってどんどん死滅し，癌は完全に消失したようになります．その後5年経過しても再発しないと，医学的には，癌は治癒したとされます．では癌細胞は完全に死滅したのでしょうか．
　実はそうではないのです．
　強力な放射線治療によっても，数パーセントの癌細胞は放射線に対し抵抗性があるため生き残っているといわれています．癌細胞が死滅したあとは修復が行われて瘢痕組織となりますが，生き残った癌細胞は，その中で眠っていることからスリーピングセルとよばれています．これらのスリーピングセルが，なにかの刺激によって再び眼を覚ますことがあります．これが放射線治療後の癌の再発といわれるものです．そして再発した癌は，

今度は放射線に対し強い抵抗性を示し，放射線のまったく利かない再発癌となるのです．

ある病気に対し抵抗性を示す人がいます．癌組織のなかで放射線に抵抗性を有する細胞があります．このように人の体の反応には，必ず例外があるといえます．そういう例外の発生は，何に原因しているのか医学的に解明されていないことが多く，著者にもこれ以上の説明はできません．

このような現象を「歯の喪失」にあてはめて考えてみましょう．

歯を喪失する原因は，う蝕と歯周疾患

歯を喪失する原因は，ほとんどがう蝕と歯周疾患によります．う蝕は，甘い食べ物などの影響をうけて，時代によって多くなったり少なくなったりしてきました．その点，歯周疾患は昔から存在し，今なお多くの人たちがもっている病気です．とくに現在の日本では歯科医療が充実したために，う蝕が原因で歯を抜くことが少なくなりました．図203（上）にみるように，現在，歯周疾患は，歯を抜く最も大きな原因となっています．

若いころは歯が丈夫で，どんなに硬いものでもバリバリ食べることができた人が，40歳をすぎたころからおかしくなり，50歳をすぎてあっという間に全部床義歯になってしまった，という話を聞くことがあります．

また歯石除去やプラークコントロールにより，しっかり管理していた衛生士自身が，40歳をすぎたころから歯の動揺を自覚するようになり，歯周疾患で悩んでいるという話を耳にします．これらの原因はどこにあるのでしょうか．歯の喪失は，う蝕だけでなく歯周疾患が原因となります．

これを，咬耗という視点からみてみましょう．

加齢による咬合の狂いから，咬合性外傷を発症し歯周疾患へと移行したということができます．では加齢による咬合の狂いは，どうして起こるのでしょう．

う蝕のない歯の咬合の狂いは，非生理的咬耗から発生します．非生理的咬耗による咬合面は，これまで図40や図64で説明したように，下顎臼歯では頰側咬頭が咬耗によって頰側に傾斜した斜面となり，上顎臼歯では舌側咬頭の咬耗から口蓋側に傾斜した斜面になります．

この状態で咀嚼を行うとどうなるでしょう．

咬合力から側方ベクトルが発生して，歯を頰舌側方向にゆする力となります．そしてそこに咬合性外傷が発症し，歯周疾患を引き起こし，さらにそれを悪化させ歯の喪失にいたるのです．

咬耗の起こらない歯も咬合の狂いを起こす

一方，年齢を経ても咬耗の起こらない歯があります．このような歯は，医療技術の発達した国にみられるものです．金属製修復物や食物の軟食化などのために咬耗が起こらず，咬耗不全を呈し，これまで説明したように，骨の破壊と再生のバランスの崩れが，咬合性外傷を起こすのです．

咬合性外傷は，臼歯全体で一斉に発生するのではなく，最初は1本の歯から始まります．そしてそこに発生した歯周疾患による骨破壊は，やがて周囲の骨の破壊へと進みます．1本の大臼歯の喪失は，前後する歯の傾斜

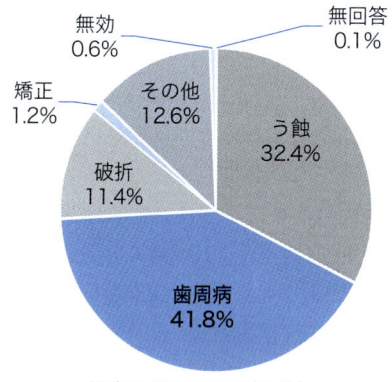

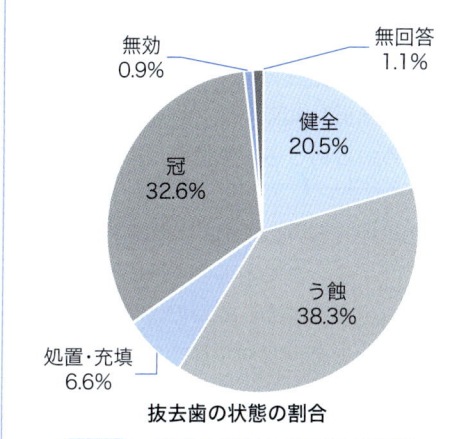

抜歯のおもな原因（全体）
- 無効 0.6%
- 無回答 0.1%
- 矯正 1.2%
- その他 12.6%
- う蝕 32.4%
- 破折 11.4%
- 歯周病 41.8%

抜去歯の状態の割合
- 無効 0.9%
- 無回答 1.1%
- 冠 32.6%
- 健全 20.5%
- 処置・充填 6.6%
- う蝕 38.3%

図203 抜歯の原因と抜去歯の状態
（8020推進財団による永久歯の抜歯原因調査報告書より抜粋）

と咬合の狂い，そこに歯周疾患の進行とあいまって次々に歯の喪失へと進み，やがて無歯顎へと移行することになります．

生理的咬耗が「歯の喪失」の鍵を握る

　歯を喪失していない人は，うまく生理的な咬耗が進んでいくと，咬合面が適度に平坦化するため，咬合性外傷から歯が守られることになります．Part 1で紹介した80歳の患者さんは，咬耗が年齢とともに理想的に進行したため，咬合性外傷は発生していません．

　前述のように，かつてはう蝕が歯の喪失の第1原因でしたが，現在は歯周疾患が最も大きな原因となっています．これを冒頭で記した発病の抵抗性の有無という現象に合わせて考えてみましょう．なお歯周疾患の直接の原因は細菌による感染症ですが，ここでは咬合という視点からその抵抗性を考察することにします．

　歯周疾患の前駆疾患である咬合性外傷の発生原因は，咬合の中にあることははっきりしています．歯周疾患になる人は，非生理的咬耗や咬耗不全から咬合の狂いを生じ咬合性外傷が発生し，歯周疾患へと進行したのです．一方，歯周疾患にならない人は，自然に咬耗がうまく作用して咬合性外傷を起こさずにすんでいるといえます．これが歯周疾患から歯の喪失にいたるか否かの分かれ道になっているのです．

咬合性外傷を防止する処置や治療が
歯を生涯にわたって維持できるか否かの鍵を握る

　図203(下)は，抜去歯の状態を示します．う蝕と同じくらいの割合で冠（治療による処置歯）が3割を占めています．なお図で「健全」というのは，う蝕がなく歯周疾患のために抜かれた歯を示します．冠と健全の歯を合計すると，抜かれた歯の半数以上となります．これらの抜歯のおもな原因は歯周疾患にあると推測されます．では，なぜ歯周疾患に罹患するのでしょうか．

　それは歯科医師も技工士も，「咬合面傾斜角度のある歯が理想的な咬合面である」と信じ込んでいることが，咬合を狂わせる一因となっているのです．

　とはいうものの，Part 14で紹介した患者さんのように，金属性の修復物によって咬合面傾斜角度を維持した歯でも，咬合性外傷の発生のみられない症例もあります．しかしこの場合は，たまたま咬合の安定がうまくはかれたものであって，すべての患者さんでこうはいきません．

補綴物を入れたときから咬合の狂いが起こる

　成書では「咬合調整は，中心位と中心咬合位を一致させながら，上下顎臼歯で少なくとも20数点の咬合接触点と，それぞれの接触点について3点接触を形成し，同じ咬合圧で接触させるのがよい」とされています．しかしこの条件にかなうような咬合を咬合器上で実現しようとしても，至難の業ではないでしょうか．ましてや口腔内での咬合調整はさらにむずかしく，不可能としかいいようがありません．

　また自然に咬耗が進むなかで，突然，咬耗のない歯冠補綴物を入れ，これによって理想的な咀嚼運動を行わせようとすることは，理論的に無理があります．

不可能なことを臨床に求めてもなんの意味もありません．このように考えると，不自然に咬耗のない咬合面傾斜角度を有する補綴物を口の中に入れたときから，すでに咬合の狂いが起こっているといえるのです．

咀嚼時に発生する側方ベクトルを防ぐ処置を行うと歯は生涯にわたって咀嚼機能を維持することができる

ここで確信をもっていえることがあります．

それは歯は年齢とともに咬耗して咬合面は平坦になります．しかし若いときに金属性の歯冠修復物などを装着された歯では咬耗は起こらず，咬合面傾斜角度を有した咬合面のままで経過します．つまりここには側方ベクトルが常に存在することになります．

さらに多数歯が治療された場合には，中心位と中心咬合位にずれが起こったり，咬合接触圧が個々の歯で異なった状態から，かみにくい，あるいはかみ切りにくい咬合になったりします．

これらの「咬合異常を早期に診断し，咀嚼時に発生する側方ベクトルを防ぐ適切な処置が行われると，歯は生涯にわたって咀嚼機能を維持することができる」ということです．

咬合性外傷の予防処置は，咬合診査を根底にしたものでなければならない

いかに早く咬合性外傷の兆候をつかみ，いかに早くそれに対する適正な処置を施すかが大切です．

歯ブラシをうまく使いこなせるように指導したり，3か月ごとに PMTC（Professional Mechanical Tooth Cleaning）を行ったりする現在の口腔保健管理も大切ですが，咬合性外傷の予防という最も重要なことが従来の歯科保健には欠如しているのです．

真の口腔管理とは

定期的に来院する患者さんの口腔管理を担当する衛生士が，咬合性外傷や歯周疾患を診断できる能力を身につけることが必要です．衛生士によってチェックされた患者さんの確認と治療は，歯科医師が行います．

そのような能力をもった衛生士の口腔管理こそ，真の口腔保健管理といえるのです．そしてここに初めて役割分担をもった医療チームができるのです．

では「咬合異常」とは，どのような症状で出現し，どのように診断し治療をするかという問題になります．このことについては次の Part 19 で説明します．

Summary

レベルの高い医療とは

　1600年から1800年にかけて，日本では鎖国政策がとられていました．その結果なにが起こったのでしょうか．19世紀から20世紀初頭にかけて，日本文化はヨーロッパでジャポニズムといわれ大流行するほど芸術などの文化面の発展がみられました．しかし他方，弊害の1つとして科学技術の進歩が著しく遅れたのは事実です．

　鎖国政策に通じるような考えは，当時だけでなく現代にまで延々とつづいているように思います．
　たとえば一般市民に教育すると，権力に抗する力につながるから教育をしない．そこまでではないとしても，国が貧乏だから教育に金はかけられない．一部の特権階級だけ高度な知識があればよい，また女性は家にいて，子どもをもうければよい，教育はいらないというような考えもそうでしょう．
　その結果，国はどうなるのでしょうか．
　鎖国状態では自然科学の進歩が他国に遅れるばかりでなく，国民の意識レベルは低くなり，品位のない国になってしまうのです．そして科学技術は他国に頼ることになり，どこか強大国の従属国になってしまうのです．

　このような考えは，国レベルの問題ではなく個人の心の中にも存在しているように思います．
　著者がこの原稿を執筆しているころ，中国製の冷凍餃子に入っていた殺虫剤による中毒事件が日中両国で大騒ぎになっていました．
　考えてみれば，殺虫剤は農産物を害虫から守り，収穫量をあげるために使用されるのです．したがっていくらかの農薬が残留するのはしかたのないことでしょう．しかし農家の人たちは自分たちの食べるものには農薬を使わず，販売物には使用するという話を聞いたことがあります．真偽のほどはわかりません．著者のようにスーパーから買う消費者は，この風評をきいたとき，なんともいえない寂しい気持ちになりました．

　自分だけ安全であればよいというものの考え方は，先ほど話した人の品位の問題ですが，その考え方の根底は，これも先ほどの鎖国政策の考え方に通じるのではないでしょうか．そして私たち歯科の世界にも存在しているのではないでしょうか．
　その1つは技工士や衛生士に対する教育です．
　歯科医師とそのスタッフは，もっと共有する医療知識を強化すべきではないでしょうか．スタッフに余計なことを教えるとうるさいから，という考え方では歯科医療レベルの向上は望めません．
　技工士や衛生士の教育年限は短く，すべてを教えることはできない，という事情もあるでしょう．しかしそれは昔の話です．今日では教育期間も十分にとれるようになっています．
　彼らはそれぞれ独立した歯科医療チームの大事な一員なのです．それぞれが高い医療知識をもつことが必要なのです．
　歯科医療チームに求められる姿勢について次に記します．
　第1に，すべてのスタッフが同じレベルの知識を共有していること．
　第2に，そのようなスタッフを有する歯科医師が，高い医療技術を有していること．
　第3に，その歯科医師がスタッフに尊敬されていること．
　このような医療チームによって，真に高いレベルの医療が行われるのではないでしょうか．

Column **現代人の食生活と骨格**

　近年，子どもたちはハンバーガーのような軟らかい食品を好み，歯応えのある硬いものは敬遠しがちといわれています．軟食と少ない咀嚼回数により顎骨の発育が悪く，顔貌が変わってきているとよくいわれます．その証拠に，卑弥呼の時代には，1日の食事での咀嚼回数が4000回であったものが，現代では600回あまりであるとのことです．
　顔の形は遺伝的な情報の作用するところですが，その情報に加えて，しっかり咀嚼をしないことから，顎骨の発育が促されないための変化もあるのかもしれないと思います．
　それは顎骨のような骨の変化だけではないように感じています．小学校児童のスポーツ体力の低下，すなわち筋力の低下が近年危惧されています．これも室内でテレビゲームに興じ，戸外で飛び回ることが少なくなったためであることは，いうまでもないことです．しかしこのことに反対の意見もあります．

　スポーツ選手やボディビルダーが筋肉を鍛えると，骨格も変わり骨密度が増加してきます．反対にスペースシャトルなどで長期間宇宙に滞在した宇宙飛行士では，筋肉は弱くなり骨密度も低下するようです．
　子どもの顎をはじめとして骨格では，発育途上，ここに刺激が常時加わることが，その後の骨の発達に影響するのではないか，完全に遺伝情報だけではない面があるかもしれないと考えています．
　したがって幼児期の食習慣は，顎骨の発育にとってきわめて大切な時期であると考えています．またよくかむことは，顎骨の発育だけでなく，脳に対する効果もあることが近年いわれはじめています．

　ここで1つの疑問が浮かびます．
　それは人の顔を含み，顎はもともと左右非対称です．顔の正中線が彎曲するほど，左右いずれかの方向に顎が発達している方をみかけます．よくいわれる話に，乳児期に左右どちらかの乳歯を喪失したり，う蝕があると，いつも反対側でかむため反対側の顎が発達するという教えです．
　本当にそうでしょうか．
　著者がその話を聞くたびに思うことは，そのような現象は多少起こるかもしれないが，その発育は無制限ではないはずだということです．
　では子どものころの片かみ癖により，どこまで非対称になるのでしょうか．顎の発育に遺伝情報の関与が考えられるのですが，それとの兼ね合いはどうなっているのでしょうか．著者にはこれ以上説明はできません．
　顎の発育と咬合については Part 15, 3節でも取り上げて考えてみました．いずれにしても咀嚼という1つの行為は，食物の摂取という1つの目的のためだけでなく，全身とも深くかかわっているのには驚きです．

Part 19 かみ合わせの診断と治療

本章は，前章のつづきを受けて，咬合異常にみられる症状をまとめたものです．口腔衛生管理を行う衛生士に，とくに理解していただきたい内容です．

成書によると，咬合異常とは，「歯，歯列(弓)，顎顔面などの発育，形態，機能がさまざまな原因によって異常をきたし，咬合が正常でなくなった状態の総称である」，とされています．

特殊な咬合異常としては，発生学的な形態異常に由来するもの，腫瘍などによる顎の変形や切除，交通事故による顎骨骨折などに起因するものがあります．しかし本章では，このような特殊な咬合異常についてはふれないことにします．

本章では，日常問題なく咀嚼機能を営んでいた患者さんが，何らかのきっかけで咬合異常が発生した場合について考えることにします．

咬合異常には，1本の歯や局所に限局してみられるものと全顎にわたるものとがあります．しかしこれを厳密に分類することはできません．

なぜなら1本の歯の異常は，やがて全顎の異常につながっていくからです．しかしあえて初診時や初期段階という時間的な線引きで，局所か全顎かに分けてみました．

また提示した症状の順序は，患者さんの主訴や初診時に視診や問診で診断できるもの，次いでエックス線写真などで診断がつくもの，という順序で提示しました．

1 局所的な咬合異常

◆咀嚼時に原因不明の咬合痛があるとき

症例は25歳の女性です．

主訴は，食事のとき左側下顎第一大臼歯部に痛みを感じるとのことです．

この痛みは食事中に常に発生するわけではなく，ときどき感じるとのことでした．そして痛く感じるのは決まって左側の同部あたりということです．

図204に示すエックス線写真では，とくに異常はみられないようです．⌈6の近心側歯根膜の拡張と，遠心根の遠心側歯頸部から根中央にかけて歯根膜の不明瞭な拡張がみられるようですが，これが咬合性外傷によるものかどうか定かでありません．

インレーは1年ほど前に装着されたもので，インレー下の2次う蝕に原因するものではないようです．

滑走運動による咬頭干渉は，まったくありません．

このような症状は，ときに咬合性外傷の初期症状としてみられるものです．

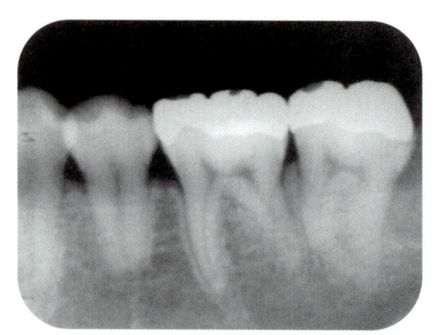

食事のとき，ときどき⌈6の咬合痛を感じるとのことです．

204 症例：25歳，女性

咀嚼時以外はまったく異常を呈さず，またいつも咬合痛が発生するとは限りません．図 205 に，模型を第一大臼歯部で切断した断面を示します．

左側下顎第一大臼歯の頬側咬頭内斜面は，右側にくらべて傾斜角度が強いことがわかります．この斜面に食片が介在し，ここに咬合圧が加わると側方ベクトルが発生します．その痛みは，側方ベクトルによって歯がゆすられ，その圧に耐えられないという歯根膜内の圧受容器からの警告信号なのです．

このわずかな咬合面傾斜角度の違いが咬合性外傷を発生させるか否かを決定するのです．これを放置すると，やがて根周囲の骨破壊につながります．

治療は下顎臼歯の頬側咬頭の内斜面を削合して，頬舌側斜面を平坦化しました．その処置によって咬合痛は解消しました．

詳しい咬合調整の仕方は次の Part 20 で説明します．

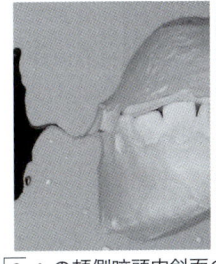

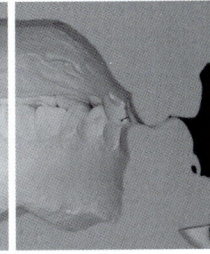

$\overline{6|}$ への頬側咬頭内斜面の傾斜角度の強いことがわかります．ここに食片が介在して，咬合圧が加わると，側方ベクトルが発生し，咬合性外傷の発症をみることがあります．

205 $\dfrac{6|6}{6|6}$ 部で切断した模型

❷習慣性に同じ部位の頬や唇をかむとき

新しく義歯や歯冠補綴物を装着すると，ある特定の部位，たとえば頬粘膜や口唇さらに舌などを，ときどきかむという患者さんの訴えがあります．その場合は，新装補綴物との咬合に原因があります．

それとは異なり，いつ始まったかわからないが，気がついたらいつも同じ部位をかむようになっていたという場合があります．そのような症例について考えてみます．

症例は 29 歳の女性です．

主訴は右側の口唇をときどきかみ，そこに口内炎が発生するとのことでした．

図 206 に示すように下顎右側第二小臼歯が外側に傾斜しています．かんだあとに口唇粘膜に口内炎が発生するとのことです．口内炎に相当する部は，下顎第二小臼歯が外側に傾斜し交叉咬合になっています．咀嚼時に粘膜の吸引によって，かみ込みを起こすことがわかります．

治療は，図 207 のように斜線部分をエナメル質の範囲内で形態修正し，

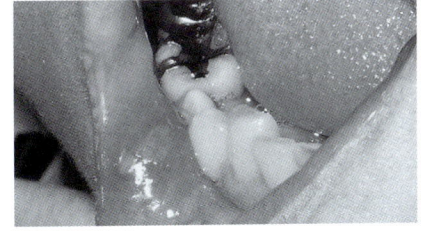

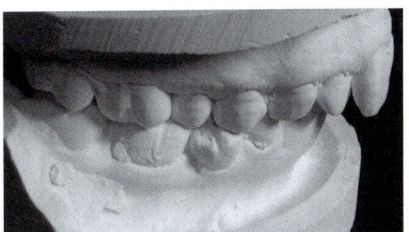

習慣性に右側口唇粘膜をかみます．咬合状態は $\overline{5|}$ 外側傾斜し，交叉咬合をしています．この部が咀嚼時に吸引によってかみ込みを起こします．

206 症例：29 歳，女性

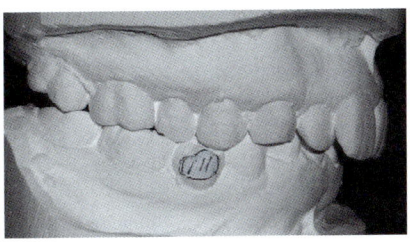

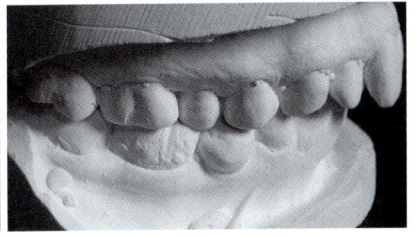

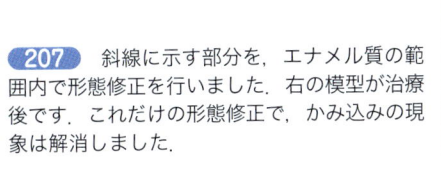

207 斜線に示す部分を，エナメル質の範囲内で形態修正を行いました．右の模型が治療後です．これだけの形態修正で，かみ込みの現象は解消しました．

上顎第一小臼歯の頬側咬頭頂を丸くしました．
　これで症状は解消しました．その模型を示します．
　一般的に最も頬をかむ部位は最後臼歯部です．原因は，図208に示すように上下顎臼歯の咬頭同士が咬合しているためです．そして咬耗によって辺縁が鋭利になると頻繁にかむようになります．
　治療は図209(左)のように上下顎歯が頬舌側方向に半咬頭ずれた咬合によって回避できます．
　半咬頭ずれた咬合関係が構築できない場合には，図209(右)に示すように下顎最後臼歯の咬合面から頬側面への移行部や，咬合面の頬側から遠心面への移行部を鈍角とし，十分な研磨を行うことでかまなくすることができます．

　特定部位をかむことは，頬粘膜だけでなく舌側にも起こります．
　舌側では，舌縁より口腔底にかけてのやわらかい舌下面の粘膜をかむようになります．
　原因は上下白歯の咬合関係にずれがあり，舌側で咬頭対咬頭の咬合になっている場合や，左右側のいずれか一方で咬合が低くなっている場合です．とくにこの2つが合わさると頻繁に舌をかむようになります．
　このような場合の処置は，上顎の咬頭頂を頬側よりに移動させること，下顎臼歯の咬合面の舌側縁を丸く形成することです．
　咬合が低い部位には，光重合レジンを添加して左右の咬合圧の均一をはかることが必要です．そしてかむ習慣が回避されたら，光重合レジン部をインレーやクラウンで修復します．

　新しく装着した義歯などでも粘膜をかむことが起こります．
　それは義歯の調整不十分で，あちこち痛いところが発生すると，それをかばうため顎が異常な動きをすることによって，あやまっていろいろな場所をかむためです．このような患者さんは調整が進むとかまなくなります．
　また義歯で咬合高径の低い場合には，よく口唇をかむことがあります．

❸ 臼歯部の陶材冠に咬頭破折がみられるとき

　症例は67歳の女性です．
　主訴は 4| の陶材冠の咬頭破折です．
　図210に示すように 4| の頬側咬頭に破折がみられます．この患者さんは 7 6 5|4 5 6 7 が欠損しています．そこで咀嚼は唯一残存している 4| 部で行っています．このため，この歯が陶材冠で傾斜角度のついた咬合面であれば，頬側咬頭の破折が起こるのは明らかです．
　下顎前方偏移と咬合高径の低下から，反対咬合の程度が強くなっているようです．
　治療はまず咬合高径の改善をはかった部分床義歯の装着にあります．
　このように陶材冠の咬頭が破折するのは日常よく眼にすることです．咬合面傾斜角度の大きな歯，とくに陶材冠のような高価な補綴物では，咀嚼時に咬頭干渉を起こさないように十分咬合調整されていると思います．そ

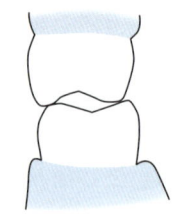

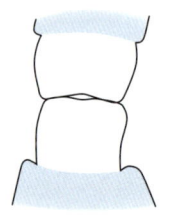

208 一般的に最も頬をかむ部位は，最後臼歯部です．その原因は咬頭対咬頭の咬合関係にあります．またここに咬耗がみられ辺縁がシャープになると，よけいかみ込みが起こります．

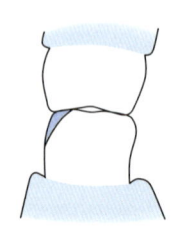

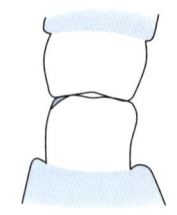

209 治療は色の部分を削除して，下顎臼歯を半咬頭分内側に移動させます．もし大きく削除できない場合は右図のように角を丸くするだけでも，かまなくなることがあります．削除したあとは，よくシリコン研磨をしておく必要があります．

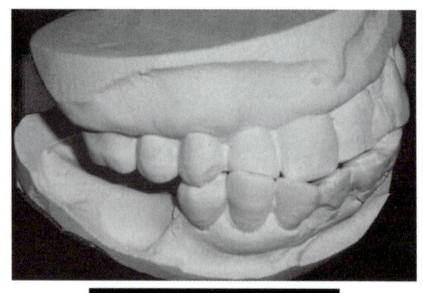

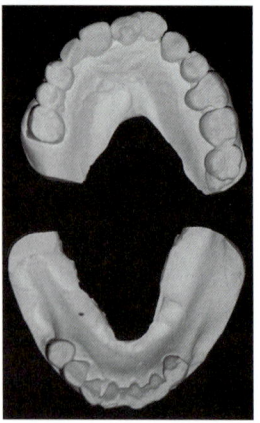

210 4| の陶材冠に頬側咬頭の破折がみられます．患者さんは，この状態でも咀嚼に不都合は感じていません．

れでも破折が起こるのです．

それはなぜでしょうか．

Part 1 でも述べたように，顎の動きは顎関節の動きとはまったく関連がなく，咬合面の形態が動きを決定しているからです．したがって咬頭が存在すると，ここが破折することは明らかです．

さらに不思議なことは，この破折した咬合面で咀嚼を行っても，なんら不都合を感じないということです．そのため破折した陶材冠のところどころでメタルのみえる醜い状態でも，大きく口を開けないと他人にはみえず，咀嚼機能に支障がないことから，患者さんはそのままにしておくことがほとんどです．

このような破折を起こすこと自体，咬合の異常と考えることができるのではないでしょうか．

◆咬頭頂にエナメル質の崩れや，唇面にクラックがみられるとき

症例は 53 歳の男性です．自覚症状はとくにありません．

図 211 に示す写真の下顎第一小臼歯の唇面にはエナメル質に縦のクラックがみられます．さらにこのような歯の対合歯である上顎第一小臼歯では，図 212 に示すように舌側咬頭に強い早期接触と，滑走時に頰側咬頭内斜面に咬頭干渉がみられます．また頰側咬頭頂にエナメル質の崩壊がみられます．

このような咬合状態では，よく上顎第一小臼歯の頰側歯頸部にエナメルの崩れたような欠損(アブフラクション)が存在することがあります．

この患者さんでは，みられませんでした．

原因はクラックのみられる上下顎歯で，異常な咬合圧が加わっているためです．とくに側方滑走運動時に，上顎頰側咬頭内斜面と下顎頰側咬頭が咬頭干渉を起こしています．

治療は上顎頰側咬頭内斜面と下顎頰側咬頭を削合して，中心咬合位における早期接触や，側方滑走時の干渉を取り除く必要があります．すなわちリンガライズドオクルージョンの様式に削合します．

歯頸部にアブフラクションのみられる場合には，その欠損部に光重合レジンの充填が一般的に行われます．しかし咬合異常を解消しないままの充填はすぐ脱落を起こします．それは咬合圧による応力が歯頸部に加わり，ここにひずみが生じるためです．

◆隣接面に食片圧入がみられるとき

症例は 38 歳の女性です．

主訴は下顎右側第一大臼歯と第二大臼歯の間に食物の線維が挟まるということでした．

2～3 年前に上顎右側第二大臼歯を抜去し，そのまま放置していました．その当時は食片圧入の症状はあまり感じなかったとのことです．ところが，このごろ圧入が頻繁に起こるようになったとのことでした．

原因は下顎第二大臼歯の挺出により第一大臼歯との隣接面に段差が生じたことによります．図 213 に示すように第二大臼歯の挺出によって第二大

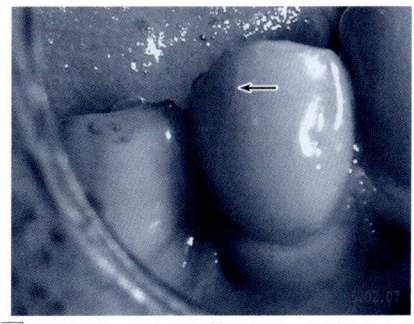

4| の唇側面のエナメル質にクラックがみられます（矢印）．

211 症例：53 歳，男性

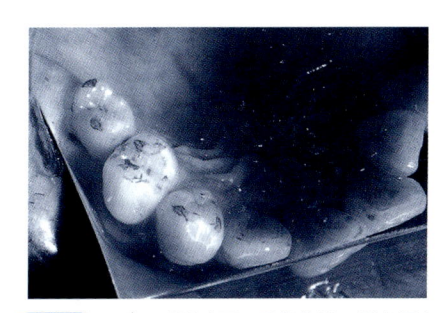

212 4| の舌側咬頭に早期接触，側方滑走運動時に頰側咬頭内斜面に咬頭干渉がみられます．

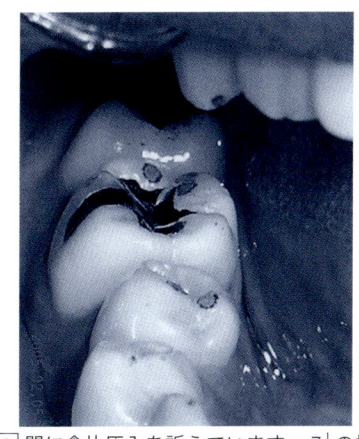

7 6| 間に食片圧入を訴えています．7| の抜歯後，放置したため 7| の挺出をきたし，7| の近心面が壁のようになって食片圧入を起こすようになりました．

213 症例：38 歳，女性

臼歯の隣接面が壁のようになり，その部に上顎臼歯の咬頭が咬合しているため，食片圧入が発生するようになったのです．

治療は，図214に示すように $\overline{76}$ の咬合面のレベルを合わせるように $\overline{7}$ の歯冠の形態修正が最初の治療になります．そのためには抜髄をしなければならないこともあります．

もし $\overline{7}$ が挺出したままで上顎に延長ブリッジを装着すると，食片圧入が解消することがあります．それは上顎 $\overline{7}$ の歯冠形態が変わったからです．

しかし下顎のスピーの彎曲から $\overline{7}$ は挺出して逸脱しています．下顎臼歯をこのままにして，それに合わせて上顎臼歯に延長ブリッジを装着すると，今度は図215に示すように $\overline{7}$ の咬合性外傷の危険性を誘発します．

このような症例に行う治療を順序立てて説明します．

図216に示すように，

1．下顎第二大臼歯の咬合面レベルを第一大臼歯にそろえる．
　そのためには，歯冠形態の修正ですむ場合と，
　　　　　抜髄をしなければならない場合とがあります．
　いずれの場合でも歯冠は金属などで修復しなければなりません．

2．下顎第二大臼歯のレベルがそろったら，再度挺出の防止策を行う．
　そのためには，上顎に延長ブリッジを装着する場合と，
　　　　　 $\overline{76}$ を連結固定する場合とがあります．

3． $\overline{76}$ を連結固定したあと，上顎欠損部の治療をどうするか．
　そのためには，延長ブリッジを装着する場合と，
　　　　　そのまま放置する場合とがあります．

どれがよいかは口腔の状態と患者さんの事情によります．

食片圧入の原因と対策は，Part 3, 3節や Part 7, 3節でも説明しました．参考にしてください．

❻抜歯後放置したため，隣在歯の傾斜や対合歯の挺出がみられるとき

症例は59歳の女性です．

主訴は右側下顎臼歯部の欠損で，治療を希望されました．

このような症例は，臨床でよく目にします．図217にエックス線写真と模型を示します． $\overline{654}$ の抜歯後放置されたため，欠損部に上顎臼歯が挺出しています． $\overline{7}$ は上顎臼歯とうまく咬合したため近心傾斜からまぬがれていますが，咬合性外傷の第1次症状がみられます．

治療に際して，欠損部をどのような形で補綴するかに迷います．

一般的には部分床義歯が第1次選択枝となるのでしょうが，義歯では咀嚼の満足感を得ることはむずかしいのです．それは中間欠損のため，咬合力は義歯を装着しても $\overline{7}$ にかかります．したがって患者さんは義歯を入れても咀嚼の主体は $\overline{7}$ のままなのです．

このような症例で義歯を入れることの害作用は， $\overline{7}$ に義歯の動きを伝えることになり，余計な負荷をかけることになります．したがって患者さんにとって義歯は邪魔なだけの存在になりかねません．そして $\overline{7}$ は，やがて咬合性外傷により喪失することになります．

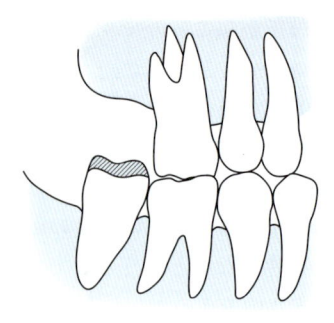

214 このような歯の最初の治療は $\overline{7}$ の形態修正です．斜線部分を削除し，咬合面のレベルを合わせます．そのためには抜髄が必要なこともあります．

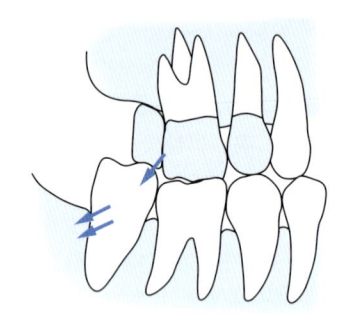

215 $\overline{7}$ の形態修正をしないまま $\overline{7⑥5}$ のブリッジを装着すると，どうなるのでしょうか．食片圧入は $\overline{6}$ の歯冠形態が変わることから解消されることがあります．しかし $\overline{7}$ に側方ベクトルが作用し，咬合性外傷を発症する危険性が大となります．

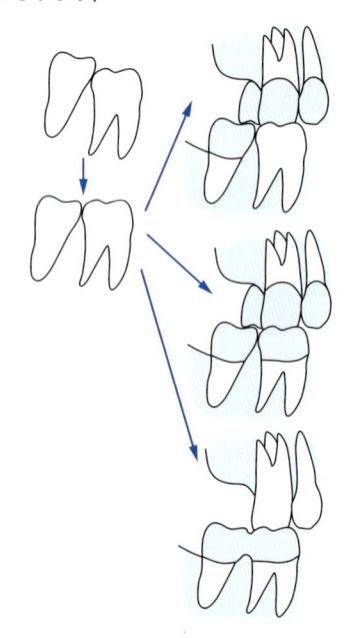

216 挺出歯の治療では，まず挺出歯の咬合平面のレベルをそろえることが大切です．その後，再度挺出しないための処置と咀嚼機能能率の回復をはかる必要があります．それには図のように3つの方法があります．

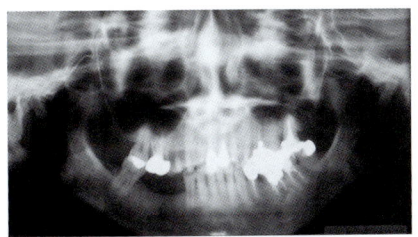

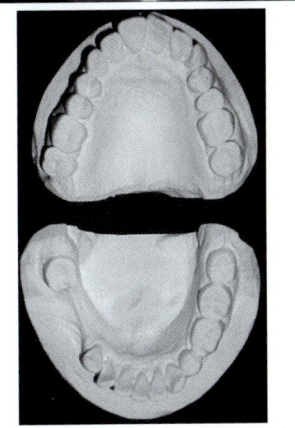

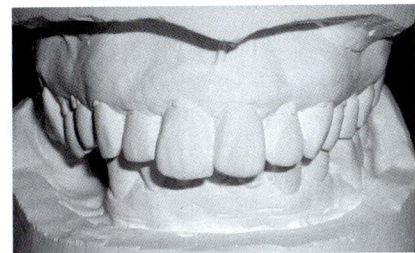

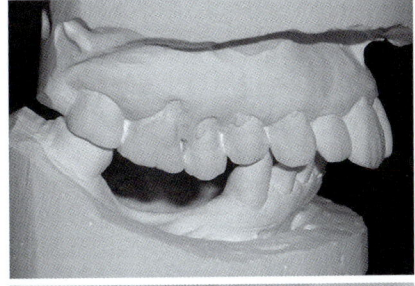

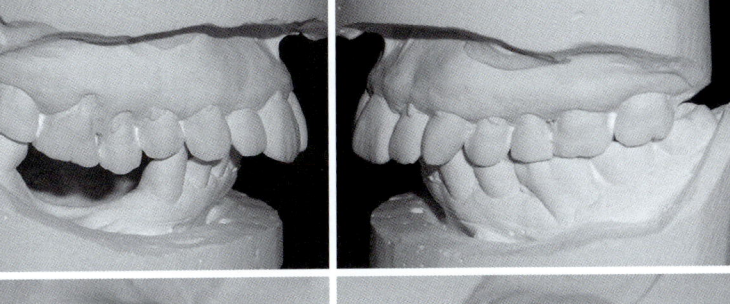

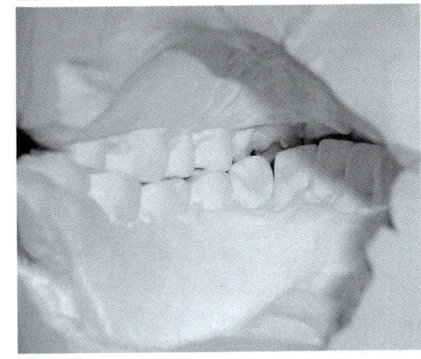

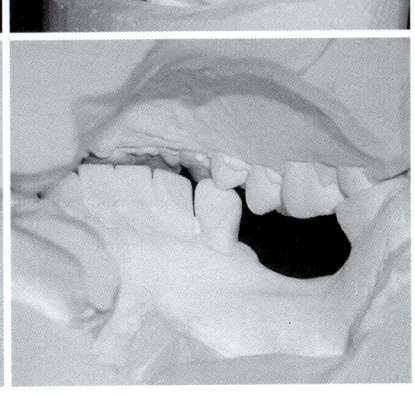

6̲5̲4̲|欠損部の治療を希望して来院.
6̲5̲4̲|欠損部の放置から6̲5̲|の挺出がみられます．また|7̲には第1次の咬合性外傷がみられます．
このような症例の治療に6̲5̲4̲|の部分床義歯では，患者さんの咀嚼の満足感を得ることはできません．それは義歯を装着しても右側の咬合の安定と咀嚼の主体は|7̲で行うことになり，|7̲に咬合負担がかかりつづけることになります．したがって義歯は，じゃまな存在でしかないのです．

217 症例：59歳，女性

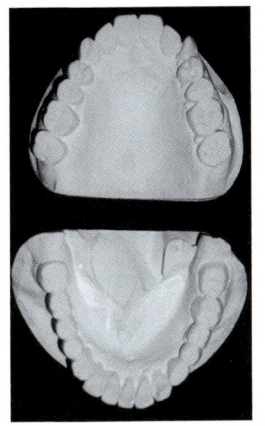

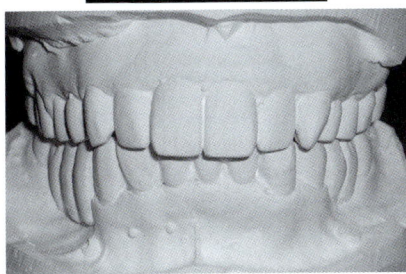

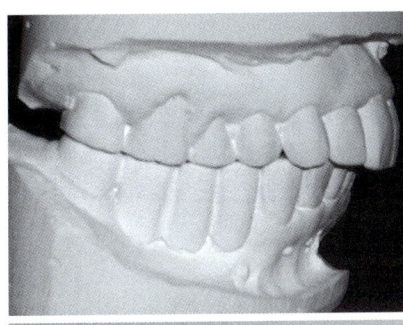

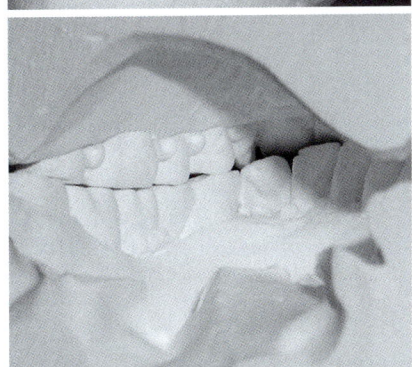

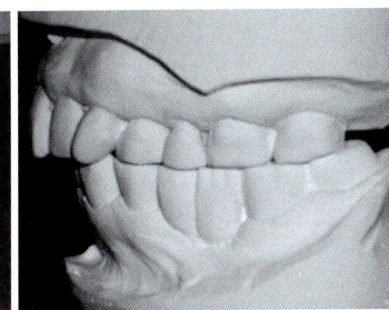

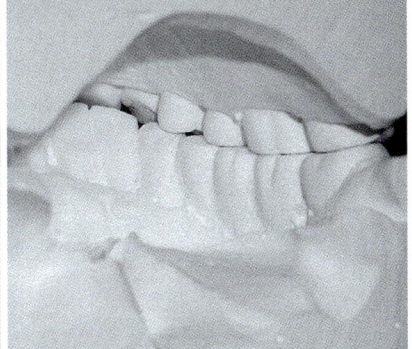

218 全顎の治療が完了した模型

Part 19 かみ合わせの診断と治療

また前方のレストは 3| に架けることになります．3| の舌側レストは特殊な形態を付与しない限り，レストとしての機能をはたすことはできません．したがって咬合圧に抵抗できなければ床の沈下を招きます．すると義歯の咬合圧負担形式が中途半端になり，咀嚼時に痛みが出ないように調整することがむずかしくなります．

この患者さんは過去に義歯を入れたことがあるそうです．しかしどうしても咀嚼時の痛みがとれず，その結果放置することになってしまったそうです．

著者は，このような症例は躊躇なくブリッジで補綴します．ブリッジの前方支台歯には 3 2 1| を用います．したがって ⑦ 6 5 4 ③ ② ① のブリッジとなります．本書で提唱している咀嚼理論では，このようなブリッジが可能になります．

治療は，5節で説明したように，挺出した上顎臼歯の咬合平面を整えることから始めます．そのため上顎歯の削合調整や，ときには歯冠補綴の必要のあることを患者さんに説明しなければなりません．

患者さんは素人ですから咬合平面や側方滑走運動などの知識はなく，上顎の歯を削ることなど想定していないでしょう．ましてその歯に陶材冠などが入っていればなおさらです．インフォームドコンセントがむずかしくなります．図218に示す模型は全顎にわたり治療が完了したものです．

❼ 上下顎臼歯の一部が咬合せず，低位になっているとき

症例は65歳の男性です．

主訴は下顎左側第二大臼歯の動揺と咬合痛，そして周囲から排膿があるとのことです．

2年ほど前に，図219に示すパノラマエックス線写真にみられるように，7 6| 部と |6 部をインプラントで治療しました．その後まもなく，|7 がエナメル破折を起こし，1年ほど前にクラウンにしたそうです．

しかしここ半年ほど前から同歯に炎症性の腫脹がみられ，ときどき急性発作を起こすようになったとのことでした．

エックス線写真からは，|7 の根周囲の骨は破壊され，とくに遠心根側面から根尖まで骨破壊が進行しています．

患者さんの石膏模型を矢状面と平行に切断し，咬合状態を診査したものを図220に示します．|6 / 6| は咬合接触せず，下顎臼歯は第二大臼歯と小臼歯が上顎臼歯と咬合しています．

上下顎第一大臼歯の咬合の不完全は，最初にインプラントの上部構造物を入れたときから感じており，このクラウンはつくり直してもらったものだそうです．それでもほかの歯より低位となり咬合していません．

このようなインプラントの上部構造物の咬合低位が，反対側の 7 6| / 6 7| にもみられたらどうなるでしょう．この患者さんの咬合力は，上下顎の 5 4|5 7 / 5 4|5 7 の咬合に頼ることになります．

その結果，第二大臼歯に大きな咬合圧がかかるようになったのでしょう．しかしそれだけではこの歯に咬合性外傷は発生しません．

原因は第二大臼歯の咬合面形態にあります．

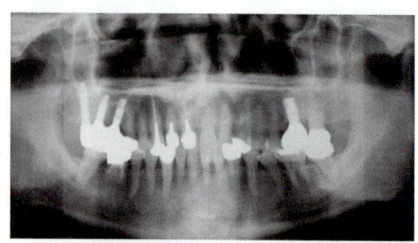

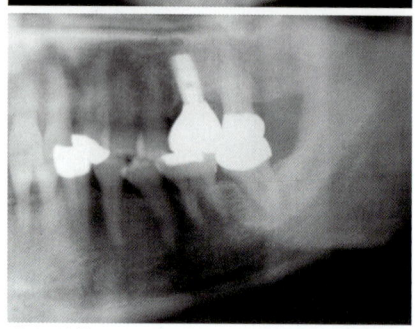

219 症例：65歳，男性

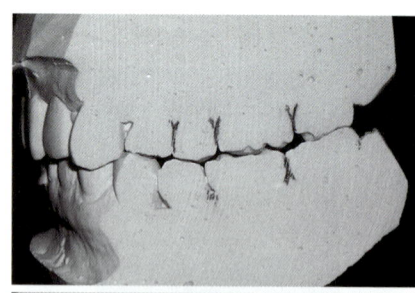

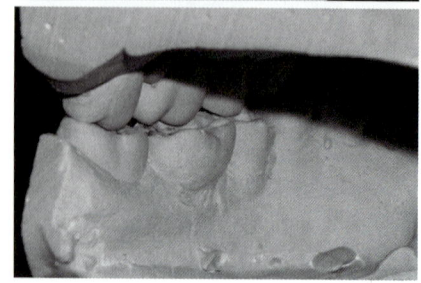

2年ほど前に 7 6|6 のインプラント治療を受けました．その後 |7 のエナメル破折からクラウンにしました．半年ほど前から同部に排膿をみるようになり，ときどき急性発作を起こすようになりました．

220 左側の切断模型

|6 / 6| は咬合接触していません．|7 / 7| の咬合は遠心半部で強いスピーの彎曲から，咬合力は側方ベクトルとして |7 を遠心に傾斜させる力として働いていることがわかります．そのためエックス線写真でわかるように |7 の遠心側の骨破壊が大きくみられます．

切断模型でわかるように $\overline{7}$ は遠心部で咬合しています．そして $\overline{7}$ の咬合面の近心傾斜から強いスピーの彎曲を呈しています．

この彎曲では，咬合力は $\overline{7}$ が $\overline{7}$ を遠心方向にゆすることになります．その側方ベクトルによって $\overline{7}$ の遠心側面の骨が大きく破壊したのです．

治療は，まず $\overline{7}$ の咬合面の遠心半部を，上顎臼歯と咬合接触をしないように削合することです．咬合性外傷の初期では，このような処置で病状は回復します．重症の場合や症状の思わしくない場合には，$\overline{7}$ の咬合面形態の修正をかねて $\overline{6\ 7}$ を連結固定します．この患者さんにも連結固定を行いました．しかし咬合痛は解消せず 6 か月後に抜歯になりました．

咬合性外傷から歯周疾患に移行した歯で，保存可能か否かの診断ポイントは，骨の破壊が根尖を超えているかどうかにかかっています．根尖まで破壊が進んでいなければ連結固定などで保存が可能になります．しかし根尖を超えた破壊を伴う歯は保存不可能です．

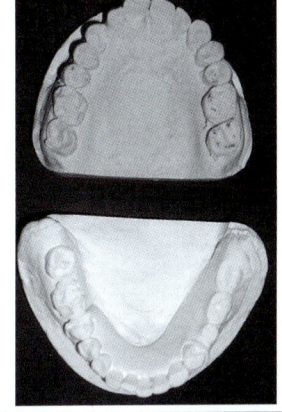

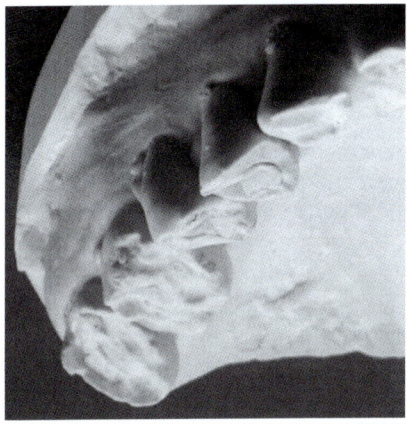

日常よく眼にするのが，インプラントの上部構造物を装着しても対合歯と咬合させていない患者さんです．理由が高価な陶材冠の破折を恐れることからの対策であれば，まったく本末転倒な治療といわざるを得ません．

とくにこの患者さんのように $7\ 6|6$ がインプラントで治療されても咬合が低いと，咬合力は $\overline{7}$ だけにかかります．そこで $\overline{7}$ はエナメル破折を起こし，修復後の咬合状態から咬合性外傷を発症することになります．

最初にも話したように $7\ 6|6$ のインプラントの上部構造物は患者さん自身で自覚するほどかみ合わせが低く，つくり直してもらったそうです．それでもまだ咬合していないのです．

近年，抜歯をしたらインプラントを入れればよいという考えから，大臼歯の歯内療法をおろそかに考える風潮があります．

しかしインプラントそのものに対する問題点も多く，また咬合に対する考え方が稚拙では咀嚼機能の回復はまったく望めません．

天然歯に勝るものはありません．とくに第二大臼歯は Part 15，4 節で述べたように咬合の主体となっているため，その保存に関しては咬合をよほど考慮しなければ早々に歯を失うことになります．

❽ 咬耗によりエナメル破折や咬合性外傷の発生があるとき

症例は 67 歳の男性です．

図 221 に咬耗した上下顎の模型を示します．このような状態になるまで $\dfrac{7\ 6|6\ 7}{7\ 6|\ \ }$ に強度の非生理的咬耗がみられます．この状態で咀嚼を行うと，いずれエナメル質の破折が起こります．

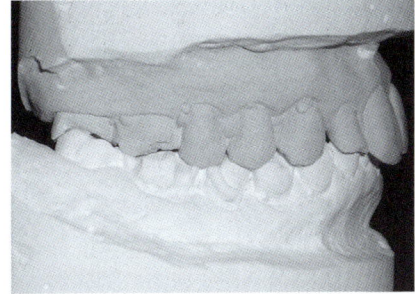

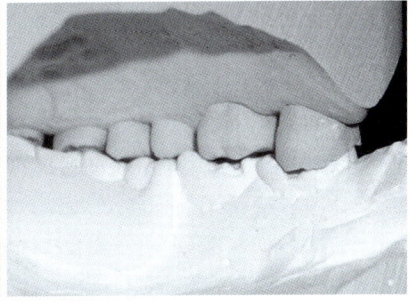

221 症例：67 歳，男性

咬耗すると，フリーエナメルが随所にみられます．したがってエナメル質の破折が起こることは明らかです．またこのような咬耗状態になると咬合接触点が不明瞭になり，咬合の安定にとって問題が発生することもあります．

咬耗した歯の治療に関しては次のPart 20, 8節で説明しますので，ここでは省略します．

❾根尖部に原因不明の歯根吸収がみられるとき

症例は71歳の男性です．

図222のパノラマエックス線写真でみられるように，左右側の下顎第二小臼歯の根先が吸収し短くなっています．さらに口内法写真で詳細に観察すると，左右側の第一大臼歯の近心根にもその現象はみられます．そして吸収された部分の歯槽骨は，骨改造現象によって新しくできた骨であることがわかります．それは根尖部の骨梁が不整な構造を呈していることと，エックス線透過性のよいことから推測できます．

自覚症状はまったくありません．

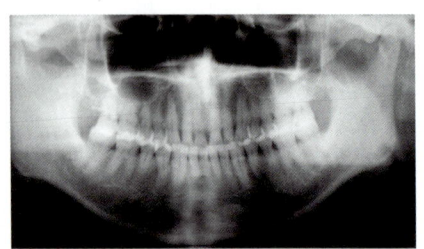

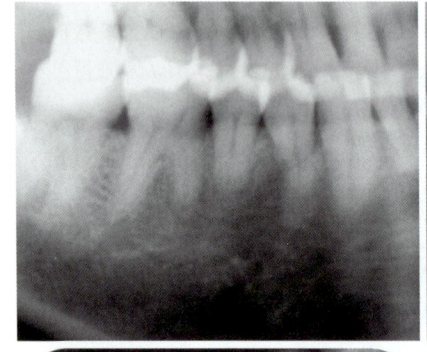

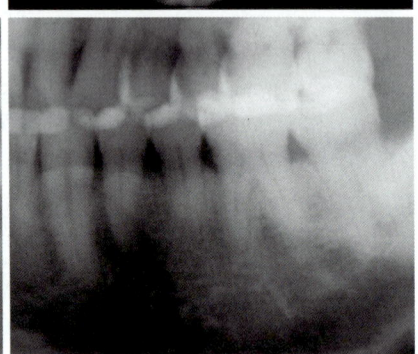

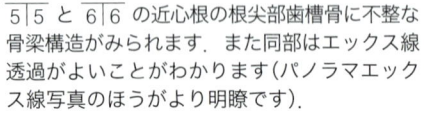

5|5 に歯根の根尖吸収がみられます．自覚症状はありません．

5|5 と 6|6 の近心根の根尖部歯槽骨に不整な骨梁構造がみられます．また同部はエックス線透過がよいことがわかります（パノラマエックス線写真のほうがより明瞭です）．
このことは，それぞれの根は本来の長さであったものが，なんらかの原因で吸収され，そこに新しい骨ができたことを意味しています．

222 症例：71歳，男性

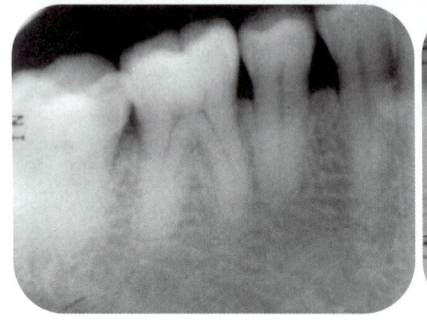

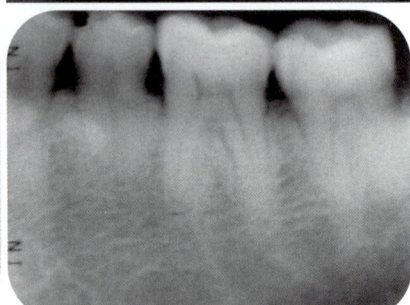

模型から歯の咬合面をみてみます．図223にみられるように，第二小臼歯の咬合面は咬合によってすり鉢状に深く咬耗しているのがわかります．そしてこの歯だけが特別に咬耗が激しいのです．

ここから想像すると，第二小臼歯はほかの歯より強く咬合圧がかかり，その刺激の結果，根尖の吸収を起こしたものと考えることができます．

このように咬合面に垂直に加わる圧であっても，それがある限度を超え，特定の歯のみに大きく加わる場合には根尖吸収を起こすことがあります．

したがって咬合調整時には，すべての歯に加わる咬合圧を厳密に調整す

る必要があります．またときどき咬合診査をする必要があります．

　なぜこの患者さんは，左右側の第二小臼歯だけが強く咬合しているのでしょうか．その確かな原因はわかりません．しかしヒントの1つをスピーの彎曲から推測することができます．
　スピーの彎曲の最下点は第二小臼歯あたりにあります（Part 13，2節参照）．そこで硬いものをまずかみつぶすときは第二大臼歯になるのでしょうが，小さくなった硬い食片をさらに細かくするために第二小臼歯と第一大臼歯がその役割を担います．
　第一大臼歯は2根のため咬合圧には十分耐えることができます．しかし第二小臼歯は単根のため大臼歯と同じ咬合圧でも歯根膜にかかる圧が大きくなり，その結果，第二小臼歯に過大な咬合圧負担がかかり，根吸収を引き起こしたと考えることができるのです．左右側の第一大臼歯の近心根にも根尖吸収がみられ，とくに右側第一大臼歯に強くみられるのも，そのためと思われます．
　この患者さんの顎はがっしりし，咬合圧は測定していませんが相当な力が働いていると思われます．第二小臼歯は単根のため根尖にかかる咬合圧は大臼歯とまったく異なり，これが破骨機転を刺激し根尖部の吸収を起こし，その後に骨改造現象によって新生骨を生成したものと考えられます．
　この吸収は成人の歯列矯正後にみられる根尖部吸収と病因的には同じと考えています．しかし確証は得られていません．今後もう少し検討の余地があるようです．

◆特定の歯の歯根周囲に骨吸収がみられるとき
　今までう蝕もなく，なんの不都合もなかった歯が，あるときから突然咀嚼時に痛みを感じたり，同部の歯肉から出血や排膿がみられることがあります．
　図224に示す写真の患者さんも，そのような経過で来院しました．
　症例は40歳の女性です．
　主訴は左側第二大臼歯の頬側歯肉の腫脹と出血，そして咀嚼時の咬合痛です．このような部位のエックス線写真では，図225に示すように出血のみられる歯の周囲の骨破壊を伴っているのを確認することができます．エックス線写真は同一人ではありませんが，「7 の歯根周囲に骨破壊がみられます．
　この骨破壊は，Part 3でも説明したように外傷性咬合によるものです．
　エックス線写真の症例では「7 が近心傾斜し，咬合面の遠心部がスピーの彎曲から逸脱した位置にあります．このような歯の咬合では，「7 の遠心に咬合力が加わり，同歯を遠心方向にゆする力が働くことは明らかです．
　したがって「7 の骨破壊は，上顎臼歯からの遠心方向への側方ベクトルによる咬合性外傷であることが診断できます．
　そして慢性的な出血と排膿は，咬合性外傷から歯周疾患に移行したことを物語っています．
　治療は側方ベクトルの発生を防ぐ必要があります．

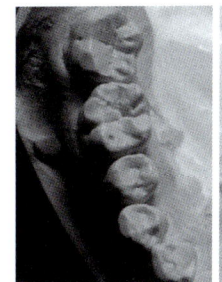

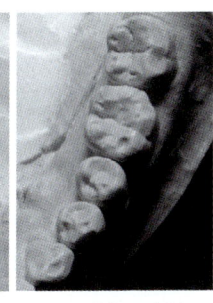

223 5|5 の咬合面はすり鉢状に咬耗しています．また 76|67 は頬側咬頭外斜面と内斜面に，咬耗による咬合小面の形成がみられます．

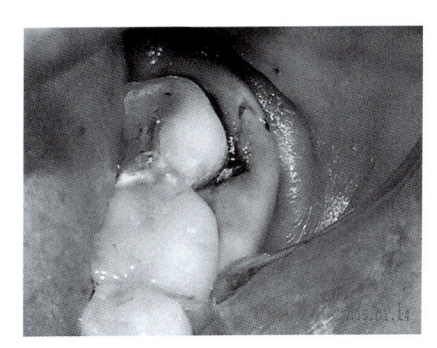

224 なんの症状もなかった歯が突然，咀嚼時の咬合痛や，歯肉の腫れがみられることがあります．|67 の咬合面には0.9 mmのクラスプ線を用いて暫間固定をしています．

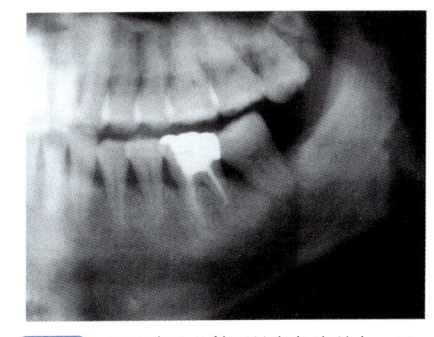

225 この歯はう蝕ではありません．エックス線写真は上記患者さんのものではありませんが，そのような歯のエックス線写真では，この像のように根周囲の骨破壊をともなっています．これは咬合性外傷によるものです．

そこでまず，図224に示すように┌6 7 の隣接面に保持溝を形成し，ここに0.9 mmのクラスプ線を用いて光重合レジンによる暫間固定を行います．それと同時に┌7 の咬合面の形態修正，すなわち遠心部分をスピーの彎曲に合わせてほぼフラットに削合することです．これが原因除去療法です．

この歯の歯石除去やプラークコントロールを行っても，歯の動揺の改善や骨吸収を阻止することはできません．

治療経過の観察は，暫間固定の状態で1〜2か月間様子をみます．

治療経過がよい場合は咀嚼時に痛みを感じなくなり，排膿も止まります．その確認ができたら，┌6 7 連結冠による永久補綴を行います．

2　全顎的な咬合異常

❶最大の咬合力でタッピングができないとき

物がよくかめない，どこで物をかんでよいかわからない，ということを訴える患者さんに遭遇することがよくあります．これらの方に共通してみられる現象は，力いっぱい，それこそ頭に響くような力で中心咬合位にタッピングをすることができないのです．

その理由は，中心位と中心咬合位とが一致せず，また臼歯の咬合接触点や咬合接触圧が一定ではないからです．このようなかみ合わせでは，上下顎の少しのずれで咬頭干渉や早期接触を起こしたり，部分的にまったく咬合しなかったりするため，患者さんは不安で思いっきりタッピングができないのです．

症例は65歳の女性です．

主訴は食事ができない，どこでかんだらよいかわからない，との訴えで

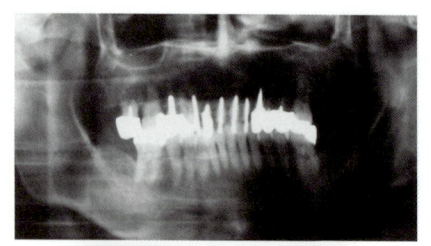

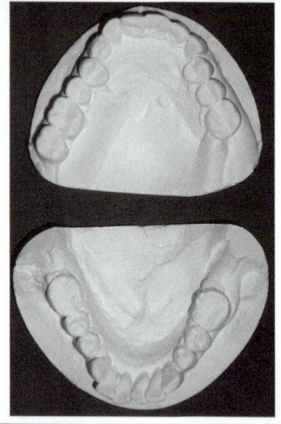

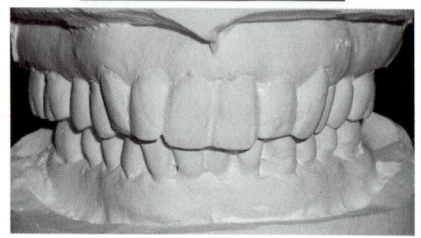

226 症例：65歳，女性　初診時

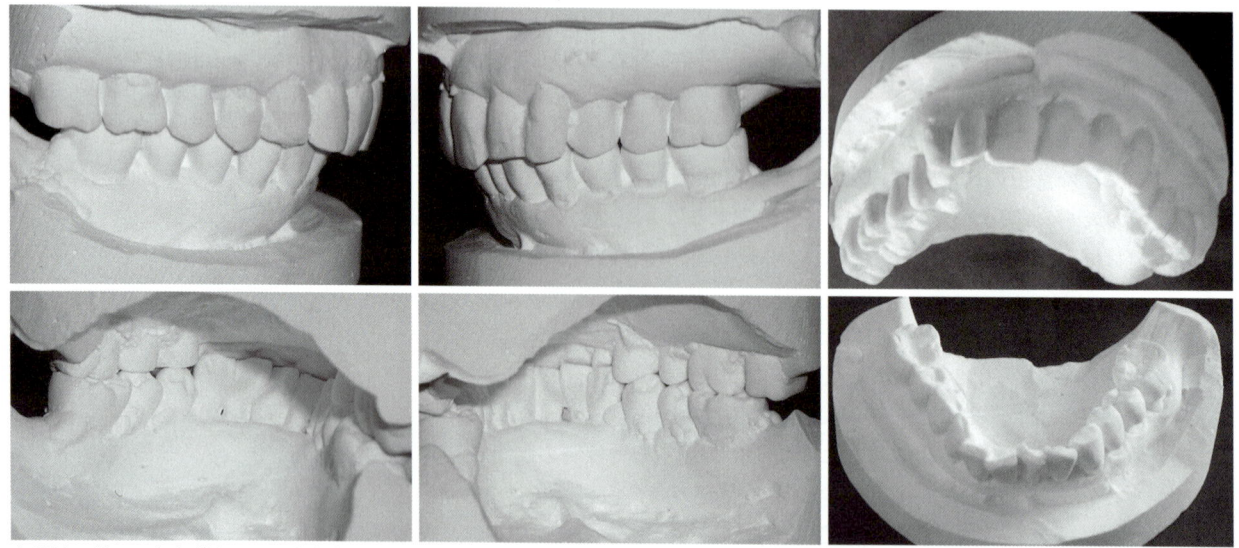

主訴は，どこでかんだらいいのかわからない，ものがよくかめないとのことです．原因は，逆スピーの彎曲を呈していること，咬合は第一大臼歯のみで，しかも上下顎の頰側咬頭内斜どうしの咬合接触になっています．さらに上下顎臼歯は逆ウィルソンの彎曲を呈しています．この咬合では食事時に側方ベクトルが発生して，食片に大きな咬合力を加えることができません．

227 咬合状態の確認

す．さらに歯があるのに丸呑みしているように思うとのことです．図 226 にパノラマエックス線写真と咬合面の模型，ならびに図 227 に模型の咬合状態を示します．欠損は左右側の下顎第二大臼歯と左側上顎第二大臼歯です．これだけの残存歯を有し，外見的には咬合に問題がないように見受けられるかもしれません．しかしかめない大きな理由があります．

① 側面の咬合状態をみると，逆スピーの彎曲を呈しています．とくに右側が強い彎曲を呈しています．
② 上下顎臼歯部をみると，逆ウィルソンの彎曲を呈しています．
③ 口腔内から咬合関係をみると，上顎の頬側咬頭内斜面と下顎頬側咬頭が，わずかに咬合している状態です．したがってこの斜面に食片を介在させて強い咬合力が加わると，側方ベクトルが発生するのです．
④ 咬合様式はバッカライズドオクルージョンになっています．そして咬合接触点は，上下顎の第一大臼歯のみの咬合です．さらにその咬合接触圧は同じ圧ではありません．

これでは食事時に側方ベクトルが発生し，患者さんは不安で大きな咬合力で咀嚼ができません．

咬合が完全であるか否かを最も簡単に見抜くには初診時のタッピング運動です．この患者さんにタッピング運動を求めると，ゆっくり咬合接触することしかできませんでした．

治療は咬合様式をリンガライズドオクルージョンとグループファンクションに変えることです．全臼歯をこの咬合様式に変えることによって，小臼歯を含めて全臼歯で咀嚼機能を行うことができるようになります．

治療の完了した模型を図 228 に示します．患者さんの不満は解消しています．

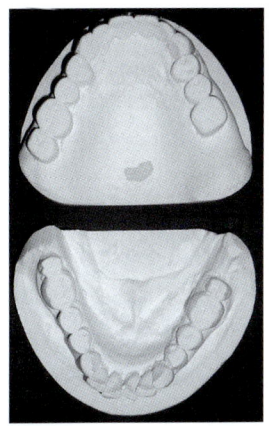

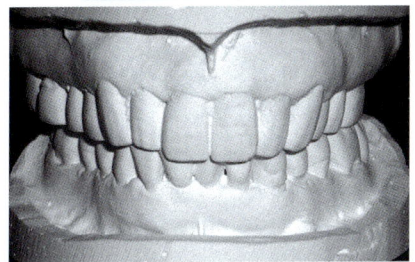

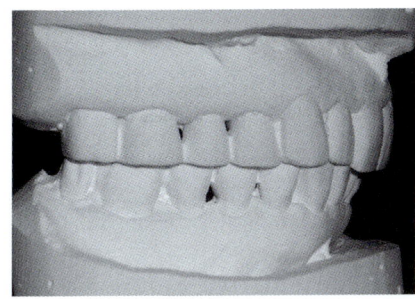

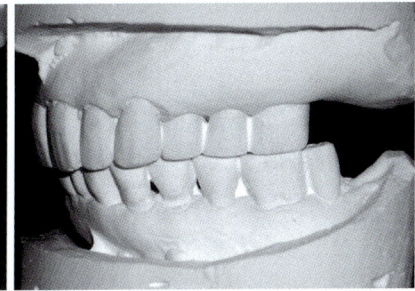

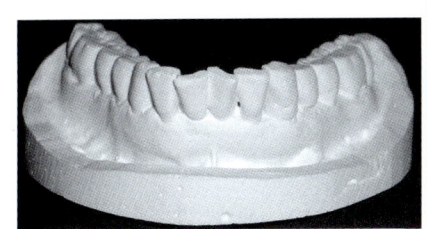

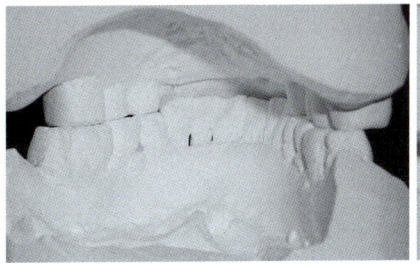

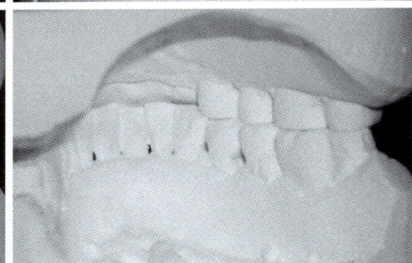

スピーの彎曲は正常に回復されています．
小臼歯を含めた全臼歯によって咀嚼機能が行われるようになりました．下顎臼歯の咬合平面を水平にすることによって側方ベクトルの発生はなくなり，大きな咬合力でタッピングができるようになりました．

228 全顎で治療の完了した模型

咬合の不完全な歯冠修復物が装着されると，咬合が高い場合には，その歯だけが咀嚼時に当たるため全咬合力が1歯にかかります．そこでその位置をさけて咬合するようになります．

しかし次の治療でまた別の位置に咬合不適が起きたらどうでしょうか．患者さんはどこでかんだらよいのかわからなくなります．このような状態になるとタッピングが満足にできなくなります．

中心位と中心咬合位が一致しているか否か，咬合時に側方ベクトルの発生があるかないか，咬合接触圧がすべてで均一であるかどうか，ということは，タッピングによって簡単に判定することができます．その音が外部の人にもはっきりと聞こえるほど大きく澄んだ音であるかどうかで判断できます．

⑫咬合高径が，低位になっているとき

症例は60歳の女性です．

顎関節症の症状を訴えて来院しました．

初診時のパノラマエックス線写真と模型を図229に示します．

この患者さんはどこでかんだらよいかわからず，さらに顎関節症が発症し，開閉口時の関節部の痛みと肩こり，片側頭痛などの症状を訴えていました．

患者さんの上下顎の左右側小・大臼歯は金属性修復物で治療されています．そのため咬合が低くなってしまったのでしょう．それは前歯の被蓋から想定がつきます．

患者さんの訴えでは，臼歯の治療後に咬合が低く感じ，かみにくくなったので歯科医師に訴えたが取り合ってもらえなかったとのことです．

口腔内から咬合をみると，バッカライズドオクルージョンの様式で，6|6 7 のみが咬合しています．しかも咬合接触圧が均一ではありません．そして治療とともに中心位と中心咬合位に狂いが生じてしまいました．

その結果，顎関節症を発症したのです．

顎関節症の治療は，著者と同じ理論で治療にあたっている歯科医師によって始まりました．この患者さんの顎関節症は難治性で，スプリントで安定をはかるのに1年半ほどかかりました．

顎関節症では治療効果がなかなか現れない難治性があります．その理由の一端を，図229に示すパノラマエックス線写真から推測することができ

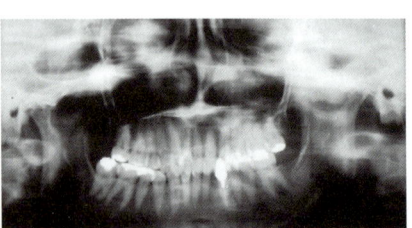

臼歯の治療後どこでかんだらよいかわからなくなってしまったとのことです．その後しばらくして顎関節症を発症しました．
下顎頭・下顎角下縁間距離を求めてみると，右側では6.0 cmであるのに対して，左側では5.5 cmでした．

229 症例：60歳，女性

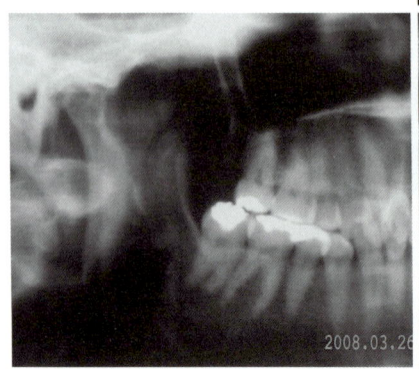

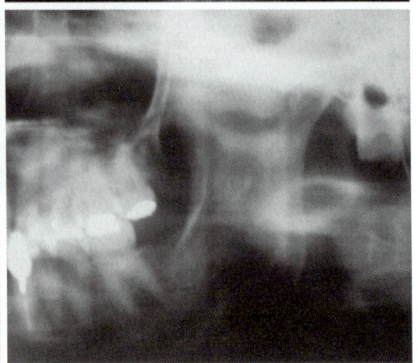

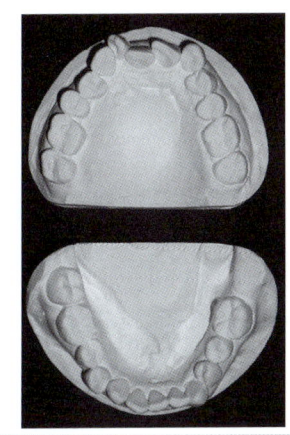

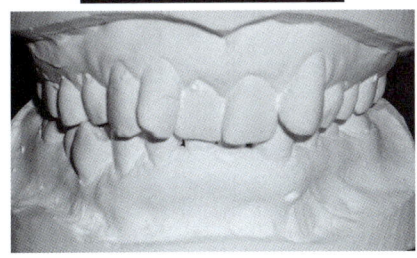

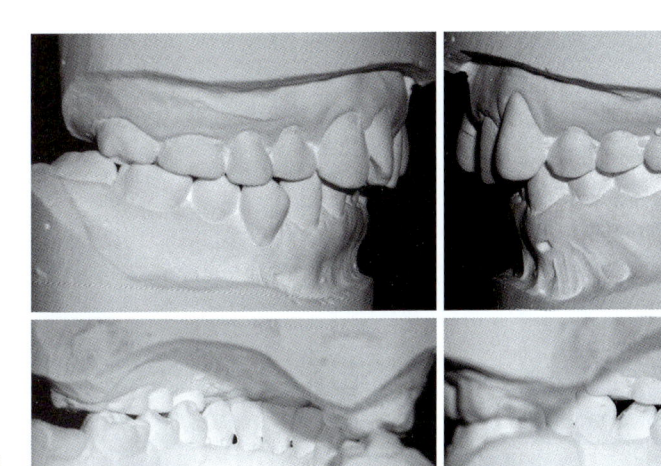

咬合の低下は被蓋の深さから推測することができます．咬合は $\frac{6|6\,7}{6|5\,6}$ 部のみで，しかも典型的なバッカライズドオクルージョンです．さらに中心位と中心咬合位に狂いがみられます．

229 つづき

ます．関節突起をみると，左右側で形態の違うことに気づきます．

　左側の関節突起が後方に折れ曲がったようになっています．下顎切痕も左側は右側より浅いのです．そして左側の下顎頭も変形しています．左右の下顎枝は別人のように異なっています．

　下顎頭頂から下顎角下縁までの距離を比較すると，図 229 に示すパノラマエックス線写真上で計測すると，右側では約 6 cm であるのに対して，左側では約 5.5 cm でした．左右で 0.5 cm の違いがあります．

　この形態の違いは，なにを物語っているのでしょう．

　この患者さんでは，左右の咬筋や内側翼突筋の長さや収縮力と下顎枝の発育とのバランスがうまくとれなかったものと考えることができます．とくに左側で発育上のバランスをはかることができなかったと考えられます．そのことは関節突起の後屈からも推測することができます．

　一方，下顎頭の変形は治療による咬合の狂いを表していると思います．右側下顎頭にみられる円形の形態は，この患者さんの本来の形であろうと思われます．左側下顎頭は，それに比べて扁平に変形されています．これは臼歯治療によって咬合高径が低くなり，その結果下顎頭の変形を招いたものと考えられます．

　このような患者さんでは咬合高径の垂直的自由度，すなわち許容範囲がほとんどなく，わずかな咬径の狂いが顎関節への負荷となるのです．そこに中心位と中心咬合位の狂いが重なり，顎関節症の発症につながったと考えられます．したがって顎関節症も難治性であると想像されます．

　スプリントで安定がはかられたのち，治療はスプリントに代えて顎関節症治療の第 2 ステージに行う咬合再建処置を行いました．

　処置内容は，咬合面に光重合レジン添加によって咬合挙上を行い咬合を

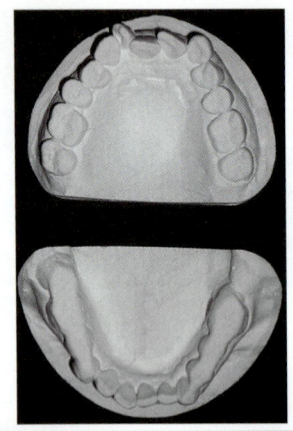

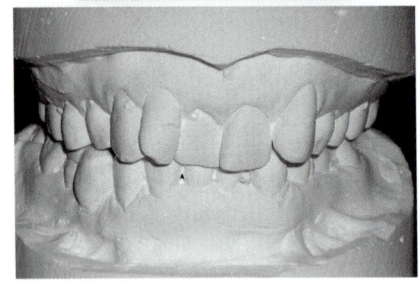

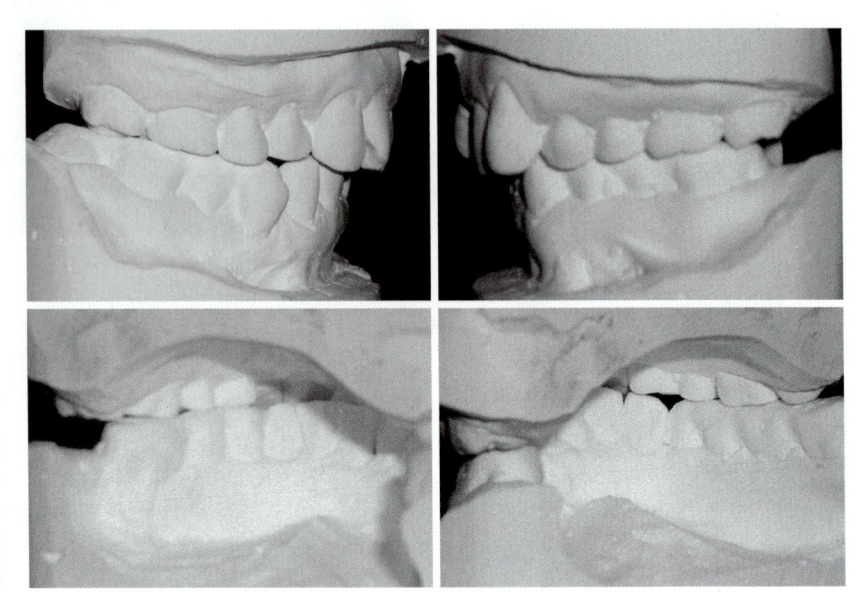

図230 下顎臼歯咬合面にレジンを充填し，咬合が安定することによって顎関節症の症状に再発はみられず，安定しています．

整えます．そのあと永久補綴物による咬合再建治療を行いました．
　図230に咬合再建処置として，レジンを咬合面に添加して咬合の安定をはかることができた模型を示します（顎関節症の治療は，Part 23参照）．

⑬ 上下顎前歯がぶつかり，動揺がみられるとき

　この症状は咬合高径と密接な関係，というより咬合高径の低下そのものが前歯に現れる症状です．よくみられるのは咬合高径の低下によって被蓋が深くなり，下顎前歯が上顎前歯の舌側に入り込み，上顎前歯を前方に押し出し，その結果，正中離開や前歯の前突を呈するようになることです．そのような1例を図231に示します．
　症例は68歳の男性です．主訴は前歯が出ているので気になる，食事がうまくできない，とのことです．
　患者さんの話しでは，若いころは前突ではなかったそうです．それが，う蝕を放置しているうちに次々と抜歯となりました．ほかのう蝕は痛みがないので放置していたそうです．すると前歯が出るのを感じるようになり，某歯科医院を受診して臼歯の治療を受けたそうです．しかしいつのまにか，このような前突になってしまったとのことでした．
　この前突の原因は明らかに臼歯の治療を放置したことによる咬合高径の低下にあります．パノラマエックス線写真をみると，6│4 5 と 4│が抜歯されています．そこにブリッジが装着されているのですが，咬合高径への配慮のないまま低位咬合で作製されています．ブリッジが装着されても，咬合圧によってさらに残存歯が徐々に沈下し，前突がひどくなってしまいました．
　残存歯が顎骨内に沈下した所見をパノラマエックス線写真像からみるこ

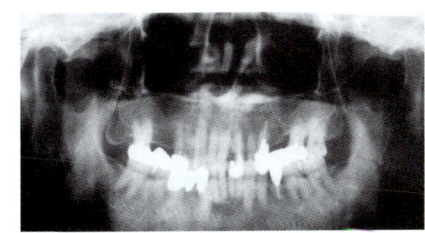

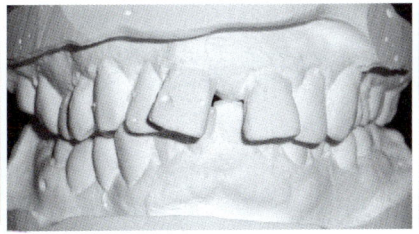

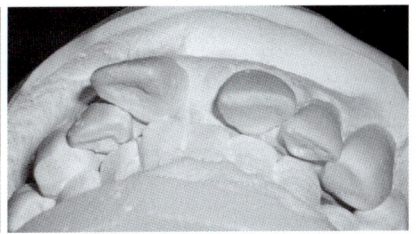

咬合高径の低下によって 1| の前突がみられるようになりました．

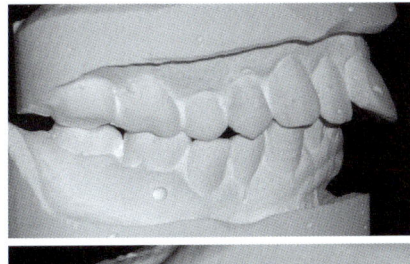

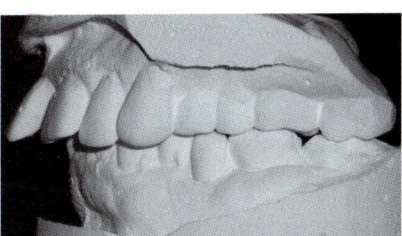

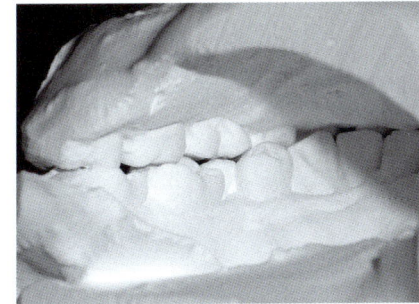

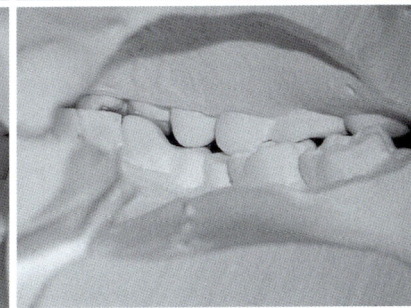

このような臼歯部の咬合では満足な咀嚼ができません．

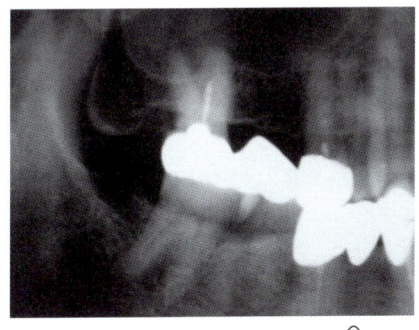

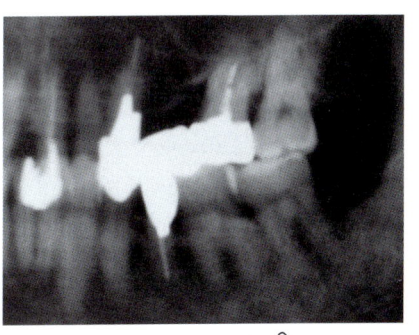

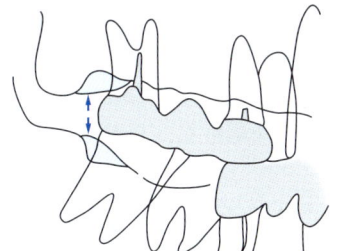

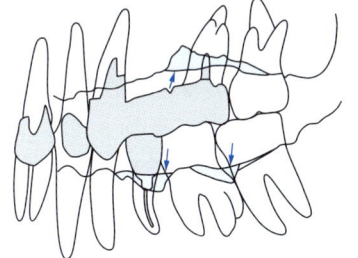

231 症例：68 歳，男性

232 矢印の部分が，歯の沈下とともに歯槽骨も沈下したことを表しています．

とができます．

　図 232 に示すように上顎右側第二大臼歯，上顎左側第一大臼歯ならびに下顎左側第二小臼歯と下顎右側第二大臼歯に沈下の所見がみられます．これらの歯では顎骨内に歯槽骨を伴って沈下していることがわかります．

Part 19　かみ合わせの診断と治療

治療でまず行うことは咬合挙上によって正常な咬合高径の回復をはかることが必要です．適正な咬合高径が得られたらフルマウスの咬合再建治療になります．

このような症例では，この咬合高径のままで個々の歯の治療を行っても決してよい結果は得られません．また患者さんがそこまで望まなければ，安易に治療に入るべきではありません．この患者さんは，このままでよいということで，経過をみることになりました．

⑭咬耗によって，咬合平面が逆ウィルソンの彎曲を呈するとき

非生理的咬耗によって逆ウィルソンの彎曲を呈した咬合状態が，すべて咬合異常というのではありません．このような歯の中に咬合性外傷を起こし，動揺や，歯周疾患に罹患しポケットから排膿がみられる歯については治療の対象となります．

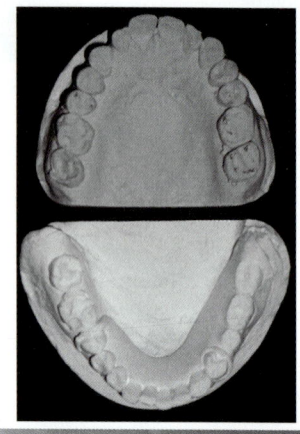

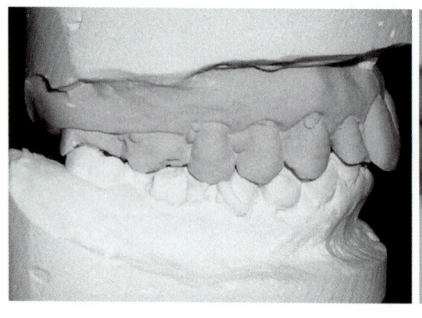

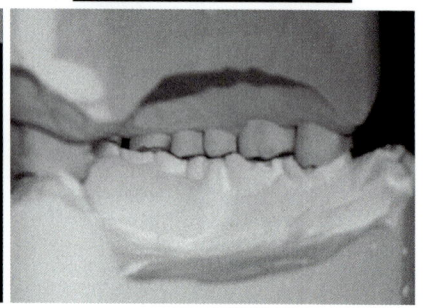

上下顎右側大臼歯に過度な咬耗がみられます．
233 症例：69歳，男性

症例は69歳の男性です．主訴は下顎右側大臼歯部からの排膿があり，ときどき腫れるとのことです．

図233に上下顎の模型を示します．右側第一・第二大臼歯に非生理的咬耗が生じています．

一般的な非生理的咬耗は，図234に示すように下顎臼歯では頰側咬頭，上顎臼歯では舌側咬頭に異常な咬耗がみられます．このような咬耗状態になると逆ウィルソンの彎曲を呈するようになります．

咬耗した咬合面斜面は，傾斜角度を有する歯と同じように食塊を介在すると側方ベクトルを発生するようになります．その結果，図235に示すパノラマエックス線写真の$\overline{7|}$のように咬合性外傷を発症し，やがて腫れと排膿を伴うようになります．

パノラマエックス線写真は模型の症例と同一人ではありません．しかし非生理的咬耗による咬合性外傷も咬合面傾斜角度から発生する咬合性外傷もエックス線像は同じです．この写真の$\overline{7|}$に示すような像を呈するので，参考までに提示しました．

治療に入るか否かは，咬合性外傷の発生があるか，または発生の危険性が高い場合に限ります．非生理的咬耗がすべて治療の対象ではありません．過度な咬耗でも，Part 1 で提示した80歳の患者さんの場合は生理的な咬耗であって，治療の必要はありません．したがって非生理的咬耗の診断ポイ

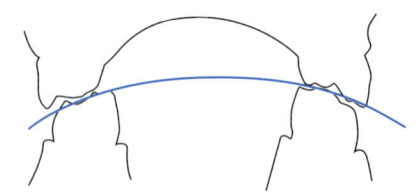

一般的な非生理的咬耗では，下顎歯は外側斜面，上顎歯では内側斜面を示し，逆ウィルソンの彎曲を呈するようになります．

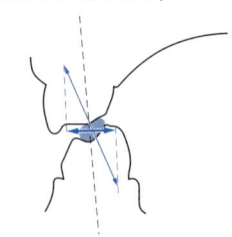

非生理的咬耗の歯で食塊を破砕しようとすると，側方ベクトルが発生します．するとこの歯に咬合性外傷が発症する危険性が大となります．
234 逆ウィルソンの彎曲から側方ベクトルが発生

ントは咬合面の傾斜角度にあります．下顎臼歯に外側斜面の咬耗がみられたら危険信号だと判断してもよさそうです．

治療は，咬合面の形態修正を行います．非生理的咬耗では上下顎臼歯ともに咬耗していますので，同時に上下顎歯の治療が必要になります．さらにこのような患者さんでは咬合高径が低くなっています．そこで治療は咬合面の形態修正だけでなく，咬合高径の回復をはかる必要があります．

そこで問題となるのは，上下顎臼歯一対の形態の修正で咬合高径が高くなると，ほかの歯は咬合しなくなるということです．したがって治療の前に全顎にわたる治療が必要か，部分的でよいかを判断する必要があります．低位咬合のまま1歯のみを治療しても意味がない場合もあります．

🔹歯ぎしりやくいしばりの症状が存在するとき

歯ぎしりやくいしばりは異常な咬合に原因している場合があることを説明しました（Part 5，3節参照）．したがってこのような症状を呈する患者さんでは，咬合異常を疑って診査する必要があります．

歯ぎしりやくいしばりの治療には一般的にスプリントが用いられます．

そこでスプリントによって症状が改善するようであれば，咬合異常が原因であるとして，著者は第2ステージとして臼歯咬合面に光重合レジンによって咬合の改善処置をはかります．

また不思議なことですが，スプリントではほとんど改善がみられないのに，咬合面にレジンを添加して咬合を変えると歯ぎしりやくいしばりが治ることがあります．そこからわかることはスプリントそのものが咬合不安定を引き起こし，歯ぎしりのトリガーになっているということです．

咬合の改善をはかるには，リンガライズドオクルージョンとグループファンクションにすることが絶対条件です．これまでのような3点接触の咬合を構築しても決して症状の改善はみられません．

光重合レジンの添加による咬合改善によって歯ぎしりやくいしばりが完全に治ったことが確認されたら，第3ステージとして永久補綴治療を行います．歯ぎしりやくいしばりの治療はのちのPart 22で詳しく説明しますので，ここでは省略します．

🔹顎関節症の症状がみられるとき

「顎関節症の原因は咬合にある」と著者は考えています．したがって顎関節症の患者さんの治療は，咬合治療ということになります．

治療法は歯ぎしりやくいしばりの場合とまったく同様です．

顎関節症の治療に関しては，あらゆる専門書にあるように可逆的な処置であるスプリント療法から始めるのが鉄則です．

とくに重症な患者さんは精神的に不安定なため，信頼関係を構築できるか否かが治療の成否を決定する鍵となります．したがっていつでももとに戻せるようにしておくことが肝要です．

スプリントから始まる一連の顎関節症の治療についてはPart 23で詳しく説明しますので，ここでは省略します．

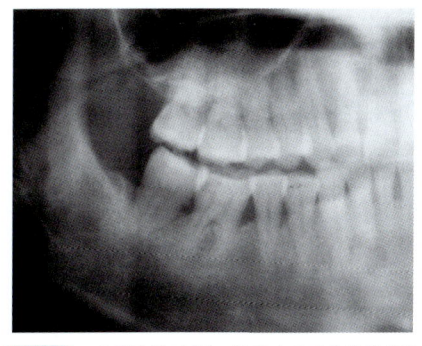

235 非生理的咬耗で発症する咬合性外傷も咬合面傾斜角度から発症する咬合性外傷も同じエックス線像を呈します．⑦に咬合性外傷の第1次症状の像がみられます（このエックス線写真は模型と同一人ではありません）．

Summary

千里の堤も蟻の一穴から

　本章では，咬合異常と題し，臨床で日常遭遇する症状のなかから，咬合に由来するものにスポットを当てて考えてみました．ここに提示した症状以外で咬合に原因するものがまだあるかも知れません．それらに関しては先生方ご自身で考えていただきたいと思います．

　歯科治療は，そのすべてといっても過言ではないほど，咬合力学の問題をはずして成り立つものではありません．
　1本の歯の咬合面に単純窩洞の小さなインレーを詰める治療を考えてみましょう．
　この治療は簡単なように思われがちですが，新しく装着したインレー面と対合歯の咬頭との位置関係，咬合接触点とそれらの角度，そこに加わる咬合力，これらのすべてが，これまでのバランスと異なっています．そこで新しいバランスを求めてインレーを装着した歯だけでなく，対合歯も含めて微妙に移動し位置が変わるのです．これが装着してからしばらくのあいだ違和感が存在する理由です．このことは，たとえば陶材冠を装着したときとなんら変わらないのです．インレーが簡単で陶材冠がむずかしいことではありません．
　装着時の調整が適切であればあるほど違和感は早く治まり，咬合は安定します．この調整をいかに行うかは，咬合を理解しているかどうかで決まります．
　装着時に削合調整を必要とせずに違和感がないということは，まったく咬合していないということです．

　ここで大きな誤りを指摘しておきたいと思います．それは Part 7，4節で記載したことの繰り返しになりますが，大事なことなのでもう一度説明します．
　近年患者さんを拝見していて気づくことが多くなりました．それはインプラントの上部構造物を装着するとき，「対合歯とわずかに咬合させないようにしている」ことです．その根底にあるのは，いずれ対合歯は挺出によって咬合するようになり，そこで得られた咬合は理想的なものであるとする考え方でしょう．

　しかしこれは「きわめて重大な間違い」を犯しています．それは挺出という現象のメカニズムがまったく解明されていないことから，挺出の早さ，挺出の圧，咬合するまでの期間，さらに挺出した歯が咬合力に耐えるか否かなどまったく未知の問題を含んでいるからです．
　インプラントによって治療された部位が，相当の年月を経過しているにもかかわらず，対合歯と咬合していない患者さんを頻繁に拝見します．
　その真の理由は，高価な陶材冠の咬頭破折を恐れることから，上記したような言い分けをして逃げを打っているのでしょう．

　大臼歯は咬合を安定させる大事な要の歯です．都合のよい理屈で解決できるほど咬合は甘くありません．
　咬合をリンガライズドオクルージョンとグループファンクションにすると咬頭破折は起こりません．そして安心して咬合させることができるのです．

　歯科医師は自身の治療した歯の経過を最後まで観察できないことから安易に考えがちです．そして来院しなくなった患者さんの経過は順調と考えてしまうのです．
　実は来院しなくなる前に患者さんから何回かのサインがあるのです．そのサインをたいしたことではないと考え，そのうちに慣れます，という安易なことばでやりすごしているのではないでしょうか．
　ここに問題があるのです．小さなインレーの咬合の不具合に文句をいわれるから咬合しないような修復物を装着する．すると患者さんは「ちょうどいい」といいます．しかしこれはとんでもないことです．このような治療の繰り返しが取り返しのつかない咬合破壊につながるのです．
　1本の歯の小さな修復物，この咬合調整が確実にできることが，インプラントも含めて大きな補綴物の咬合につながるのです．
　「千里の堤も蟻の一穴から」，やがて崩れるように，小さなインレーの咬合に対する認識の甘さ，そして咬合調整の不良から咬合破壊が始まるのです．

Part 20 かみ合わせの調整

本章は歯科医師，技工士や衛生士に理解していただきたい内容です．咬合調整の医療行為は歯科医師にあります．しかしその目的や調整方法をスタッフが理解することは，技工士においては技工物の作製に，また衛生士には口腔保健管理において役立つことです．

咬合調整とは，ドーソンによると次のように説明されています．
① 中心位で干渉する接触歯面の削除．
② 側方滑走を干渉する歯質の選択的な削合．
③ 前方滑走を干渉するすべての臼歯歯質の除去．
④ アンテリアガイダンスの調和．
このうちとくにアンテリアガイダンスを調和させることが最も大切であるとつけ加えられています．

著者は，このうち①〜③は理解できます．しかし④のアンテリアガイダンスとなると，いささか理解に苦しみます．それは，これまでにも記述したようにオープンバイトの患者さんではアンテリアガイダンスが成り立たないのです．

咬合の主役は咬合平面にある

著者の行う咬合調整とは，上記とはまったく考え方が異なります．その基本は咬合の主役はあくまで臼歯咬合面にあるということです．

咀嚼運動は，食塊と咬合面およびそこに咬合する咬頭が，どのような関係にあるかということのみで決定される

このような咬合の基本的な考え方に立って咬合調整を考えるとき，どのような調整を行うべきか，次にいくつかの項目を設けて説明したいと思います．

なお本章の咬合調整は，「リンガライズドオクルージョンとグループファンクションを成り立たせるための調整」であり，また「それらが成り立っている場合に，それを安定維持するための調整」として話を進めます．

したがってこれまで数々の成書に記載されているような，3点接触のような咬合のための調整とは考え方も方法もまったく異なります．

1 咬合調整は治療のなかで最も軽視された存在である

ある歯科医院を訪れたときのことです．非常に繁盛していて，たくさんの患者さんが待合室で待っていました．診療室をのぞくと多数のユニットがあり，ほとんどのユニットに患者さんが座り治療を受けているのですが，先生はその間を忙しく行き来し，衛生士さんに指示をしています．

充填物装着の患者さんをみていますと，衛生士さんが試適から咬合調整まで行い，咬合紙をかませて当たるところを削合しています．ほどなく先

生が来て再度咬合紙でチェックをし，なにか衛生士さんに指示をしました．衛生士さんはさらに調整を行い，先生にチェックをもらい合着まで行いました．合着が終わり先生が患者さんと何事か話をして終了となりました．そのあいだ先生が調整するのはみかけませんでした．

　ここに記載した某歯科医院での充塡物の装着の光景は，ほかの歯科医院でもみられるのではないでしょうか．安い保険診療では，そうでもしなければ採算が合わないと考えることもうなづけます．しかしどんな小さな修復物であろうと先生自身が調整し合着されるところも知っています．

　先生方の集まりや講習会では口をそろえて咬合が大事といわれます．それほど咬合が大事なら咬合に対する自身の考えを表現する場が，今まさに装着しようとする小さなインレーの咬合調整なのです．

　修復物の装着とは，成書から学んだ理論であれ自身の経験に基づくものであれ，咬合の理論に基づく調整をとおして患者さんの咀嚼機能の回復をはかる最後の場なのです．

　そこで働く衛生士さんから質問を受けることがあります．彼女たちはどう調整してよいか迷うそうです．

　先生に聞くと「当たる所を削ればいい」といわれるとのことです．ではこのような衛生士さん任せの診療所で自費診療の場合，先生が咬合調整するのでしょうか．この歯科医院では，先生が調整しても衛生士さんの調整と変わらないのではないでしょうか．だから衛生士さんに調整を行わせても平気なのです．

　このように咬合は大事といわれながら，咬合調整はとかく軽視される存在にあります．

2　咬合は日々変化するほどデリケートな存在である

　Part 7などでも述べたように，歯の位置は，毎日の咀嚼によって微妙に変化しています．そのことを最もよく物語っている事実は，部分床義歯をしばらく装着しないで放置していた人が，いざ入れようとすると，まったく入らないことからもうかがい知ることができます．また中間欠損のブリッジの印象後TEKを装着しないと，1週間後ですら装着に苦労することがあります．これらの事実から歯は日々変化するデリケートな存在であることがわかります．

咬合の安定をはかるためには，定期的な咬合診査と調整が必要

　欠損部に隣接する歯は近心や遠心部があいています．歯の近遠心は骨質が薄いため動きやすく，対合歯との咬合関係によって隣在歯は傾斜させられることがあります(Part 7参照)．

　このように天然歯列であっても個々の歯は独立しているがゆえに，日々の咬合力によって傾斜や沈下，そして挺出などで微妙に変化しています．そのため咬合調整にも，それなりに緻密な配慮が必要です．

　すなわち常に咬合の安定をはかるため定期的な咬合診査と調整が必要です．この咬合の変化はフルブリッジのような連結した歯でもみられます．また陶材冠と金属冠が咬合しているような場合には金属冠の摩耗があっと

いう間に進行し，咬合のバランスが崩れます．

6か月ごとの咬合診査

著者は，全顎にわたり治療の完了した患者さんには6か月ごとの定期診査を行います．そのときのおもな診査は咬合です．

図236に示すように上顎は⑦6④，③2①|①2③④⑤⑥⑦のブリッジ，下顎は⑧⑦6 5 4③②|③4 5⑥⑦にブリッジを装着した患者さんでも，ある日かみあわせが少しおかしくなった，といって来院されることがあります．

みると中心咬合位からの滑走運動で微妙に咬合の狂いがみつかります．そこを削合すると患者さんはよくなったことを自覚します．それほど咬合は微妙に変化するものです．

そしてこの咬合様式では，患者さん自身が咬合の微妙な狂いを感覚的に捉えることができるようになるのです．咬合調整の方法については，のちに解説します．

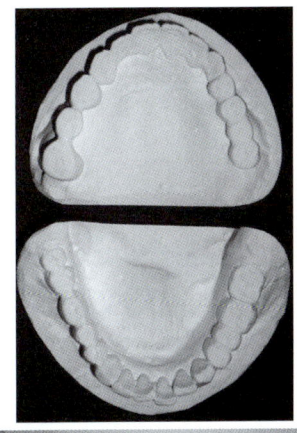

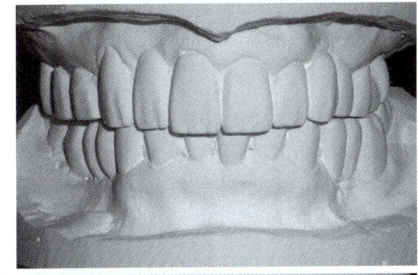

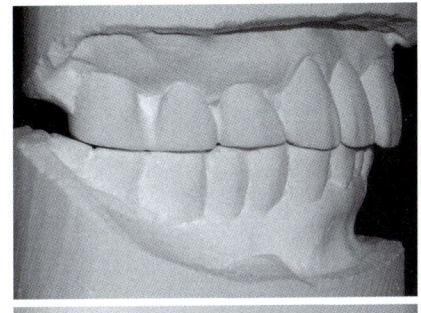

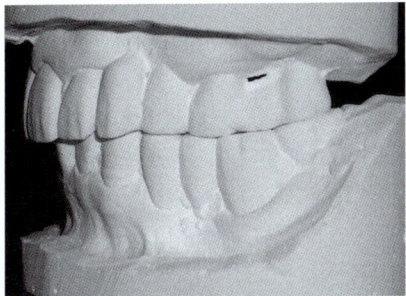

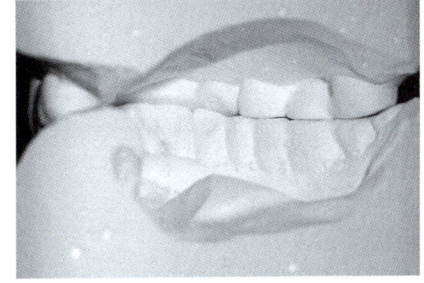

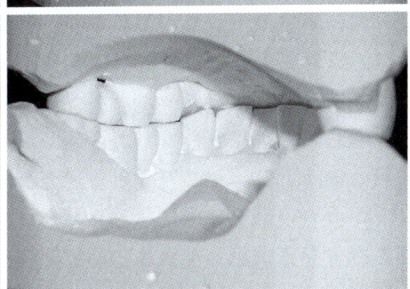

236 上顎では⑦6④|③2①|①2③④⑤⑥⑦，下顎では⑧⑦6 5 4③②|③4 5⑥⑦にブリッジを装着した患者さんでも，長期間経過すると咬合が狂ってきます．それほど咬合は日々の咀嚼によって微妙に変化します．

3　口腔は唯一にして究極の咬合器である

このことばは，いつ，どなたによるものでしょうか．よく耳にすることばで実に名言だと思います．

以前著者は，某ポストグラジュエートコースを受講したことがありました．そこで全部床義歯の作製について講義と実習を受けました．印象採得，咬合採得，アンテリア，ポステリアガイダンス，さらにレジン重合の狂い

を補正するため，出来上がった義歯を咬合器にリマウントして咬合調整することを学びました．

　当時は教えられた手法を正確に行えば，ほとんど完璧な義歯が入ると思っていました．しかし私の腕が悪かったといえばそれまでですが，セット時から患者さんの口腔内で義歯床の粘膜面や咬合調整を繰り返さなければ，患者さんが満足するような義歯にはなりませんでした．そして何日もかけて調整を行い，患者さんがようやく満足できるようになった義歯の咬合面をみてがっかりしました．

　その咬合面は，これまで苦労して咬合器上で削合してできた斜面とはまったく異なっていました．臼歯部に装着された陶材冠の咬頭が破折しても，かえってかみよくなったといわれるような平らな咬合面になっていたのです．そして患者さんから初めて物がかめるようになったといわれたのです．

　あるとき親友が，ハワイで高名な先生による全部床義歯の研修会に出席したときの話をしてくれました．質疑応答で咬合論になり，だれかがむずかしい咬合の質問をしたそうです．その先生の回答は，「それは理論であって臨床は違います，理論は脇に置いて考えないことにしましょう」といわれ，実践的な全部床義歯製作の話であったとのことでした．

臨床で応用されない理論は，真の理論ではない

　優れた理論であれば，これが臨床にそのまま応用されないのはなぜでしょうか．話は簡単です．それは真の理論ではないのです．したがってどんな咬合器を用いようと，どんなに精密に印象や咬合採得を行っても，最後は口腔内で調整をしなければ真にかめる義歯も含めた歯ができないのです．

技工サイドだけで咬合を完成させることはできない

　話は変わりますが，模型においても咬合の狂いがわかります．なぜかといえば，大きな咬合力が加わると，個々の歯で垂直方向の沈下度が異なります．また歯の沈下によって，咬合斜面の途中に咬合している場合には歯軸が傾斜させられます．したがって歯の咬合状態が異なってくるのです．

　咀嚼時の大きな咬合力でかみ込んだ咬合状態は，無圧下で印象した模型の咬合状態とは確実に異なると考えなければなりません．ここにも技工サイドだけで咬合を完成させることのできない理由があります．

顎の動きを正確に測定することは必要か

　冒頭の研修会の話に戻りますが，咬合器上の義歯がそのまま口腔内で機能しないのは，顎運動を忠実に咬合器上に再現できないこと，測定や作製の過程で混入する誤差のためであると考える方があります．

　咬合器ならびに咬合理論が始まって100年以上が経過します．スチュアートによる全調節性咬合器が開発されて50年あまりが経ちます．パントグラフによる非常に複雑な顎運動の測定を基にする咬合理論もあります．

　しかし一方では，技工所が使用する咬合器はごく簡単なものです．

　この落差をなんと説明したらよいのでしょう．ちまたではそんな模型で，ほとんどの患者さんの技工物がつくられ，それらが患者さんの口の中に装着されているのです．

　顎の動きはまだ完全に再現されていません．近年は顎の動きを正確に測

定することに，どれほどの意味があるのかと疑問視する声さえあります．
　「口腔に勝る咬合器はない」という格言は，今なお臨床のなかに生きています．

4　咬合の診査と調整はなんのために行うのか

　咬合の診査と調整とは，これまでも述べているように食塊に最大の咬合力を加えること，そして側方ベクトルを発生させないように上下顎歯の咬合接触を診査し，異常な咬合接触を整えることにあります．その調整とは，リンガライズドオクルージョンとグループファンクションにすることです．
　このような咬合様式に削合調整のできない場合には，咬合面にレジンを添加して咬合挙上を行うことも咬合調整といいます．したがって単に中心咬合位での早期接触や側方運動時の咬頭干渉を除去することが咬合調整ではありません．

咬合診査
　本来の咬合診査とは，正しい咬合の具体的基準で述べたように咬合高径の診査(中心位，中心咬合位，安静空隙など)，咬合平面の診査(咬合面の形状，レベルなど)，咬合接触の診査(咬合接触点，接触圧など)を総合的に診査するものです．

咬合接触の診査
　本節では，上下顎歯の咬合接触状態の診査に主眼をおいて説明します．診査方法は一般的には咬合紙を用いて行われますが，それ以外に触診，視診，聴診などによっても診査します．咬合の診査と調整は一体として行われるので，それらの詳細については，のちの5節と6節で解説します．
　ここでは咬合紙によって咬合接触状態が得られたとき，これを咬合力学的にどのように解釈するかについて考えてみたいと思います．
　図237(上)に6 7 の咬合接触の状態を示します．通常この咬合接触で咬合上の問題がないように見受けられます．しかしこの咬合接触は，咬合力学的に大きな問題を抱えています．

一見正常な咬合接触にみえるなかに咬合異常がある
　図中に，7 の咬合接触を示します．これをみると，この歯の接触は近心頬側咬頭外斜面，近心舌側咬頭内斜面，さらに遠心舌側咬頭内斜面です．そしてそれぞれの斜面に加わる咬合ベクトルを矢印で示します．このベクトルの方向をみてください．いずれも右外上方から左内下方に向いています．これらのベクトルの方向からわかることは，咬合力が歯に加わると，歯は矢印のように舌側方向に常にゆすられることになります．遠心辺縁隆線上にも咬合していますが，このベクトルは垂直に近く，歯をゆする力にはなりません．
　次に6 の咬合接触を図下に示します．ここでみられる咬合接触は，近心頬側咬頭内斜面と遠心舌側咬頭内斜面です．2つのベクトルはちょうど逆方向を示しています．したがって咬合力は相殺されて安定しているように思われます．
　しかし問題は2点の接触位置です．2点は歯の中心軸を挟んで近心と遠

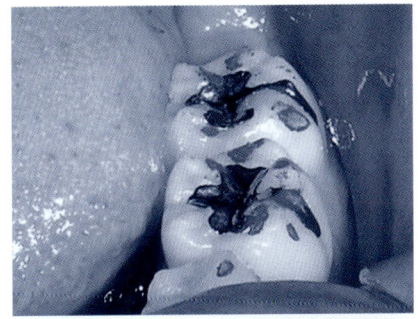

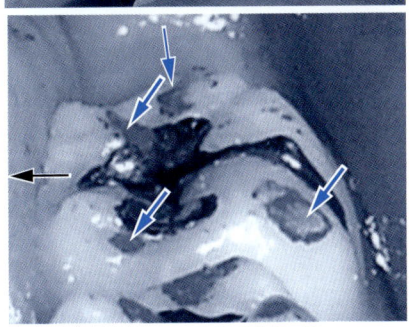

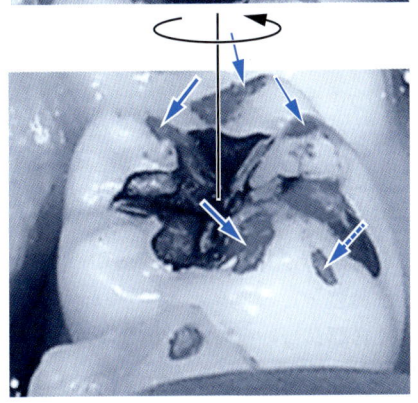

237 咬合接触が完全にみえるようでも，真の咬合の安定には問題がある

心に位置します．この2点に咬合力が加わるとどうなるのでしょう．図のように歯を回転させようとするモーメントが発生します．この力も側方ベクトルとして作用します．

さらに注意を要するのは，近心頬側咬頭外斜面にみられる小さな咬合接触です．図では点線矢印で示しています．なぜ問題かというと，この外斜面は垂直に近い斜面となっています．斜面の傾斜角が大きいほど側方ベクトルは大きくなります．したがってこの咬合点に小さな硬い食片，たとえば魚の骨やスルメなどが介在すると，途方もなく大きな側方ベクトルの発生につながり，強烈に歯を内方に押す力となります．したがってこのような接触を示す場合は，上顎臼歯の内斜面を水平に削合してまったく接触しないように調整する必要があります．

修復物の製作上の問題点

この $\overline{6\,7}$ の咬合接触の診査で，もう1つ大きな問題点があります．それは修復されたインレー上に咬合接触がみられないことです．このインレーは非常によくできています．しかし技工士さんが裂溝を深くしすぎたために見栄えはよいのですが，咬合接触はすべて斜面の途中になっています．したがって咀嚼時には側方ベクトルが必ず発生します．本来ならば再製しなければならない代物です．

この患者さんはまだ十代です．若いので当面は咬合性外傷の発症はないと思われます．しかしこのままでは咬合性外傷を発症する危険性を含んでいるといえるのです．

ではこのような修復物の装着された患者さんの咬合を，どのように調整したらよいのでしょうか．そのことについて次に説明します．

咬合調整

咬合調整は咀嚼機能の回復と維持のために行います．咬合調整の目的を考えてみます．

第1の目的：咀嚼機能の回復のため

この調整は補綴物を新装したときの咬合調整です．方法についてはこれまでさまざまに述べてきました．歯冠補綴物であれ義歯であれ，新しく装着するときは患者さんの口腔内で最終調整を行い，咀嚼機能を回復することにあります．

第2の目的：咀嚼機能を維持するため

咀嚼機能を回復した咬合関係は，日々の咀嚼によって微妙に咬合が変化してきます．金属の補綴歯では咬合位置が微妙に変化したり，加えて天然歯では咬耗により咬合が微妙に変わります．これを調整して，常に咬合ベクトルを歯軸方向に向けるようにすることが咬合維持のための調整です．

一旦確立した咬合関係は一生不変ではない

「一旦確立した咬合関係は，一生不変ではありません」．天然歯であれ，義歯であれ必ず狂いがきます．この狂いを常に診査し修正していく必要があります．これが定期検診における咬合診査と調整です．

ここで第2の目的に該当する患者さんの咬合調整を，すでに装着されている補綴歯を例に説明しましょう．

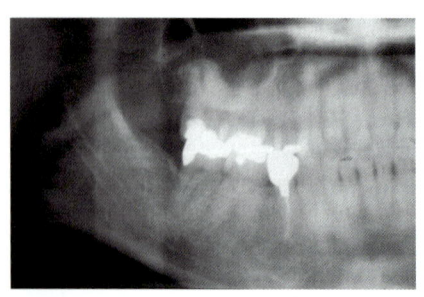

238 右側大臼歯部のパノラマエックス線写真

症例は34歳の女性です．

　主訴は，近ごろ下顎右側に，咀嚼時にたまに軽い痛みを感じることがあるということです．痛みは7̄6̄ですが，そのいずれかはっきりしません．食事中なにかをかんだときだけで，それ以外はまったく感じないということでした．その部のパノラマエックス線写真を図238に示します．

　インレーやクラウンが装着されている患者さんで，このような痛みを訴えるケースでまず疑うのは，生活歯ではインレー下の2次う蝕です．しかしエックス線写真ではなんの異常もありません．ましてインレーが数か月前に装着されたものであればエックス線写真の必要もないでしょう．

　原因は上下顎歯の頬側咬頭内斜面の急傾斜です．図239に示すような咬合状態のために発生するのです．斜面の途中に食塊を介在してかみ込むと大きな側方ベクトルが発生するためです．これはPart 19，1節に示した症例と同じ原因です．

　この側方ベクトルは，食物を介在して咬合したときのみ発生し，一過性の痛みとして発現します．痛みを初めて感じたときは，上下顎のどちらかはっきりしないこともありますが，注意して食事をしてもらうと上下顎のいずれであるかわかります．この歯は側方滑走運動をしても，まったく咬頭干渉はありません．したがって痛みは咬頭干渉から発しているのではなく，食塊が介在して初めて発生するのです．

　このような場合の治療はどうしたらよいのでしょうか．

　この治療こそ咬合調整，むしろ咬合治療といったほうがよいのかもしれません．

　ここに成書に記されているような形態のインレーを再装着してもまったく意味がありません．咬合痛を起こす原因は側方ベクトルにあるのです．

　そこで咬合調整として，図240のように下顎歯の頬側咬頭内斜面をリンガライズドオクルージョンになるように斜線部分を削合（図上左）すると，咬合は低くなってしまいます．

　このようなケースの治療について著者の行っている方法を紹介します．

　咬合痛の原因に側方ベクトルが疑われ，上顎臼歯の舌側咬頭が下顎臼歯の咬合面小窩に咬合していないと診断されたときには，患者さんにそのことを話します．

　そしてすぐにインレーやクラウンを除去して再製するのではなく，図上右に示すように下顎臼歯咬合面に光重合レジンを添加して咬合を整えます．こうすることによって歯をまったく削ることなく咬合痛の診断が行えます．またこの処置は患者さんからも了解が得やすいのです．

　レジンを添加しリンガライズドオクルージョンの咬合を行わせた状態で，通常1〜2週間様子をみます．

　咬合痛の改善がいくらかみられるようならば，さらに咬合を完全にするために下顎歯の頬側咬頭内斜面を削合（図中左）し，完全なリンガライズドオクルージョンの咬合形態に形づくります．そしてまたしばらく経過をみます．このレジン添加の処置は1回ではなく何回か行います．なぜかというと1回の調整で完全なリンガライズドオクルージョンの咬合にするのは，なかなかむずかしいのです．

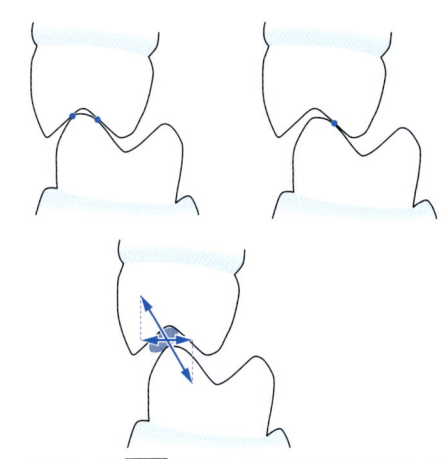

食事時のみ7̄6̄部に軽い咬合痛を自覚するとのことです．エックス線写真ではとくに異常はみられません．
このような症状を呈する場合，下顎頬側咬頭のみが上顎歯と咬合していたり，上下顎歯の咬合斜面のみで接触しています．このようなとき咬合痛が起こります．原因は側方ベクトルです．

239 症例：34歳，女性

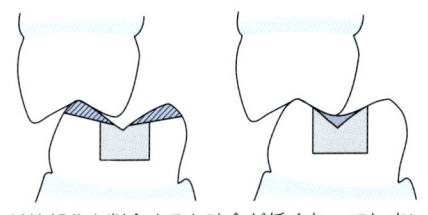

斜線部分を削合すると咬合が低くなってしまいます．そこで光重合レジンを咬合面に添加し，上顎の舌側咬頭を咬合させます．そして1〜2週間経過をみます．咬合痛の改善がみられたら咬合面をリンガライズドオクルージョンの咬合様式に調整します．

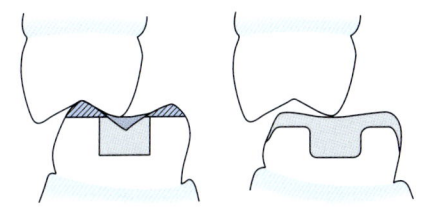

咀嚼時の咬合痛が完全になくなったら永久補綴処置を行います．

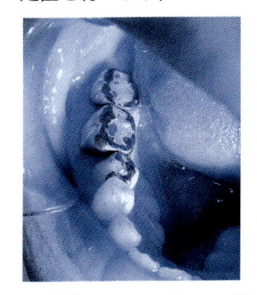

FCKの咬合面にレジンを添加し，リンガライズドオクルージョンとグループファンクションに整えました．

240 リンガライズドオクルージョンへの咬合面の修正

このような患者さんでは咬合時の接触感覚が不完全で，初回の咬合調整では咬合接触圧がどのようなものか，患者さん自身の接触感覚では判断できないのです．そこで，なかなかしっくりとした咬合を回復することは初回ではできません．しかし1～2週間後に行う2回目の調整ではもう違います．患者さんは咬合の快適さを自覚するとともに，咬合接触圧の違いが判断できるようになります．

　そして患者さんからは，「今までよりかめる，とか奥歯がかんでいる感覚がわかるようになった」という返事が返ってきます．ここで咬合痛の発生が完全に抑えられたらインレーやクラウンを新しくつくり変えます．

咬合調整は，早期接触や咬頭干渉を取り除くことではない

　これまで成書で理想とされている，図241に示すような3点接触の咬合をもった歯があります．しかしこれでよくかめなかったり，咬合痛が発生したりする患者さんが実際に存在するのです．

　そんな患者さんに打つ手はないのでしょうか．ここにその解決策としてリンガライズドオクルージョンの咬合を付与することを考えてみましょう．

　図の斜線部分は削合する部を示し，〇印の部分は削ってはいけない部分です．なぜなら咬合が低くなるからです．

　ここで大切なことは，下顎歯の内斜面の開く角度は年齢とともに大きくなること，咬合平面に対し左右同じような角度で開くことが大切です．また前後運動によっても咬頭干渉を削合します．

　この運動による調整を行うことによって，スピーの彎曲やウィルソンの彎曲を形づくることにもなります．そしてこの咬合調整によって真に食塊を咀嚼する咬合力が発揮できる咬合関係が得られるのです．

　咬合調整とは，冒頭で述べたように早期接触や咬頭干渉を取り除くことではないのです．

5　咬合調整は数ミクロンの精度で削合調整する

　歯根膜内に存在する圧受容器の感覚は，鋭敏な方で10μmの高さの違いを区別できるといわれています．これを逆から考えると，各歯の咬合接触を10μm以下で調整すれば，装着感は別として，咬合時の違和感が存在しないことになります．

　一方30μm以上の高さの違いは，歯の支持組織に障害を及ぼすことがあるといわれています．したがって咬合調整はこの範囲内で行わなければならず，かなりの精度で削合調整することが肝要です．

　これまでの咬合調整とは，早期接触部や側方運動時の咬頭干渉部を削合調整することといわれています．その術式として，BULLの法則やMUDLの法則とよばれる削合の方法があります．

　BULLの法則とは，側方滑走運動において上顎(U)では頬側咬頭内斜面(B)を，下顎(L)では舌側咬頭内斜面(L)を削合調整することをいいます．

　MUDLの法則とは，前方滑走運動において上顎(U)では近心咬頭斜面(M)を，下顎(L)では遠心咬頭斜面(D)を削合調整して咬合を整えることをい

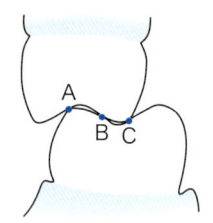

理想とされる3点接触咬合で咬合痛の発生する患者さんがあります．
そのような患者さんの咬合面をリンガライズドオクルージョンとグループファンクションにすると咬合痛が解消します．

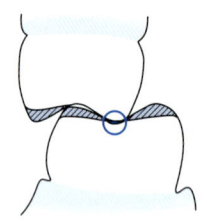

咬合調整の方法：斜線部分は削合調整を行うところ，〇印は削合してはいけないところです．

241 リンガライズドオクルージョンへの咬合調整

ます．

実はリンガライズドオクルージョンは，これらの咬合調整を口腔内で行っていくと到達する究極の咬合面形態でもあるのです．

咬合紙を使い分ける

咬合調整には周知のように咬合紙を使います．著者が使用する咬合紙は，図242に示すように厚いものから薄いものまであります．これをうまく使い分けることが必要です．

義歯であれ歯冠補綴歯であれ，最初の試適の段階では咬合の狂いも大きいものです．その場合には150μm程度の厚めの咬合紙を用います．

この咬合紙は厚さゆえに精度は悪いのですが，早期接触やわずかの干渉部がはっきりと印記されます．そこでその部をまず削合します．

最初の調整のねらいは，下顎臼歯では咬合平面を平坦にするとともに，上顎臼歯咬頭頂を調整してリンガライズドオクルージョンとグループファンクションの原型をつくることです．そして咬合平面ではスピーの彎曲を形づくることにあります．もし薄手の咬合紙しかもち合わせがなければ，これを数枚重ねて使うのも一法です．

大体の咬合面の形態と咬合が整ってきたら，今度は75μm程度または25μmの咬合紙を2枚重ねて再度咬合を確かめます．

この段階の調整のねらいは，上下動のタッピングにおいて咬合接触点での咬合圧が完全に全臼歯で均一になるように調整することです．したがって微妙な咬合力の判定が必要になります．

最後に，最も薄い25μmを用います．これによって10μm程度の咬合接触圧の調整を行い最終調整とします．その調整法は義歯も天然歯もまったく同じです．

最後の調整は，上下顎の咬合においては咬合圧が同一になるように，前後左右の滑走運動においては，咬頭干渉がなく咬合接触点は中心咬合位での1点となるよう調整します．どのように削合するかの具体例は，次の6節と7節に記載します．

咬合紙は薄ければよいというものでない

25μm程度の咬合紙で十分削合調整はできます．あまり薄い咬合紙は何の意味もありません．薄さが精度を出しているわけではないのです．

25μmの咬合紙によって印記された部位をどのように削合するか，どの程度削るかが大事なのです．25μmの咬合紙で，10μm以下の削合調整を行うことができます．

咬合紙による咬合状態の判定は，穴の大きさや空き具合，穴が空かなくなったら圧痕の程度，その大きさなどによって判定します．

著者は咬合調整には決してタービンは使いません．すべてマイクロモータによって行います．それは微妙な調整ができるからです．

使用するポイントは，図243に示すように，おもに5号のストレート用のカーボランダムポイントです．そして仕上げに，シリコン5号や10号ポイントを用いて，スムーズな咬合面になるよう研磨を兼ねた微調整を必ず行います．シリコンの研磨でも咬合が微妙に変化するのです．

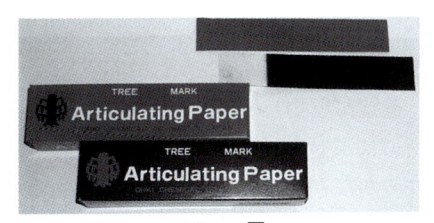

150μm厚

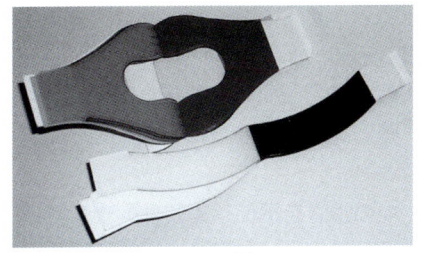

75μm厚

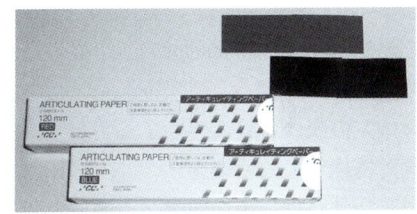

25μm厚

242 咬合紙

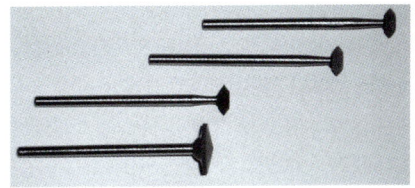

5号のカーボランダムポイント(2本)とシリコンポイント．下段のポイントは10号のシリコンポイントの外側を落として研磨用に加工したもの．

243 咬合調整に用いるポイント類

これらの操作によって咬合接触の誤差を10μm以下に抑えることができます．25μmの咬合紙で十分それを行うことができます．そうなると患者さんは咬合時における違和感をまったく訴えなくなります．

6 咬合調整は，どのような手順で行いどこで終了とするか

歯冠修復物を装着するときは，まず試適を行い，明らかに咬合の高い場合には試適を繰り返しながら調整します．このときの咬合紙は150μm程度のかなり厚いものを用います．ある程度の咬合状態になったところで合着します．

合着のタイミングは，咬合すると反対側がわずかに触れる状態になったところです．

最終の咬合調整は合着後に行う

最終の咬合調整とは，数μmの調整です．この調整は合着後でないとできません．

5つの診査を駆使して咬合診査を行い，精度の高い咬合調整を行う

咬合診査には，**問診**，**視診**，**咬合診**（咬合紙による確認をこうよぶことにします），**聴診**，そして**触診**といわれる診査があります．この5つの診査を駆使して咬合診査を行い，精度の高い咬合調整をする必要があります．

個々の咬合調整について説明します．

歯冠補綴物の咬合調整

咬合調整は，上顎臼歯と下顎臼歯では方法がまったく異なります．

上顎臼歯の調整

舌側咬頭を下顎臼歯の平坦な咬合面中央に咬合させます．その調整は咬頭頂を削合することによって行います．当然下顎の頬側咬頭はないので，上顎頬側咬頭内斜面は下顎咬頭と咬合しません．

咬頭の調整に際して，患者さんが肉料理を好まれるなら咬頭を尖鋭に，そばやうどんのような麺類が好きな方なら咬頭を鈍にするのです．こうすることによって，それぞれの食感を楽しむことができます(Part 12 参照)．

下顎臼歯の調整

咬合面を水平に削合しながら咬合を調整します．すると裂溝は消えてしまうことがよくあります．でもそれでよいのです．咬合調整後，**図244**に示すように咬合接触点以外の部分に裂溝を再形成して，咬合面を整えます．これが咬耗した咬合面です．

下顎臼歯の咬合面形態で大事なのは，裂溝上に咬合接触点を咬合させないことです．理由はいうまでもなく，咬合が狂わないようにするためです．

リンガライズドオクルージョンを理解している技工士であれば，このような咬合面に近い形態を事前につくることができます．

この咬合調製の仕方は，歯冠修復物だけでなく全部床義歯の咬合面でもまったく同じです．

触診

おおよそ咬合が整ったら，**図245**に示すように，下顎が補綴歯の場合

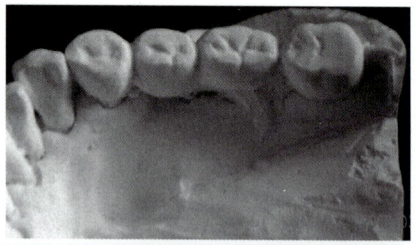

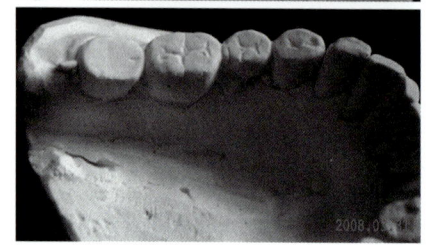

244 リンガライズドオクルージョンの様式に咬合調整すると咬合面の裂溝が消えてしまうことがあります．上図のように多少残っている場合はよいのですが，下図のようにまったくフラットな咬合面になることがあります．それでよいのです．調整の最後に咬合接触点以外の部に裂溝を形成すればよいのです．

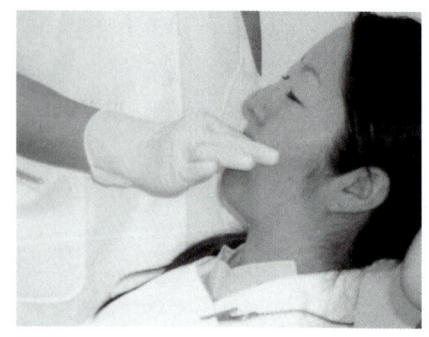

245 補綴歯が下顎の場合は，対合歯の頬側面に親指か人差し指を当て，タッピングや側方運動を行わせます．また補綴歯が上顎の場合は，その歯の頬側面に指を当てて触診を行います．

は，それと咬合する上顎歯の頬側面に，親指か人差し指を当ててタッピングや側方滑走運動を行わせます．上顎歯が補綴歯では，その歯の頬側面に指を当てて触診します．

早期接触や咬頭干渉がある場合には，その微妙な振動を指先で感じとることができます．これが触診です．

その調整すべき干渉部を咬合紙による咬合診によって確認し，除去します．

咬合診

咬合紙の使い方は，最初は 150 μm の厚いもの，合着したあとは 75 μm か 25 μm を 2 枚重ねたものを使います．そして最後は 25 μm を 1 枚として使用します．

触診でまったく感じなくなった状態でも，咬合紙を用いるとさらに細かな調整の必要なことがわかります．この状態になると，咬合紙は 25 μm を 1 枚使用して細かな調整を行います．

最後の微調整で大切なことは，最大咬合力で咬合の当たりをみることです．かませ方は，ゆっくり「ギュー」と最大咬合力でかませます．その理由は，各歯は垂直方向に沈下の程度が異なるためです．最大の咬合力で当たりを調整することは，各臼歯に加わる圧，すなわち圧受容器からの感覚を同一にすることにあります．

聴診

咬合調整が進んだころから，中心咬合位においてタッピングを行い，その咬合音をきき分けます．これが聴診です．

タッピング音は，咬合調整の不十分なときは「カシャカシャ」と，あちこちに接触するような音として聞こえます．また強くタッピングができません．しかし咬合調整が進み全歯が咬合するようになると，思いっきりタッピングができるようになり，その音も澄んだ単音で「カーン」という音になってきます．さらに完全な咬合状態になると，その音の感じは「ガン」という短い単音になります．

この音は単に歯の接触音ではなく，歯を介して衝撃力が上顎から頭部に入り込み，顔面ならびに頭蓋での共振音となっています．

上顎顔面骨周辺の共振周波数は 750 Hz 前後で，頭部のそれは 1,300 Hz あたりにあります．この聴診は，経験をつむと簡単にきき分けられるようになります．

問診

問診は咬合調整をとおして常に行いますが，調整の最後に，問診によって患者さんの咬合感覚をきいて終わりになります．

次に上下顎全部床義歯を装着して，咬合調整を行う過程について説明します．

全部床義歯の咬合調整

全部床義歯の咬合調整は天然歯の場合となんら変わりはありません．まったく同じように調整します．

視診
　調整前の義歯は，タッピングや側方滑走運動をさせると，上顎義歯の前歯部が安定せずカタカタ揺れるのを，視診として確認することができます．
触診
　有歯顎の場合と同じ 6|6 を指ではさみ側方運動をさせると，触診によって義歯がぶれるのがわかります．
　咬合調整が進み調整が完了するころには義歯はビクともしなくなります．これを触診と視診で確認することができます．
聴診
　咬合音による聴診では，初めは各臼歯が個々に触れるような「カタカタ」と義歯が鳴る音として聞こえます．しかし調整が進んでくると義歯を介して頭部に共振するような単音で，天然歯とまったく同じ「ガン」という単音になります．この咬合音は義歯も天然歯も同じです．
咬合診
　咬合調整では，常に咬合紙によって確認しながら全顎にわたって調整します．最後は，前歯部が前後左右の滑走運動で咬合接触していないことを確認して，問診で完了します．

　咬合診査は，先にも述べたように5つの診査から成り立ち，それぞれが連携をもち，中心咬合位や側方滑走運動時における咬頭干渉を調整し，咬合の精度を上げていくことです．
　咬合の診査には，これまで述べた咬合紙を用いる方法以外に，バイトワックスを用いる方法やブラックシリコン法による方法などがあります．しかしリンガライズドオクルージョンとグループファンクションでは，これらの方法はまったく意味がありません．咬合診ですべて調整できます．

7　リンガライズドオクルージョンとグループファンクションへの咬合調整

　咬合器を用いてリンガライズドオクルージョンとグループファンクションに調整する詳しい方法については，次の Part 21 で説明します．ここでは全部床義歯について簡単に説明します．

咬合調整のポイントは，
両側臼歯の咬合圧の均一と，片側性均衡を成立させる

　咬合調整のポイントは，中心位と中心咬合位を一致させながら，すべての上顎臼歯の舌側咬頭が下顎歯の咬合面の中央に，同じ咬合圧で咬合するように調整します．
　そして下顎臼歯では，咬合面は平坦とし，前後彎曲としてスピーの彎曲を付与します．
　最終的には中心咬合位でタッピングを行っても，側方滑走運動を行っても，中心咬合位で咬合接触する点を中心に，ほぼ点状に接触するように調整します．
　このような状態になると，側方滑走運動を行っても義歯は微動だにしなくなります．

この咬合接触は，下顎の各臼歯の咬合面に1点ずつの咬合になります．側方滑走運動を行うと非作業側の下顎頭は前下方に移動するため，作業側だけの咬合で咬合接触が成り立ちます．これが片側性均衡の成立した状態です．

8 咬耗した歯の咬合調整

Part 4で異常な咬耗の害作用について説明しました．その障害も含めて本節では咬耗した歯の咬合調整について考えてみます．

咬耗が害作用を及ぼすような非生理的咬耗となった歯では，調整または治療の必要があります．

咬合高径の低下

高径の低下そのものは，自然なものであれば治療の必要がないことは申すまでもありません．

生理的に正常に変化する咬合高径には素直に従うことが肝要です．ただし歯科治療によって低下のみられるものでは，老人といえども正規の高さまで挙上して咬合高径の回復をはかる必要があります．

咬耗した歯で問題

下顎歯では咬耗によって頬側方向に，上顎歯では舌側方向に斜面が形成され，咬合性外傷が発症する危険性が大きくなります．咬合性外傷のエックス線写真の特徴は，これまでも説明したように歯によって骨吸収の程度が異なること，1本の歯では近心と遠心で歯根膜腔の幅が異なったり，骨吸収の程度が違ったりすることです．また上下顎歯で比較すると，どちらかの顎に重症の部位があることです．そしてその部位には，ときどき化膿性の急性炎症が発生するのです．

また別の症例では，咬合性外傷の有無にかかわらず知覚過敏を訴える患者さんがあります．

これらの症状を呈する患者さんでは咬合挙上を含めた咬合調整をはからないと，回復の手立てはありません．

著者の治療は，光重合レジンを咬合面に添加して咬合調整をはかり，咬合の安定がみられたら4/5冠や全部被覆冠で咬合面を回復します(Part 19, 2〜4節参照)．

咬耗によって象牙質がすり減り，ところどころエナメル質がフリーで存在する場合

このような咬合面では，図246に示すようにフリーエナメルが存在し，ここに食塊があたるとエナメル質の破折が起こる危険があります．この症状は口腔診査で十分判断がつくので，エナメル質の辺縁を削合調整するか，全部被覆冠で治療します．

咬耗した咬合面を回復する原則は，その咬合面のもっている形態に習い，決して咬合面傾斜角度の強い萌出直後のような歯冠形態をつくらないことです．

またカール状に凹んだところを修復するには，単に埋めるのではなく食

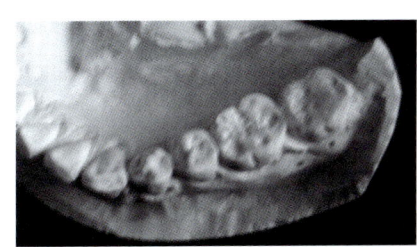

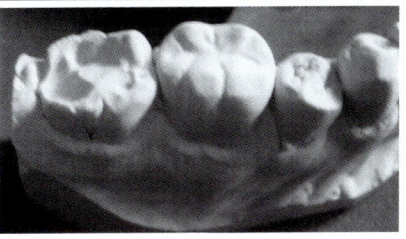

246 咬耗によって咬合面に象牙質が露出すると，その部がカール状に凹みます．さらに咬耗が進むとフリーエナメルとなり破折の危険性が生じます．

品のグリップや，溢出路としての機能をもった咬合面形態をつくることが大切です．

9 歯ぎしりやくいしばりで歯周組織が障害を受けることはない

　咬合調整とは，これまでも説明したように，咀嚼時に最大の咬合力で食塊に対し破砕とすりつぶし様運動を行わせるために行うものです．しかしその削合調整によって歯周組織に障害を及ぼすものであってはならないのです．このことはあたり前のことであり，咀嚼という営みによって歯を維持する組織が破壊されることがあってはならないのです．

なぜ，咬合性外傷が起こるのか

　それはこれまで再三述べているように，新しく装着された歯冠装着物と対合歯との咬合関係で発生します．そしてその症状は，装着してすぐに現れるのではなく，半年から数年かけて出現します．気がつくとある部位でかたいものをかむと痛みを感じたり，なぜかいつも同じ場所が腫れたりするようになります．また長年の咀嚼による咬耗などのために咬合に狂いが生じることから発生します．

　咬合調整は，食事をしようとしまいと，歯が安定して健康でありつづけるために行うものです．もし食塊も介さない状態でありながら歯ぎしりなどによって歯周組織が障害を受けるとすれば，それは咬合調整の不良に原因しているのです．さらに歯を喪失するとすれば，咬合調整の失敗といわざるを得ません．

　真に咬合調整がなされて咬合の安定した歯列であれば，歯ぎしりやくいしばりなどによって歯周組織が障害を受けることはありません．歯は生理的な咬耗によって，その人の寿命が尽きるまで咀嚼機能を維持しつづけることができるのです．

Column 　**顎関節症の病因とは**

　最近テレビをみていますと，健康番組で顎関節症のことがとりざたされることがあります．そのなかで顎関節症の病因が，「くいしばり」や「頰杖の習慣」などの悪癖であるような解説があります．
　これはまったくの間違いです．なぜなら，くいしばりの咬合力は，すべて歯を介して歯根膜で負担しているのであって，顎関節に負担がかかることはありません．また口を開けて頰杖をつく人はいません．頰杖のときは，咬合して下顎の位置が左右にずれるのを防ぐと同時に，顎関節に負担がかからないように顎にかかる圧は歯根膜で負担しているのです．したがって顎関節への負荷は，これらの習慣では起こらないのです．

　顎関節症の病因を専門書で調べると，明確に病因として記載されたものはありません．すべての専門書にはさまざまな病因が列挙してありますが，内容の大部分は病態の記述とスプリントの種類や使用法についての記載なのです．
　しかしスプリントの使用によって顎関節症状が治まったら，あとはどうするのでしょうか．再発を繰り返す患者さんに，どのように対処するのでしょうか．それらの明快な回答はありません．
　顎関節症の病因に近い意味合いから，誘引という用語で扱われているものがあります．
　顎関節症の誘引には，顎機能の発達の遅れ，咬合の変異，不良姿勢と下顎と下顎位の偏位，ストレスと口腔習癖などがあげられています．
　顎機能の発達の遅れとは，若年者ではかたい食物を好まず，偏咀嚼が多いことから，発育期の咀嚼不足と顎機能の脆弱さが指摘される，とのことです．
　咬合の異変とは，中心位から中心咬合位へ移る際の滑走や，側方運動時の閉口側に干渉があると，口腔習癖，筋機能の不整合，疼痛を伴う筋の痙攣が起こりやすい，とのことです．
　では，これらのことが顎関節症の病因と考えてよいのでしょうか．別の記述では顎関節症は咬合とは直接関係がないという記載もあります．
　ストレスについては，これを減らす行動療法や薬物を適用すると症状が軽快する，と記載されています．しかし軽快後はどうなったのでしょう，完治したのでしょうか．さらにいえばストレスが本当に顎関節症の誘引になるのでしょうか．それより顎関節症になったことによるストレスのほうが大きいのではないでしょうか．
　顎関節症の専門書では，このように病因に関してはきわめて歯切れの悪い表現をしたものしかありません．

　ある週刊誌で，顎関節症の薬物療法について専門家のこんな記事がありました．
　ある患者さんが某歯科医院で入れ歯を入れたら顎関節症になったとのことです．その患者さんにある薬を投与したら顎関節症の病状が軽快したそうです．その解説によると，その顎関節症は入れ歯による咬合の狂いによって起こったものとのことでした．
　この記事を読んで著者には驚きとともに疑問が生じました．
　なぜ薬の投与よりも義歯の調整を先に行わないのでしょうか．勘ぐったいい方をすれば，義歯調整より先に薬の効果を確かめてみたかったのではないか，と思わずにはいられません．

　顎関節症の歴史をみると，古代エジプト時代からみられた疾患のようです．なぜ今日にいたっても病因の特定ができないのでしょうか．
　理由はただ1つ，それは正常咬合に対する明確な臨床基準がないためです．
　誰もが顎関節症の原因として，咬合の狂いは限りなく黒に近いと思っています．しかし悲しいかなこの咬合の基準ができていないために，それぞれの施設で行う咬合の臨床評価に差がでるのです．したがって白黒の結論が出せないのです．
　また動物実験などが行われていますが，ヒトと動物とでは歯の形態も咬合や咀嚼の運動も異なります．顎関節症の病因解明に動物をヒトのモデルにすることは意味のないことです．

　顎関節症の病因について著者の咀嚼理論に基づいて診査すると，明確に病因がわかります．それは「咬合の狂い」です．
　そして本書で記した理論に従うと，顎関節症は治癒し，永久に再発を防ぐことができるのです．それは正常咬合に対する明確な臨床基準を有しているからです．

Summary

歯科治療は咬合に始まり咬合に終わる

　咀嚼機能の回復には，咬合力をどのようにしてコントロールするかという，完全に古典力学の範疇に入る部分が大きなウエイトを占めます．それは咀嚼運動そのものが食塊を力によって粉砕する行為だからです．

　1本の歯では上下顎の咬合関係から発生する咬合ベクトルの方向によって，また欠損部位のブリッジでは咬合力の分配とその方向，そして全部床義歯においては床下粘膜面の各部に加わる咬合圧によって，咀嚼運動がスムーズにできるかどうか決まるのです．したがって歯科治療の大きな部分は，咬合力をどのようにコントロールするかという咬合力学の問題にかかっているのです．

　もちろん歯周治療や歯内療法をないがしろにしているのではありません．しかしこれらの治療が本当に成果をあげるには最後に咬合が完全であるかどうかにかかっているのです．

　どんなに完璧にプラークコントロールが行われ，歯周疾患に対して外科治療が行われても，咬合が不完全では決して完治することはありません．それはこれらの治療が歯周疾患の原因除去療法ではないためです．

　完治とは，いままで動揺していた歯が動かなくなり，その歯でかたいものでもなんでも，かめるようになることです．そして10年経っても歯周疾患に罹患していないことです．

　根尖病巣の治療について考えてみましょう．自然界では歯は破折することがあります．当然歯髄感染を起こし，顎骨内に病巣ができるでしょう．このようなことは動物ではごく自然に起こりうることです．

　このとき生体の防御機構はどうなっているのでしょうか．顎骨以外のほかの骨では，骨髄に化膿性の病巣ができることはあってはならないことです．骨髄の病気は死につながることもあるからです．しかし顎では起こりうることです．顎骨ではさまざまな反応が起こります．

　たとえば炎症をいち早く慢性化させて痛みをなくし，病巣周囲では緻密性骨炎によって骨の硬化帯をつくり，骨の破壊が広がらないようにします．エックス線写真をみると根尖病巣がありながら不自由なく咀嚼機能を営んでいる方がたくさんいます．というより，ほとんどの患者さんの口腔では，このような慢性の根尖病巣が存在しているといっても過言ではありません．

　しかしそれがどうして急性に転化するのでしょうか．そこには免疫機能と同時に歯の咬合にかかわる問題があるのです．咬合調整の不良のため咬合圧が歯をゆする力に変わり，咀嚼のたびに歯がゆり動かされることによって病巣が刺激され，そこに風邪や寝不足などで免疫力の低下が重なると，慢性であった病巣が，時として急性症状となるのです．

　咬合力が歯軸に対し垂直で，いつも根尖方向に向かっていれば歯は動かなくなるため，急性炎症を起こす頻度は少なくなります．この現象は歯周疾患でとくに顕著にみられます．

　1本のう蝕の充填物も，全歯にわたる治療も，初診時の咬合診断から始まり，咬合調整によって完了するのです．

Part 21 咬合器の役割

本章は，おもに技工に関することです．著者らの咀嚼理論にかなった技工物を作製するための咬合器の使い方を説明しています．したがって技工士の分野ともいえます．歯科医師と技工士が，同じ知識を共有することはきわめて大切です．

　1本の歯に歯冠補綴物を装着し，咬合調整をするとします．その咬合調整は，どのようなことに留意して行わなければならないのでしょうか．

　歯根膜腔の幅，歯周疾患の有無や病状によって，咬合したときに個々の歯の沈下度合いが異なります．このため新しく装着する補綴物では，周囲の天然歯の沈下度に合わせて咬合のバランスをとる必要があります．

天然歯の垂直的な沈下量はどの程度か

　歯根膜の厚さは 200〜400μm であるといわれています．その 10% が沈下量とすると 20〜40μm になります．沈下量を測定したデータでは 100μm にも達することがあるそうです．

　100μm という値はどんな意味をもつのでしょうか．30μm を超えると咬合性外傷の危険が存在するといわれていることからも，無視できない大きさであることがわかります．

　沈下度の大きな歯があると，それに隣接する歯は咬合力の負担が大きくなり，咬合性外傷の危険にさらされることになります．したがって咬合調整は個々の歯の沈下度を考慮して調整する必要があります．

全部床義歯の，咬合時の沈下はどの程度か

　咬合採得時の咬合床は口腔粘膜の上に吸着し，咬合圧はかかっていません．粘膜の厚さはどの程度でしょう．上顎の歯槽頂では 3〜4mm 弱，下顎の歯槽頂では 2mm 前後です．咬合床から義歯床に変わり，咬合圧が加わると義歯床の沈下がみられます．

　そのとき咬合高径はどの程度変化するのでしょうか．おそらく天然歯のような数十μm の変化でなく，もっと大きく数百μm 以上の変化になるのではないでしょうか．

　データによると 0.4〜2mm 程度になるようです．また粘膜の厚さや顎堤の形態は一様ではなく，歯槽堤の部位によっても沈下の度合いは異なります．すなわち咬合圧が加わると，粘膜上の義歯は咬合採得時よりかなり沈下するのです．

　さらに義歯は使用に伴い，装着時より咬合高径が低くなることは臨床で経験するところです．義歯の使用が長期にわたると顎堤に変化が起こり，高径も変化します．義歯床縁が顎堤より小さい義歯を長期間使用していると床縁が歯肉に食い込み，歯槽骨も変形している状態をよく目にすることがあります．

　それと同じ意味合いで，顎骨が義歯床に適合しながら長い年月にわたって経過する例があります．

　加藤吉昭先生が製作されたレービンのリンガルブレードティースを使用

した義歯を，13年間にわたり一度も調整をせずに使用している症例の報告がありました．

このような患者さんからは，歯槽骨が義歯の床下面に適合していくことを教えられるのです．したがって義歯の使用も長期にわたると，咬合面の咬耗とともに，義歯が歯槽骨に食い込むことによる咬合高径の低下がみられるようになります．

咬合の精度をどんなに上げても，咬合調整が不要ということはない

歯冠補綴歯と義歯の沈下度は桁が違います．しかし咬合器上の咬合高径は絶対的な扱いがなされ，沈下に対する調節機能はまったくありません．それどころか，そのような考え方そのものが咬合器にはないのです．

生体と咬合器とで沈下の様相を考えると両者は明らかに異なっています．したがって補綴物を咬合器で作製する過程で咬合の精度をどんなに上げてつくっても，口腔内に装着して咬合調整が不要ということはありません．

ここで咬合器と生体では咬合の状態が異なることをふまえて，咬合器の使用法について説明したいと思います．

1 有歯顎の咬合診査における咬合器の使用

有歯顎で咬合器を使用するのは，顎関節症や中心位と中心咬合位に狂いのみられる患者さんの咬合診査を行う場合です．

ここでは顎関節症の患者さんについて，咬合器を用いた咬合診査について説明します．

通常の方法でフェイスボウ計測を行い，上顎模型を咬合器にマウントします．次いで中心位で採取したチェックバイトを介して下顎模型をマウントします．この下顎模型のマウントが有歯顎では大事な操作になります．

というのは有歯顎では無歯顎と違い，先に述べたように高い咬合精度が要求されるのです．また全部床義歯のように，あとで咬合関係の修正がききません．したがって有歯顎のチェックバイト採取から咬合器のマウントまでは，厳密にはミクロン単位の精度が要求されるのです．

チェックバイト記録に要求される事項

下顎模型をマウントするのにチェックバイト採取を行いますが，その記録に要求される事項は2つあります．

第1に，チェックバイトによる口腔の再現精度．
第2に，中心位における上下顎歯の水平的位置関係．

第1の再現精度に関して，チェックバイト材として必要な物理的条件をあげてみます．

① 咬合圧を必要としないこと．

採取時に咬合圧を加えなければならないようでは中心位に狂いがきます．したがって無圧が理想ですが，それにかなう材質はありません．そこで，ほとんどかむという意識のない状態で咬合記録ができるような材質が理想です．

② 変形がないこと．

パラフィンのように熱変形や圧変形などがあっては，あとで必ず狂いが起こります．したがって硬化中や採取後に変形しないことが条件です．

③ 薄くできること．

採取されるチェックバイトの厚さは精度を左右する重要な条件です．一般的には咬合器にマウントして蝶番運動を行えばよいという意見もあります．しかし数mmの開口でも下顎頭が移動する患者さんがあるのです．咬合の精度を考えると，できるだけ薄く，強い材質がよいのです．

④ 操作が単純なこと．

チェックバイト材をこれらの条件に照らしてみると，パラフィンワックスは，まったくその目的にかなっていません．したがって問題外です．石膏は精度，硬さ，変形がないなど，理想的な材料です．しかし操作が煩雑であること，水溶性であるため不快であること，また薄くなると脆いという致命的な欠点があります．

現在チェックバイト専用として市販されているシリコンゴム系の印象材は，操作が単純で短時間で処理でき，印象精度もよく，理想に近い材質です．しかしこの材料にも欠点があります．それはチェックバイトに模型を合わせる精度です．材質が石膏のように硬くないため，ミクロン単位の精度で模型を合わせることができません．したがってそれを基に咬合器上で得られる咬合精度もそれなりのものと考えなければなりません．さらに高価である（練和のためのミキシングチップが使い捨てであり，この中にかなりの印象材が残存してもったいない，保険適用の範囲では使えない），という欠点があります．

そこで著者は，図247に示す全顎の咬合紙ホルダーをチェックバイトトレーとして使用して，ここにシリコン印象材を練ったものを盛って使用しています．これで無駄なく使用することができます．

第2の項目は，中心位における上下顎の水平的位置関係です．

この項目を完全に行うには，患者さんが中心位の顎位を理解していることが大事です．

中心位への誘導の方法はPart 10でも説明しました．しかしチェックバイト採取時に強制的に顎を誘導したり，極端にいうと術者の指が顎に触れているだけでも中心位が狂います．

したがって事前に患者さんが中心位を自覚するまで何回も誘導を行い，閉口運動で中心位を獲得するように訓練することが必要です．

この訓練は，あとの治療にも好結果をもたらし，決して無駄ではないのです．歯科治療において中心位の顎位で治療することは基本中の基本です．

中心位の顎位が認識できたら，次は下顎安静位を患者さんに自覚してもらいます．この顎位については中心位ほどむずかしくありません．というのは下顎安静位の下顎頭と下顎窩の位置関係は中心位と同じだからです．下顎安静位についてはPart 9やPart 13, 1節で説明しました．

この2つの顎位が患者さんに理解できたところでチェックバイトを採取

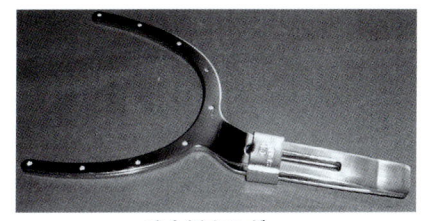

咬合紙ホルダー

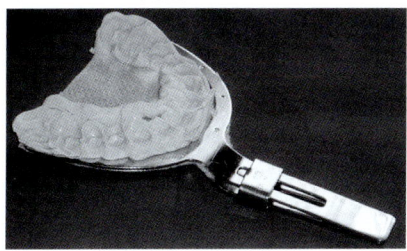

チェックバイト記録

247 咬合紙ホルダーに薄いネットを張り，印象材を盛ってチェックバイト記録をしたもの

します．採取にあたっての注意は，術者はトレーを口腔に入れたら顎に触ってはいけません．

採取したチェックバイトを介して模型を咬合器にリマウントします．

咬合器上での咬合診査

模型からチェックバイトを外し，バイトを下げて咬合接触の状態を確認します．咬合接触の診査で注意することは，「咬合器上で発見された早期接触は，あくまで参考であって絶対ではない」ということです．

咬合器上で発見された早期接触を，そのまま鵜呑みにして口腔内でその場所を削合することは，まったくナンセンスです．そしてなによりも，そのような行為は厳に慎まなければなりません．なぜなら先にも述べたように，チェックバイト法による咬合診査には，誤差が混入しているからです．

咬合器上の所見は，口腔内で確認する

そこで早期接触の部位が咬合器上で発見されたら，次は口腔内で必ず咬合紙を用いて確認します．咬合器と口腔内では異なっていると考えておくべきです．

咬合器上で大きな早期接触がみられるのに口腔内ではそれほどの接触ではない，ということが多々あります．また反対の場合もあります．

その原因は，印象採得や石膏などによる模型の狂い，天然歯の沈下程度の差，チェックバイト材やマウント時の誤差，そして採取時の中心位の違いなどのためと考えられます．

したがって咬合器上でみられる咬合接触を最大限に尊重しつつも，口腔内の咬合診によって印記された早期接触部のみが調整の対象になります．

ここに咬合器の限界があるのです．

咬合再建のシミュレーション

顎関節症の患者さんで，咬合診と咬合器上の早期接触が同じようにみられた場合に限り，咬合再建治療後の咬合平面の形状を咬合器上でシミュレーションすることができます．

このシミュレーションは，のちのPart 23で説明する顎関節症の診断と治療で行うものですが，顎関節症以外でも咬合の狂いの大きい場合に利用することがあるのでここで説明します．

チェックバイトを介して模型をリマウントしたあと，インサイザルピンをゆるめて咬合させると**図248**に示すように早期接触部がわかります．そこで咬合器上で早期接触部を触れさせた状態で，咬合していない下顎臼歯の咬合面に即時充合レジンを添加します．そして次の2節で記載する全部床義歯の人工歯の削合調整と同じ方法によってレジンを削合調整し，咬合面を形成します．

削合調整の完了した咬合面では，天然歯の削られた部分とレジン添加した部分から構成された咬合面が現れます．

この咬合面から，咬合再建治療によって理想的な咬合面に回復するには，天然歯で削合する部分と，金属によって回復しなければならない部分を判断することができます．

咬合再建シミュレーションによって調整した咬合面を**図249**に示します．この模型をインフォームドコンセントで患者さんに示して，咬合再建治療

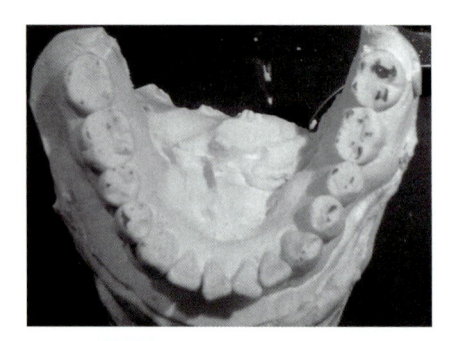

248 早期接触部の確認

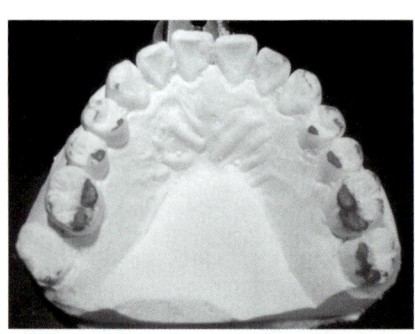

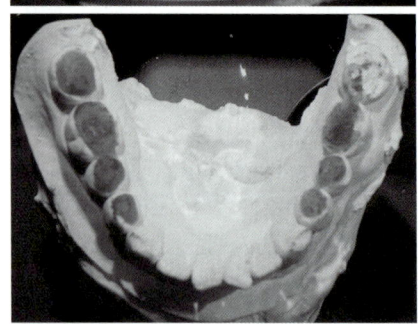

「7 の早期接触がシミュレーションによって削合されています．

249 咬合再建のシミュレーション

の完成図として説明することができるのです．

2 全部床義歯における咬合器の使用

　全部床義歯の作製に関して，著者が実際行っている咬合器の使用法について述べたいと思います．

　初めに咬合器の選定に関していえば，リンガライズドオクルージョンやグループファンクションを実現するための特別な咬合器はありません．原則的にはどんな咬合器でもよいのです．ただ顆路角の設定とフェイスボウトランスファーのできることが理想です．しかし，これも絶対条件ではありません．

まずフェイスボウトランスファーのための計測を行う

　ここでは基準平面をどこにするかという問題があります．著者は基準平面を鼻翼縁，後方基準点を耳珠下縁に設定したカンペル平面とします．

　カンペル平面は咬合平面とほぼ平行関係にありますが，厳密には両者には多少の違いがあります．その誤差を小さくするためにカンペル平面の後方基準点を耳珠下縁としています．

　カンペル平面とほとんど平行な平面にHIP平面があります．著者はどちらの平面も基準平面に使用してよいと考えています．

カンペル平面を用いる理由

　患者さんから求めやすいこと，咀嚼運動における歯の動きの中心がモンソン球面の中心にある，とする考え方のためです．

　その動きを咬合器上で再現しようとすると，上顎フレームをカンペル平面に合わせることによって，フレーム中央の真上にモンソン球面の中心が設定されることになります．そうすることによってモンソン球面に合致した人工歯排列がしやすくなります．さらに前後左右の滑走運動も，この点を中心として成り立たせることができるのです．

　またフェイスボウを用いず簡便にマウントするには，咬合平面を上顎フレームに平行に取りつけても，そんなに狂いはありません．

次にポステリアガイダンスの条件設定を行う

　著者は，カンペル平面に対して矢状顆路角を約20度，側方顆路角を約10度に設定しています．

　この角度の大小については，たいした意味をもたないと思っています．したがって個々の患者さんで，これらの数値を求める必要はまったくありません．またすでに角度が設定されている咬合器，たとえばギージーのジンプレックスOUでは，矢状顆路が30度，側方顆路が15度に設定されています．それはフランクフルト平面を基準面にしているためです．このような咬合器でもそのまま使用します．

なぜ矢状顆路角や側方顆路角を咬合器に設定する必要があるか

　それは咬合器上で生体の動きに近い平均的な前方や側方クリステンセン現象やベネット運動を再現させ，その動きに人工歯の咬合面を大まかに整えるためです．

咬合器を使用して作製する

咬径測定からフェイスボウトランスファーによってマウントします.

そして通法どおり人工歯排列を行いますが,まず上下顎6前歯の排列を完成させます.次に行うことは,図250に示すように「インサイザルピンを0.5 mmほど高く設定」し直します.この0.5 mm高くした咬合高径で臼歯部の人工歯排列を終え,そのまま重合を経て義歯を完成させます.

排列に際し0.5 mm高くするのは下顎臼歯とします.その理由は,咬合器上でリンガライズドオクルージョンの咬合様式に下顎臼歯の咬合面を削合して調整すると咬合高径が低くなるので,これを補正するためです.したがって人工歯排列は下顎臼歯が最初になります.

使用する人工歯は上下顎とも通常の30度臼歯を用いて,1対2歯咬合の排列を行います.ゼロ度臼歯は用いません.それは歯の咬合面を咬耗した状態に調整したいからです.ゼロ度臼歯の咬合面形態は咬耗した形態ではありません.

人工歯排列の終わった義歯は,そのまま重合して完成させます.そして完成した義歯を患者さんに試適し,中心位でのチェックバイトを採取し,義歯を咬合器にリマウントします.

なぜリマウントが必要か

リマウントの目的は,咬合採得や技工操作の過程で混入する誤差を咬合調整の過程で修正することにあります.

全部床義歯作製時に入り込む誤差

誤差の1つは,レジン重合による義歯床の狂いです.

レジン重合は熱による化学反応です.したがってフラスコの辺縁から重合が進行します.床の中心部の小臼歯部が最後になるので,この部にひずみが生じます.そこで重合の完了時点でリマウントして,この部のひずみによる咬合の狂いを修正することが行われます.このときのリマウントにはスプリットキャスト法が用いられます.

誤差の2つは,咬合採得時の顎間距離や中心位の微妙な狂いです.

一般的に咬合床の作製には即時重合レジンが用いられます.そのため床と粘膜の適合性が悪いことから,咬合採得時に中心位と中心咬合位の狂いが生じやすいのです.これを修正するには,重合の終わった義歯を患者さんに試適し,中心位でチェックバイトをとってリマウントをする方法です.少々面倒ですが,中心位と中心咬合位の狂いや咬合採得の狂いの補正ができるだけでなく,誤差の1で記したレジンの狂いも同時に補正ができます.したがって最も優れた方法です.

リマウントされた義歯の最終咬合調整に入る

ここで行うことは,図251に示すように「インサイザルピンを切歯路板から1 cm程度上げて,完全に接触させない」ようにします.

理由は,生体にはアンテリアガイダンスを決定する生体の指標がありません.したがって咬合器のインサイザルピンは必要ないのです.インサイザルピンの利用は模型のマウントのためと,咬合調整時の高径確認のためと考えています.図251は削合調整に入る前の咬合接触状態です.

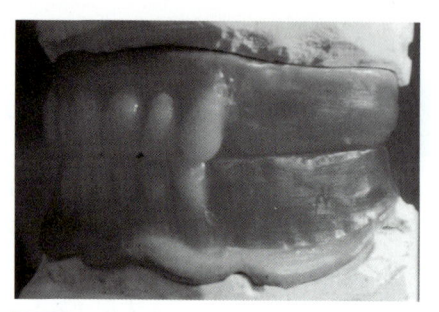

250 前歯排列の完了とインサイザルピンを0.5 mm挙上した状態

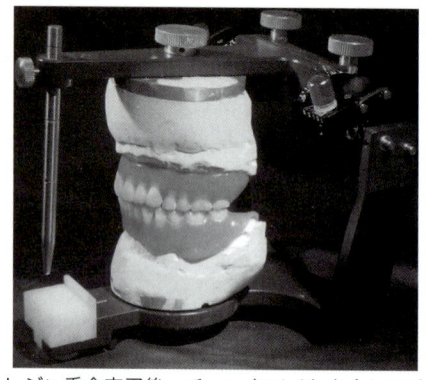

レジン重合完了後,チェックバイトを介して咬合器にリマウントした状態.
これから咬合面の削合調整に入りますが,そのときはインサイザルピンを1 cmほど挙上させます.

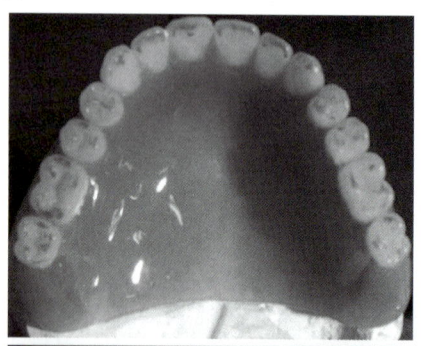

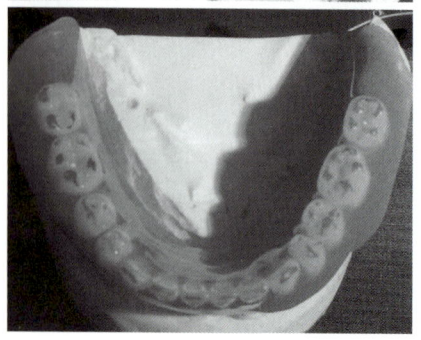

251 削合調整前の咬合接触状態

その状態でまず垂直方向について咬合面の削合調整を行います.

この調整の目的は,「**歯列に理想的なスピーの彎曲を付与すること, リンガライズドオクルージョンの咬合面を下顎臼歯に形成すること**」にあります.

スピーの彎曲を最初に付与するのは, 下顎臼歯の咬合面です. 次いで上顎臼歯を下顎臼歯に合わせ, 上下顎の臼歯列がスムーズなスピーの彎曲になるようにします.

先にも述べましたが, 人工歯排列ではスピーの彎曲の最下点に留意すること, 極端な彎曲は咀嚼運動を障害するので逆効果です. 理想的なスピーの彎曲については Part 13, 2 節で説明しています.

上下顎臼歯の咬頭対窩の咬合接触点で注意すること

次に各接触点が同じ咬合圧で咬合するように調整します. インサイザルピンが切歯路板に接触していません. したがって中心位と中心咬合位に狂いが生じやすいので注意して削合します.

削合調整による垂直的顎間距離の削合の目安は, もとの咬合高径が回復されるまでとします. その確認にはインサイザルピンがもとの高さであるかどうかで判断できますが, そのほかに排列した前歯の被蓋の程度でも確認します. そしてまず垂直方向の削合調整を完了させます.

側方滑走運動による削合調整を行う

次いで側方滑走運動による調整に入ります. この調整もインサイザルピンが切歯路板に接触していない状態のままで行います.

インサイザルピンと上顎フレームをもって接触滑走させながら側方運動を誘導します. 調整の目的は「**スムーズな前方や側方滑走をするうえで障害となる咬頭内斜面を削合する**」ことにあります.

削合する斜面は, 上顎臼歯では頰側咬頭内斜面, 下顎臼歯では頰舌側咬頭内斜面です. 上顎臼歯の舌側咬頭を削るのはスピーの彎曲に調整するときだけです. それ以外で削合すると咬合高径が低くなってしまいます.

垂直方向ならびに前方側方滑走の咬合調整が終了すると, 中心位でのタッピングでは全臼歯で咬頭対窩が同じ圧で接触するようになります. 側方滑走運動では, すべての上顎臼歯の舌側咬頭が下顎臼歯の咬合面に同じ圧で接触しながら滑走するようになります.

この状態ではリンガライズドオクルージョンとグループファンクションの咬合様式が形成されていることになります.

インサイザルピンを, 咬合高径の高さに戻して確認をする

わずかな咬合高径の違いはまったく問題ありません. また前歯は前後左右の滑走運動で完全に接触しないことを確認しておきます.

咬合調整の完了した全部床義歯の咬合面を図 252 に示します. ここまでを咬合器上で調整します.

最後に, 患者さんの口腔内で, 顎の動きによる咬合の微調整を行う

咬合調整はこれで終わりではありません.

最後は患者さんの口腔内で調整します. 口腔内での調整は, まず義歯を装着して義歯床の適合調整を行います. どんなに大きな口をあけても上顎

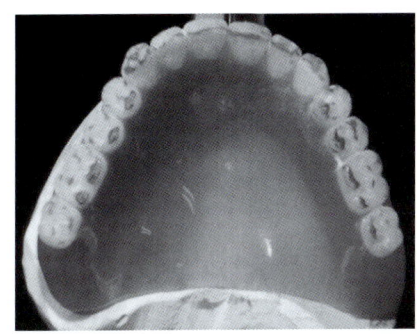

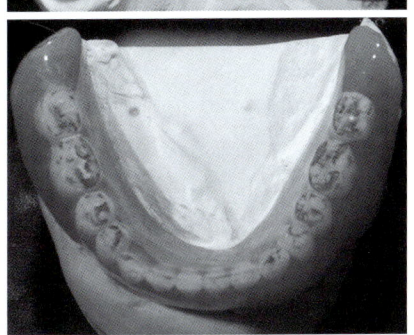

252 全部床義歯の咬合調整完了

義歯は落ちず，下顎義歯が浮きあがってこないようになるまで，まず適合調整することが大事です．そのあと患者さんの口腔内で顎の動きによる咬合の微調整を行います．

口腔内での咬合調整は，咬合器上の調整とまったく同じ過程を繰り返します．調整の完了した時点では，どんなに強くタッピングや側方滑走運動を行っても，全部床義歯はビクともしないきわめて安定した状態になります．

咬合器の役割

咬合器の役割とは，咀嚼運動の補助的な役割を担っているのであって，それ以上のものでもそれ以下のものでもありません．最終的には口腔に勝る咬合器はないのです．とはいうものの，この咬合器をいかに精度よく，咀嚼運動の理論にかなった使い方をするかが大事です．

ここで述べた咬合器の使い方は，著者の考える咀嚼理論に基づき，それを再現するためのものです．その理論とは，リンガライズドオクルージョンとグループファンクションの咬合様式とすること，咀嚼運動は上下運動であること，側方運動とは回転と滑走運動であり，回転運動の中心はモンソン球面の中心にある，とする考えです．

咬合器の開発は，その基になった咬合理論が存在し，その理論の上に成り立つべきものです．したがってどんな高価な咬合器を使用しても，勝手な使い方をしていては意味がありません．またその理論が意味のないものであったら，なんの価値もないのです．

理論とは，すべての症例に適用できる1つの理論であることが大切です．そのような理論に裏打ちされた咬合器で製作された補綴物を装着することによって，快適な咀嚼機能を回復するのです．

そして咬合器の真の役割とは，補綴物を口腔内で調整するためのチェアータイムを短くすることです．ここに咬合器の役割があり，限界があるのです．

Summary

咬合器が語る咬合

咬合器の歴史を参考書から引用すると，最も古い金属性咬合器は，1805年，ガリオによってつくられたガリオ咬合器であると記されています．

この咬合器をみて思い出すことは，著者が学生であった1950年代，まだ父親が臨床で実際に使用していたことです．150年もの長きにわたって，この咬合器は世界で使用されていたのです．

その後，1887年にボンウィル咬合器，1908年に現代の咬合器の原型となるギージーのアダプタブル咬合器，1921年にハノウH咬合器，1927年ギージーのトゥルーバイト咬合器，1930年にマッカラムによってナソスコープとよばれる最初の全調節性咬合器が世に出ています．そして1955年にはナソロジーの創始者の1人であるスチュアートによって，全調節性のスチュアート咬合器が発表されたと記されています．

咬合器の歴史は咬合学の歴史であり，咬合器に付随する機能をみると咬合に対する考え方がわかるのです．

最初の咬合器は，上下顎模型を単純にマウントするガリオ咬合器に代表されるような形態でした．

それがフェイスボウを用いることによって，咬合平面と顎顔面骨との関係が咬合器上に再現できるようになりました．

フェイスボウの登場によって，咬合器は顎関節の動きを咬合のなかに取り入れるようになりました．フェイスボウの考え方を最初に唱えたのはボンウィルですが，現在の形にしたのは1899年のスノーだといわれています．

1910年，ギージーによって，フェイスボウに付与した顆路描記法が開発され，1929年には有名な軸学説が発表されました．さらにアンテリアガイダンスの機構を構築しています．

このころから咬合面と顆路が関連づけられ，1930年代に入り，マッカラムらによるナソロジーの理論へと発展したものと考えています．

そしてパントグラフを用いて，より詳細な顆路角が描記されるようになり，咬合面をその動きに合わせるようになりました．

これら一連の咬合構築の過程からみえてくることは，「下顎頭の動きから顎運動（咀嚼運動）を解析する」という考え方です．

最初に顆路の描記を行い，咬合面をその動きに合うように調整することは，ギージーの咬合小面と軸学説に端を発し，顎運動と調和した咬合面とは，顆路傾斜角に咬合面を合わせることから得られる，という考えになったように思います．そして矢状顆路角と側方顆路角に合わせて調整された咬合面は，あらゆる顎の動きに適応すると考えられているように思います．

しかし考えてみてください．矢状顆路角や側方顆路角の測定では，食物を歯の間に介在していないときの前方や側方の滑走運動時にみられる，いわば限定された動きです．

咀嚼運動とは，歯の間に食物を介在しながら前後左右に動き，まったく自由な動きをしている運動です．このときの顎関節腔は広くなったり狭くなったりしています．このことは矢状顆路角や側方顆路角を求め，これを咬合器に再現しても，咀嚼運動を咬合器が再現していることにはならないのです．

また本文で説明したように，顎関節には下顎を安定した中心位の顎位に留める能力を有していません．中心位からずれた咬合位を正しい位置に戻す力はまったくないのです．

さらに顎関節の構造は，蝶番のような機械的な動きはできません．下顎頭の動きはかなり自由でアバウトですが，微妙な動きのなかで顎関節は安定を維持しているのです．その動きは小さな下顎頭だからこそできるのです．

咀嚼運動解析の原点を顎関節に設定しても，細かな動きを計測することはできないのです．

別の角度から矢状顆路角についてもう一度考えてみましょう．この角はどこを基準に測られているのでしょうか．

フランクフルト平面でしょうか．カンペル平面でしょうか．この2つの平面では10数度の違いがあります．それぞれの平面を基準面として，咬合平面を調整すると，どちらが顎運動と調和のとれたものになるのでしょうか．

またアンテリアガイダンスとして切歯路角が設定されます．そしてこの角度は20度前後がよいといわれています．

それではこの角度設定の基準はどこから求められるのでしょうか．これまでも話したように，切歯路角を決定する生体の指標となるべきものはないのです．

どうもこのあたりから咬合論は出口のない迷路に入り込んでいるように思います．咬合面傾斜角度をもった歯の咬合構築を重視するあまり，真の咀嚼運動と乖離してしまったのではないでしょうか．

全調節性咬合器によって製作された補綴物と，ガリオ咬合器のように蝶番運動しかできないような咬合器

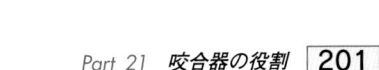

でつくられた補綴物では，どれほどの差があるのでしょうか．

大学の教育では，学生たちは高価な咬合器を購入し，それを基に実習が行われています．しかし卒業後もその咬合器を使用し，フェイスボウ計測や顆路角を測定して補綴物を作製している臨床医は，はたして何人いるでしょうか．林教授の講演がその回答を物語っています．

ほとんどの臨床医は，技工所でつくられてくる補綴物をそのまま患者さんに装着しているのです．

著者はそれでよいと思っています．口腔内で患者さんの顎の動きに合わせて咬合調整すれば，それでなんら問題はないのです．

肝心なことは，どんな咬合器を用いようと，要は装着した補綴物によって患者さんが快適に咀嚼ができるかどうかです．

その補綴物を作製するための補助をするのが咬合器であり，咬合器が有する能力とはそのようなものです．

Column　自分の音を奏でる

NHKのテレビ放送に「プロフェッショナル」という番組があります．脳科学者の茂木健一郎先生が，いろいろな職種の達人といわれる方を招いて，その技や想いをきく番組です．著者は毎週楽しみにみています．

出演者に共通することは，達人の域に達した方々には座右の銘となる確たる想いが存在することです．

それは金銭や労働の安易さなどとは，まったく正反対に位置する想いなのです．その想いは，駆け出しの時代には明確に位置づけられていなかったかもしれません．しかし心の中にそれに通じる想いがあり，ひたすら追求した結果，この域に到達されたのだと思います．

ああこのような想いだから，ここまできわめることができたのだ，といつも感心させられています．

先日NHKのBS放送で，2007年に開催された第13回チャイコフスキーバイオリンコンクールで優勝した神尾真由子さんの特集を放映していました．彼女はバイオリンの世界的名器といわれるストラディバリウスを弾いています．

記者の質問に，楽器との出会いや苦労した話がありました．ストラディバリウスをもって1年くらいは，なかなか音が出なかったそうです．そのあとにこんな話がありました．「皆さんは，よくストラディバリウスは響きがどうのとか，こんな音とかいいます．しかし勘違いしないでほしいのは，その楽器を弾くのはあくまで演奏家であり，その音は演奏家の音なのです」とのことでした．

さらに目標にする演奏家は誰ですか，という問いに誰もいないという返事でした．その理由は，自分の表現しようとする音楽とは違うからとの回答でした．

これがプロのことばだと思いました．

そして彼女が最も好きだというチャイコフスキーバイオリン協奏曲の第2楽章を初めとして，彼女の演奏に大きな感銘を受けました．プロとは年齢ではないということも，彼女をとおして教わりました．彼女はまだ21歳です．

著者はかつて40歳近くになったころ，高価な咬合器を買い，泰斗と称される先生に教えられたとおりに行えば，よい義歯ができると思っていました．

しかし作製した義歯は決して患者さんの満足するものではありませんでした．

そして卒業以来，消化不良のまま40数年が経ちました．神尾さんのことばが心に滲みます．

Part 22

ブラキシズムの治療

本章では，これまで述べた咀嚼理論に立って，歯ぎしりやくいしばりの治療を行った症例について説明します．

　歯ぎしりやくいしばりの治療には通常スプリントが用いられています．しかしそのあと，どのように治療が行われるのでしょうか．夜間といえども一生スプリントを装着しつづけるのでしょうか．またスプリントを入れる目的はなんでしょうか．症状の改善を図るためでしょうか．それとも咬耗を防止するためでしょうか．

　それはこの疾患の病因をどのように考えるかによって，その後の処置内容が異なるのです．この疾患に関しては，先の Part 19，2 節の症例 5 でも述べたように，局所の咬合治療によって治ることが多いのです．

　著者は歯ぎしりやくいしばりの病因は咬合の狂いであり，原因はほとんど局所にあると考えています．

　そこで本章では，このような症状を呈する患者さんに，著者が行っている治療法を紹介したいと思います．

　症例は 26 歳の女性です．

　主訴はくいしばりの症状が激しく，毎朝目覚めると顎がだるく，頬がこわばった感じがするとのことでした．

　図 253 に上下顎の模型の写真を示します．患者さんの咬合様式は，おもにバッカライズドオクルージョンで，とくに右側が典型的です．一見この咬合で問題はなさそうに思いますし，治療にあたった歯科医師も咬合には問題はないとのことでした．

　しかしこの患者さんの前歯をみてください．1|1 に正中離開がありま

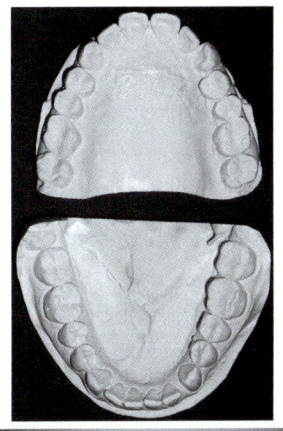

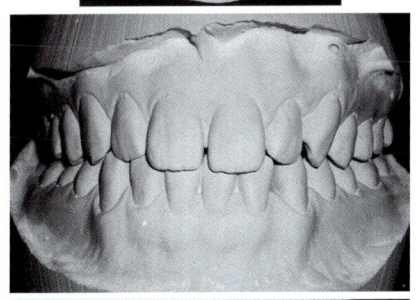

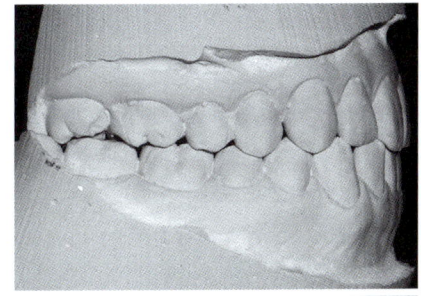

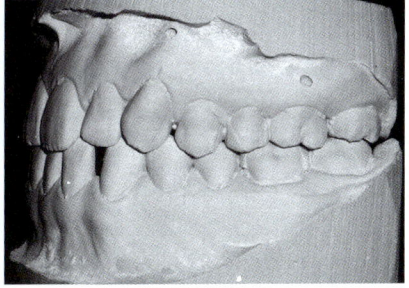

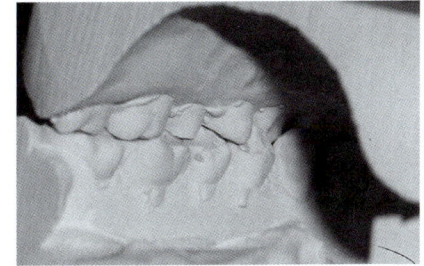

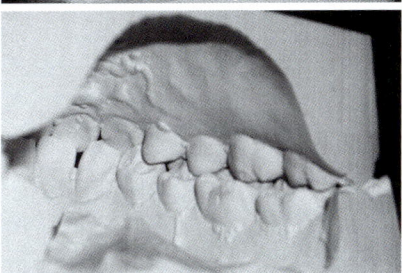

主訴はくいしばりです．
253 症例：26 歳，女性

す．患者さんによると以前はそのような離開の症状はなかったのが，臼歯を治療してからしばらくして正中離開に気づいたとのことでした．

　この事実の示すことは，臼歯の治療をしているうちに咬合が低くなったということです．そしてくいしばりも，はっきりしないが，そのころからのような気がするとのことでした．治療された歯は，上顎は $\overline{6\,5\,|\,4\,5\,6}$，下顎は $\overline{6\,|\,5\,6\,7}$ にインレーが装着されています．

　この患者さんは，くいしばりが主症状で歯ぎしりではありません．それはどうしてでしょうか．

　その答えは，上下顎の犬歯から小臼歯にかけての咬合をみるとわかります．図253のように上顎臼歯の咬合面傾斜角度は急峻で，下顎臼歯と深く嵌合しています．とくに上顎の犬歯と第一小臼歯が内方傾斜し，下顎犬歯と小臼歯の側方移動をロックして動けないようにしています．したがって歯ぎしりしようにもできないのです．

　歯ぎしりを防止する方法の1つに，図254のように上顎左右犬歯に舌面板を装着し，下顎左右犬歯の切端を回復して，上下顎犬歯の緊密な咬合によって側方移動を止める方法があります．

　この患者さんは，まさにこのケースに相当します．

　歯ぎしりをする患者さんにこのような処置をすると，今度は程度の差はあるものの，くいしばりの症状が発生することがあります．また犬歯に咬合性外傷が発症することがあります．

　くいしばりの症状を呈する患者さんに一般的にはスプリントを装着します．この患者さんにスプリントを装着すると，今度は歯ぎしりが起こるようになったそうです．

　スプリントを使用して1か月もすると，あちこち穴が開き，いくつもスプリントをつくり直したとのことでした．しかし歯ぎしりは一向に改善しませんでした．

　この時点で著者が担当することになりました．

下顎臼歯に光重合レジンを充填し，咬合を整える

　この患者さんに行った処置は，下顎臼歯の咬合面に窩洞形成などをすることなく，そのまま一時的に光重合レジンを接着し咬合様式を変え，厳密に咬合力のバランスを整えました．

　するとその夜から，くいしばりは治まり，歯ぎしりもなくなりました．この咬合様式はリンガライズドオクルージョンとグループファンクションです．

　このような処置は，患者さんの歯ぎしりやくいしばりの診断に利用することもできるのです．

　では先のスプリントでは，なぜ歯ぎしりが治らなかったのでしょうか．

　著者はスプリントを装着していないので，はっきりしたことはいえません．おそらくスプリントが上顎に装着されていたこと，その咬合調整が不完全であったと思います．それはPart 5，3節で述べたように，歯ぎしり

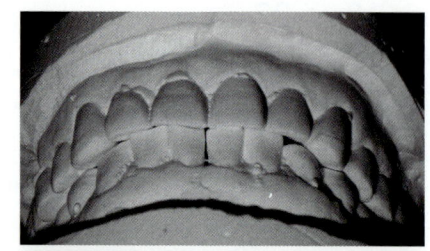

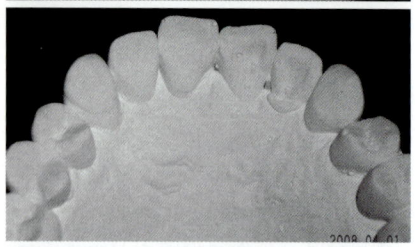

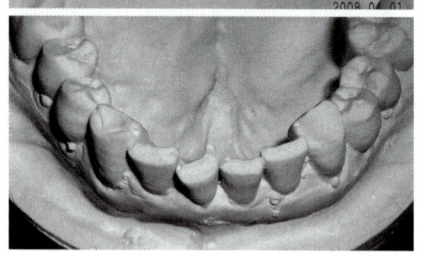

上顎左右側犬歯に舌面板を装着し，下顎左右側犬歯の切端を回復して，上下顎犬歯の緊密な咬合によって側方移動を止める方法があります．

254 歯ぎしりの治療

やくいしばりの原因が咬合改善行為にあることを考えると理解できます．
　このことから想定すると，下顎スプリントを装着して咬合調整が完全であれば，おそらく歯ぎしりは治まったものと思います．しかしスプリントを入れても，その咬合調整が不良では相変わらず歯ぎしりが起こるのです．

歯ぎしりやくいしばりの症状が完全に消えたことを確かめてから，永久補綴に入る

　光重合レジンによる咬合再建処置の方法はこれまで述べたとおりです．
　この状態で3か月ほど様子をみて，歯ぎしりやくいしばりの症状が完全に消えたことを確かめてから永久補綴に入ります．
　治療の終了した模型を治療前の模型と対比して**図255**に示します．治療は ７６|６７ に4/5冠，５|５ は光重合レジンで回復しています．患者さんからは歯ぎしりやくいしばりの症状が完全に消失したときいています．
　ここで用いた咬合様式はリンガライズドオクルージョンとグループファンクションの咬合です．この咬合であるがゆえに全臼歯の咬合接触圧を完全に同一にコントロールすることができるのです．
　その咬合が歯ぎしりやくいしばりのトリガーとなる咬合不良を解消し，この症状の発現を防いでいるものと思います．
　これが30度の傾斜角度をもつ咬合面では，すべての臼歯の咬合接触圧を完全に調整することができるのでしょうか．それは不可能としかいいようがありません．
　歯ぎしりやくいしばりのすべてが，ここに述べたような咬合調整で治るか否かは，さらに症例を重ねなければなんともいえません．しかし歯ぎしりやくいしばりの根治療法が確立していない今日であれば，簡単な咬合再建処置を診断的に試み，症状の回復をはかってみることも意味のあることと思います．
　もし回復の兆しがないとしても，レジンを無理に除去する必要はありません．レジンは自然に脱落します．

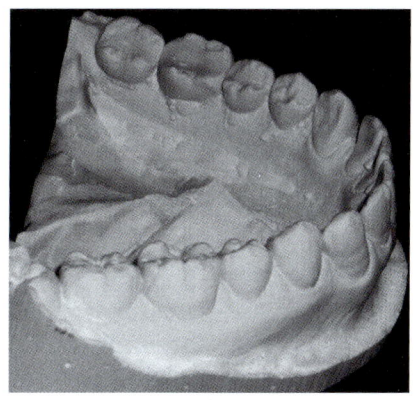

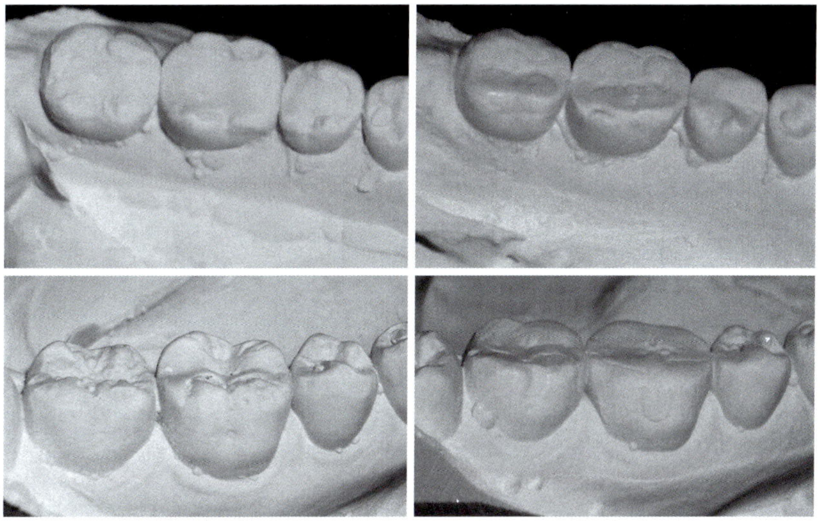

治療前

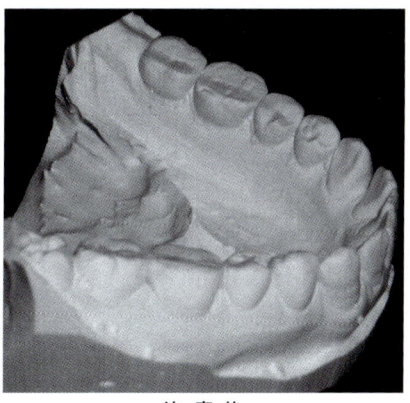

治療後

治療は ７６|６７ に4/5冠，５|５ に光重合レジンを充填しています．

255 ブラキシズムの治療のために行った咬合再建治療

治療前　　　治療後

Summary

打つ手がないときの一手

　歯ぎしりの治療には，本文でも記したようにスプリントによる方法と，永久治療として上顎犬歯によって下顎犬歯の動きを止める方法とがあります．この治療法は上顎犬歯に舌面板を装着したり，下顎犬歯の咬頭を形態修復しなければなりません．
　しかしこの治療には大きな問題点が存在します．
　第1：すべての患者さんに応用できないことです．たとえばオープンバイトやオーバジェットの患者さんです．
　第2：上顎犬歯の萌出方向によって，また治療を誤ると咬合性外傷の発生する危険が存在します．
　第3：この治療で歯ぎしりが防げたとします．すると今度はくいしばりの症状が発生することがあるのです．その例は本文で述べたとおりです．
　そのような患者さんに今度はスプリントを入れるのでしょうか．スプリントを用いると今度は歯ぎしりを起こします．

　歯ぎしりとくいしばりは根は同じ疾患です．GTP-8でも両疾患はブラキシズムとして同一疾患で扱われています．
　これらの疾患に用いられるスプリント治療は根治療法ではないのです．したがって絶えず定期的な調整が必要になります．肝心なことは，スプリントの調製は，どんなに長く通院しても病気の完治にはいたらないということです．それは対症療法だからです．
　患者さんのなかには，そのうちに通院がおっくうになり，あきらめから放置されるようになります．とはいいながら，歯ぎしりやくいしばりの患者さんにはスプリントしか打つ手はありません．
　ここに紹介した歯ぎしりやくいしばりの治療は1例です．この方法がこの疾患の根治療法となるかどうかは今後症例を重ねて検討しなければなりません．
　しかし本疾患の治療法が確立していない今日であれば，ここで紹介したような簡単な咬合再建処理を試みて，症状の改善がはかれるかどうかをみるのも意味のあることと思っています．
　もし回復の兆しのない場合でも，歯には窩洞形成をしていませんので，レジンは無理に除去しなくても自然に脱落します．部分的に破折して鋭利な部分が出たら，そこを研磨することは必要です．
　ただこの咬合調整は，厳密なまでのリンガライズドオクルージョンとグループファンクションの様式に整える必要があります．

Part 23

顎関節症の治療

顎関節症の治療法には多数の出版物や報告がみられます．しかしその原因が何であるかを明らかにし，それに沿った治療法が提示されているでしょうか．病因を明確にしない治療法は，根拠のない治療といわざるを得ません．

著者は顎関節症の原因は「咬合の狂い」であり，完全に局所疾患であると考えています．なぜなら咬合の狂いを修正することによって顎関節症は治るからです．そしてこの疾患のための投薬はまったく必要ありません．

本章では，顎関節症の典型的な1症例ですが，著者の咀嚼理論に基づく治療法について詳細に解説します．

顎関節症の治療について，著者の行っている方法を紹介します．

症例は32歳の女性です．

主訴は左顎関節部の開閉口時の疼痛とクリッキングです．それとともに左側の片側頭痛と肩こりがあるとのことです．

開口障害がみられ，2横指程度の開口しかできませんでした．しかし痛みは伴うものの，無理をすれば自力開口が可能でした．そこで，クローズドロックの症状はないと判断しました．クリック音が開閉口時にみられ，榎本分類のⅢC$^+$タイプと診断しました．図256に初診時の模型と咬合状態を示します．

初診時に行った診断は，顎位を中心位に誘導し，患者さんにその顎位を自覚してもらいます．そして中心位でかみ込んだとき早期接触があるか否かを確認します．

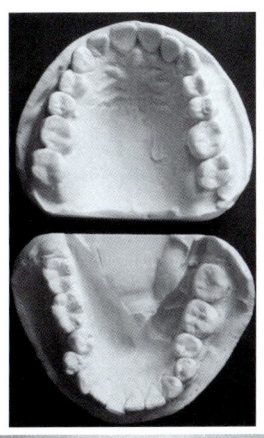

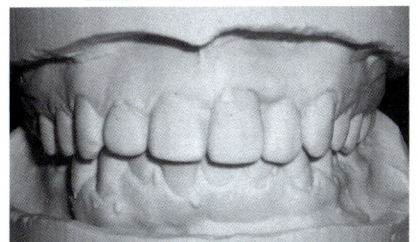

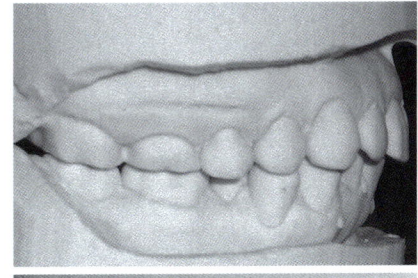

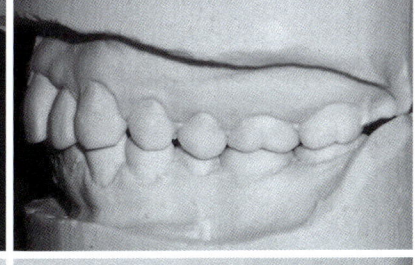

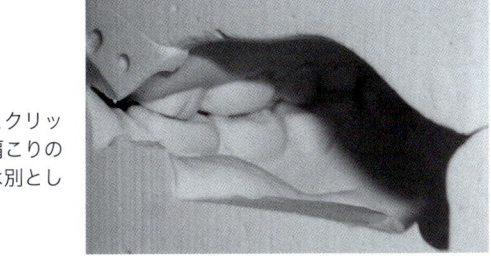

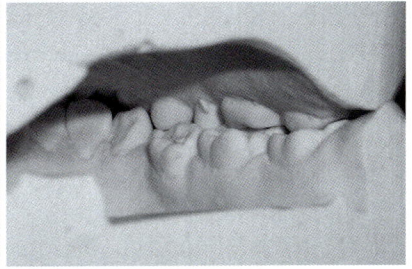

主訴は左側顎関節部の開閉口時の疼痛とクリッキング，それとともに左側の偏頭痛と肩こりの症状です．咬合状態は $\overline{5|}$ の舌側転位は別として，問題はなさそうです．

256 症例：32歳，女性

この患者さんは中心位への誘導によって左側だけが咬合接触するのを自覚しました．次にその咬合状態を咬合紙によって印記します．その口腔内の写真を図257に示します．咬合状態をみると，4 5 6 7に咬合接触点がみられます．しかし右側では4|の咬頭と|5 3は唇面に咬合しています．そして肝心の7 6|はまったく咬合していません．
　患者さんの治療歯は，上顎では7 6|6にFCK（全部鋳造冠），下顎では7 6|にインレー，|5 6 7にFCKが装着されています．患者さんの話では，右側下顎大臼歯のインレーの装着時に咬合が低いことを自覚していたそうです．
　原因は，右側の第一・第二大臼歯の低位咬合から下顎が右側にずれて咬合し，その結果中心位と中心咬合位に狂いが生じたことにあると診断しました．

　著者は，顎関節症の治療を次の3つのステージに分けて行っています．
　第1ステージ：スプリント療法
　第2ステージ：咬合再建処置
　第3ステージ：咬合再建治療

第1ステージ：スプリント療法
　最初の治療は，スプリントによる治療になります．
　通常このようなタイプの患者さんでは関節円板が前方に転位しています．そこで一般的に前方整位型スプリントが用いられるようです．その目的は関節円板の整復にあるようです．しかし一旦前方に転位した円板がもとの位置に戻ることはないといわれています．
　著者は，このような患者さんには下顎にスタビリゼーション型のスプリントを装着します．そのスプリントを図258に示します．
　下顎スプリントを用いる理由は，咬合の狂いのはっきりした症例，すなわち中心位と中心咬合位に狂いがあり，それが人為的な治療行為の結果であることが明らかであること，そして症状が重篤な患者さんには下顎スプリントが有効なためです．
　このスプリントは咬合様式を完全なリンガライズドオクルージョンとグループファンクションにできることから，最も安定した咬合を構築することができます．
　上顎スプリントと下顎スプリントの違いは，バッカライズドオクルージョンとリンガライズドオクルージョンの違いになります．下顎スプリントは上顎スプリントより治療効果が早く現れます．また上顎スプリントで効果のない場合でも下顎スプリントに変えるとよくなります．
　2つの咬合様式の違いについては，Part 12，リンガライズドオクルージョンのまとめで説明しました．

　どのようなスプリントであれ，それを装着し咬合調整を行うには，中心位の顎位でなければまったく意味がありません．スプリントの咬合調整で最も大切なことは，中心位に誘導を行ったあとスプリントの咬合調整を行

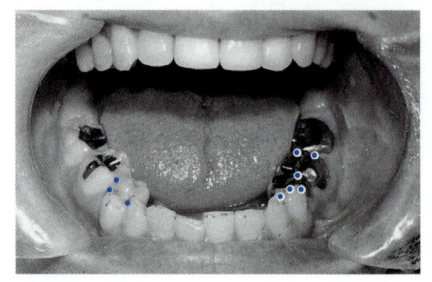

257 中心位の顎位に誘導し，その顎位で咬合接触させると7 6/7 6がまったく咬合していないことがわかります（●印が咬合接触位置）．治療歯は7 6|インレー，|5 6 7 FCK，7 6|6 FCKが装着されています．最後に治療した7 6|のインレー装着時に咬合が低くなってしまったようです．

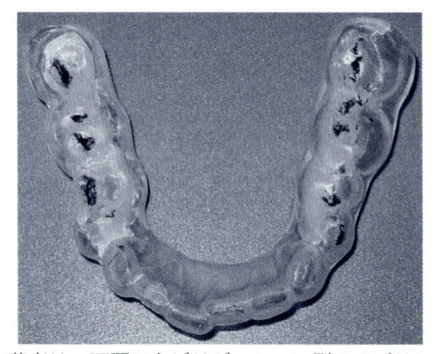

著者は，下顎スタビリゼーション型のスプリントを使用します．上顎スプリントより治療効果が早くみられます．前後左右の側方運動を行っても点状接触にしかならないように削合調整します

258 第1ステージ：スプリント療法

うことです．
　中心位への顎の誘導については，Part 10 で説明しました．

　患者さんには昼間でもスプリントを装着してもらうようにしました．この患者さんは装着後3か月ほどの経過で，顎関節は完全に落ち着き，顎関節症特有の症状は，開口時のわずかなクリック音を残してすべて解消しました．そこでさらに1か月の経過をみました．そのあいだにクリック音はいくらか小さくなったように感じるとのことですが，完全に消失するまでにはいたりませんでした．
　しかし日常生活にはなんの支障もなく，顎関節症のことを忘れるようになっているとのことでした．
　第1ステージの治療は，一般的にはクリック音を除いて症状が完全に治まってから，さらに3か月ほど経過を観察します．
　症状が安定していることを確認したあと永久補綴による治療に入りますが，その前段に第2ステージの処置があります．

永久的な咬合再建治療が対象となる症例
　この患者さんは以前にも顎関節症でスプリント療法を行っている既往があります．そのときは症状の回復がみられたものの，スプリントを外したあと，ふたたび顎関節症が再発し，より症状が増悪してきているという症例です．このような患者さんは咬合再建治療の対象になります．
　そのほかに頻度は少ないのですが，初発から重篤な顎関節症状を呈する患者さんや，初発でもスプリント治療で症状がなかなか改善せず，第1ステージの治療が長引く患者さんには咬合再建治療を行ったほうがよいようです．
　それは，このような患者さんの場合，再発はさらに重症になって現れ，難治性になることが多いからです．

　顎関節症の永久補綴としての咬合再建には，原則として下顎の $\overline{7-4|4-7}$ の治療を行います．それは下顎歯の治療だけでリンガライズドオクルージョンとグループファンクションの咬合を構築することができるからです．

第2ステージ：咬合再建処置
　この治療は咬合面に光重合レジンを接着し，リンガライズドオクルージョンとグループファンクションの咬合様式に整える処置です．

　第2ステージの治療に入る前に必ずやっておかなければならないことがあります．それは咬合診査です．この診査は中心位においてチェックバイトをとり，咬合器上で早期接触の有無や位置を診査することです．
　咬合診査は初診時にも行いますが，顎の不安定な初診時に，一時的に顎を中心位に戻して診査しても，その位置が真の中心位であるかどうかはっきりしません．そこで著者は，スプリントで顎関節の安定がはかられたこの時期に咬合器を用いた咬合診査をすることにしています．

この診査は単に中心位の顎位での早期接触の咬合診査だけでなく，咬合改善すべき咬合面のシミュレーションをかねた診査になります．

咬合再建のシミュレーション

　咬合再建処置によって，咬合改善されるであろう咬合面を咬合器上に再現することによって，改善される咬合面の姿を事前に確認することができます．その咬合面から削合すべき部分とレジン添加すべき部分を正確に特定することができ，さらに改善された咬合面を患者さんに事前に説明することができるのです．この患者さんの第2ステージに入る前に行った咬合再建シミュレーションを図259に示します．

　シミュレーションの方法についてはPart 21で説明しました．

患者さんとの信頼関係

　下顎スプリントの使用によって顎関節の安定をみた患者さんでは，咬合再建処置の段階に入ることには非常に不安をもちます．それは今後スプリントが使用できなくなるからです．

　したがってこの治療に入るまでに，シミュレーションなどによって患者さんとの信頼関係を強いものにしておく必要があります．

　それができない場合には，安易に先に進めることは厳に慎まなければなりません．これが下顎スプリントのむずかしいところです．

　一方，上顎にスプリントを使用する場合では，咬合再建のためにレジン充填を下顎に行っても，スプリントの使用は可能です．したがって患者さんからの理解も得やすく，スプリントの調整も簡単にできます．

　しかしこの場合の問題点は，顎関節症の患者さんは，なかなかスプリントから離れることができないということです．いわゆる「スプリント依存症」に陥り，スプリントが辛い顎関節症から自分を守ってくれるお守りとなってしまうのです．

　スプリントから離れられないと，顎関節症の治療がいつまでたっても治癒にいたることができません．下顎スプリントの利点は，そのような患者さんでも一気にスプリントから離れることができることです．

　また下顎スプリントは，夜間だけでなく昼間でも使用が可能で，場合によっては装着したまま食事をすることもできます．24時間の使用によって，顎関節症状の回復は上顎スプリントより早いように感じています．

　上顎スプリントでどうしても改善のみられない患者さんでも下顎スプリントに変えると症状が改善します．さらに下顎スプリントのよい点は，咬合再建処置の状態をすでにそこにみることができるのです．したがって下顎スプリントによって顎関節症の安定をみた患者さんでは，安心して次の第2ステージの治療に移れるのです．しかし患者さんによっては，先にも述べたように非常に不安があるようです．

下顎臼歯咬合面にレジン添加を行ったあと，1週間以内に必ず咬合調整を行う

　下顎臼歯の咬合面に光重合レジンを添加し，完全に咬合調整を行いますが，1週間以内に必ず再調整を行います．レジン添加して1週間後の診査では，顎関節の症状が無症状であっても，咬合には微妙な狂いがみられます．

　それは今までのスプリントの咬合に代わって，今度は歯を介して歯根膜

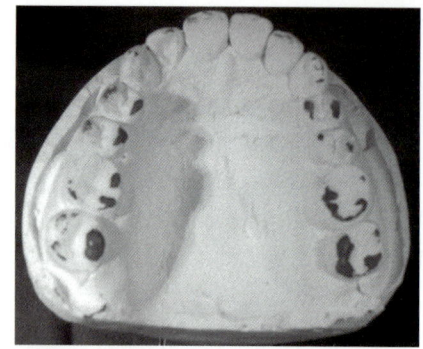

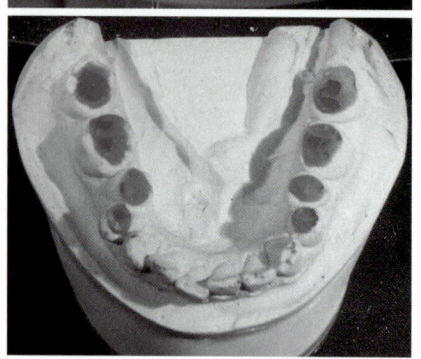

臼歯の治療によって咬合高径低下をきたしたため咬合挙上が必要になりました．

259 咬合再建シミュレーション

による咬合圧負担に変わったためと考えると理解できます．そこで中心位への誘導と咬合調整を再度行います．

この時期になると，咬合の狂いは患者さん自身で判断できるようになっています．この患者さんでは，さらに2週間目に咬合調整を行いました．

このときはほとんど咬合の狂いはなく，顎関節もすっかり落ち着いていました．そこでこのまま3か月間経過をみます．症状によっては，さらに咬合調整をつづけることも必要ですし，またスプリントに戻ることにも躊躇してはいけません．

第2ステージの咬合再建処置で咬合が安定した時点の模型と口腔内写真を図260に示します．

患者さんの咬合が安定し食事が安心してできるようになると，咬合力が大きくなります．その結果，窩洞形成がないままの光重合レジン添加では欠けたり脱落するようになります．その理由は，顎が健康を回復し安心してかめるようになったために咬合力が大きくなり，その結果レジンがはずれやすくなるためです．このような説明で患者さんは納得してくれます．

そしてこまめに破損部分の修復を行いつづけます．患者さんも顎関節症の辛さを忘れ，だんだん咀嚼ができるようになっていることを自覚します．

患者さんの反応を観察すると，初診時には暗くことば数も少なく，治療に対する疑いの気持ちが言動にみられるのですが，症状がとれ苦痛がなくなるにつれて笑顔がみられるようになり，会話も積極的に行えるようになります．

第2ステージの治療に入ってから最低でも3か月以上の経過をみます．そのあいだ顎関節症状の後戻りもなく経過が良好な場合には，最終の第3ステージの治療に入ります．

第3ステージ：咬合再建治療

この治療は永久補綴治療である咬合再建治療になります．

この治療では片顎ずつ一括して行いますが，大切なことは「形成印象から補綴物装着までの1週間前後を，左右の咬合バランスを崩さないように，細心の注意を払う」ことです．

$\overline{7-5}$ または $\overline{7-4}$ を一括して形成しますが，形成後 TEK（仮歯）の咬合調整は，永久補綴物と同じように厳密に咬合調整をします．それは顎関節症を再発させないためであることは，いうまでもありません．

片顎に補綴物を装着したあと，数日から1週間以内に再度咬合調整を行う

そこで咬合バランスをもう一度完全に調整します．その後さらに2～3回の調整が必要になることもあります．

咬合のバランスは，患者さん自身で完全に判断できるようになっているので，患者さんの判断もききながら調整できます．

咬合調整が完了したら，すぐ反対側の治療に入るのではなく，さらに1～2か月ほど経過をみます．そして経過が良好ならば反対側の治療に入ります．

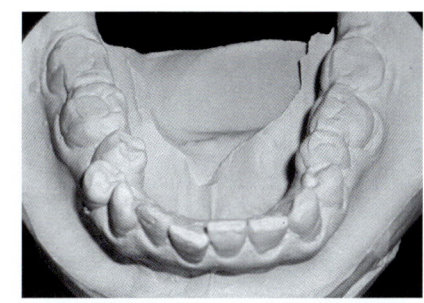

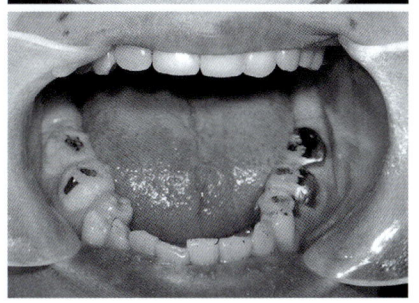

スプリントで安定がはかられたあと，スプリントにかえて $\overline{765|567}$ の咬合面に光重合レジンを添加して咬合様式を変えることを咬合再建処置といいます．

図は $\overline{76|567}$ にレジンを添加し，リンガライズドオクルージョンとグループファンクションの咬合とし，咬合調整の完了した状態です．

260 第2ステージ：咬合再建処置

顎関節症の患者さんにおいて症状が改善し，永久補綴を行ううえで大切なことは，「治療成果を急がないこと，繰り返し咬合調整を厳密に行うこと」です．とくにスプリント療法の第1ステージから，咬合再建処置の第2ステージに入るときは慎重なうえにも慎重さが要求されます．

　性急に第2ステージに入ると顎関節症状が再発し，今度は不思議なことに，なかなか改善がみられないことがあります．また多少なりとも安定した症状が悪化すると患者さんの不満はかえって大きくなります．ここはじっと時間を待つこと，患者さんから治療の催促があるまで待つくらいが，ちょうどいいのです．

　図261に最終の永久補綴が完了した患者さんの模型を示します．永久補綴が完了した患者さんには，6か月に1度の間隔で定期検診を行う必要があります．それ以外でも咬合の狂いを感じたら随時来院してもらうよう話しておくことが大事です．

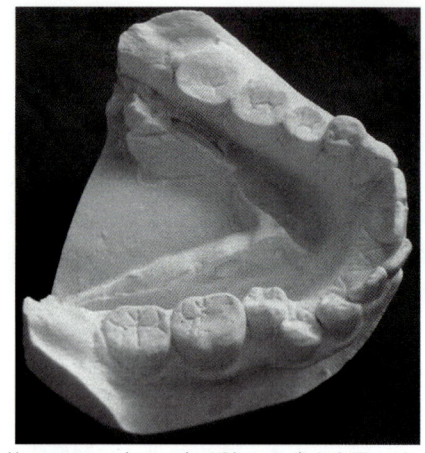

第2ステージでレジン添加した歯を金属などで永久補綴歯とする治療です．
7 6│5 6 7 を 4/5 冠で治療しています．

261 第3ステージ：咬合再建治療

Summary

すべてのケースに適用できる咬合様式

　顎関節症の病態や病因はまだまだ未知なところが多く，専門医のあいだでも意見の統一は得られていません．したがって治療法も確立していないのが現状です．

　この1例で顎関節症の治療をうんぬんするつもりはありません．

　ただ顎関節症の治療にも，著者が提唱するリンガライズドオクルージョンとグループファンクションの咬合様式がスプリントの咬合に用いられ，それで顎関節症が治癒するのです．

　そしてこの咬合様式で永久補綴を行うことによって，その後の顎関節症の再発を永久に防ぐことができるのです．

　そのようなわけで，すべてのケースに適用できる咬合理論，ということを認識していただくために記載しました．

　顎関節症に関しては病因からみた著者独自の分類があります．そして病態や症状による治療法があります．それらについての詳細は，本書の目的と異なるので，ここでは割愛します．

Epilogue
真の理論とは，すべての症例に適用できる理論

　数年前の話になりますが，ローマにあるカトリックの総本山であるバチカンから，ガリレオが1992年に許されて名誉を回復した，という新聞記事がありました．

　今から360年あまり昔，ガリレオが当時信じられていた天動説を否定して，地動説を唱えたことから，宗教裁判にかかり死刑は免れたものの，終身刑を宣告されたのはご存知のとおりです．それがこの時代になって，ようやくカトリックの宗教界として許しを出したということです．宗教界も地動説を認めたということでしょう．

　絶対と信じられていた天動説も，そこに何らかの矛盾が見出されたことによって，その説は真理ではないことが明らかになったのです．

　本書に述べた咀嚼理論は，これまでの咬合理論とは考えをまったく異にしています．天動説と地動説の違いとまで大それたことをいうつもりはありませんが，それに近いほどの理論的相違を感じています．

　これまでの咬合理論は，いわば顎関節の顆路角と歯の咬頭や咬合面の傾斜との調和にあります．そのため顆路角の測定が必要になっています．

　従来の咬合調整とは，顆路角や切歯路角の動きに合わせた下顎の動きを再現し，これに合わせて咬合面を調整しています．いわば「顆路角が主で，咬合面が従となる」考え方です．

　一方，著者の提唱する咀嚼運動は，人類の有する咬耗から，顎の動きの主体はあくまで咬合面にあるとしています．顎関節は咬合面で誘導される動きを障害しないように動いているだけです．そのため顆路角などの測定も顆路角という考え方そのものも必要としていません．

　これを先ほどと同じ主従で表すと，「動きの主は咬合面で，従は顎関節」ということになります．この考え方は，これまでの咬合理論とは大きく異なります．

　そのようなわけで恐れ多くもガリレオの地動説を例えにあげさせていただきました．

　ここでどうしても申しておきたいことがあります．

　著者は，本書で展開した理論によって咀嚼運動が完全に解き明かされたとは考えていません．この理論が真の理論として承認されるには，多くの先生方の臨床での実践にかかっています．そこに1例でも本理論で成立しない症例があれば，著者の提示した理論は真の理論とはいえないのです．

　真の理論とは，多くの歯科医師の理解と，それを臨床の場で実践し，試行錯誤のなかから判断されるものです．そしてその理論は，すべての症例に適用できるものでなければならないのです．決して机上から発信される

ものではありません．

　著者は，この理論を用いてこれまで30年あまりにわたって，あらゆる症例の治療にあたってきましたが，いまだ決定的な矛盾は起きていません．しかしまだ完全ではないと思っています．

　著者と従来の咬合論との違いの1つは，年齢を経た患者さんの平坦化した咬合面を，どのように考えるかという点にあります．このことは冒頭のPrologueでも書きましたが，本理論を展開する出発点になったところです．

　著者は，加齢により適度に平坦化した咬合面を，理想的な咬合面形態であるとするのに反して，従来の咬合理論では否としています．その理由は本文でも記しましたが，咬耗した咬合面では咬合破壊につながるからと考えているからです．従来の考えに従うと，咬耗した咬合面は修復する必要が生じます．

　この考えで，冒頭に紹介した80歳の患者さんについてもう一度考えてみましょう．患者さんは6の歯髄炎で来院しました．それまで7の抜歯以外，今日までまったく臼歯部の治療は行われていませんでした．そして数十年の咬耗によって，このような咬合面が形づくられてきました．

　この患者さんは6の歯髄炎さえ起こらなければ，その歯を治療することもなく，なに不自由なく咀嚼機能を営んでいけたのです．

　ドーソンによると，生理的に咬耗した歯には修復の必要のないものがあると述べています．その一方で，咬耗した歯は治療の必要があるともいっています．

　それでは咬耗した咬合面を修復しなければならないのは，どんな場合でしょうか．そのことについてドーソンは明確な回答を示していません．

　この点について著者は長年悩んできました．そして到達した結論は，咬耗した咬合面は咬合力学的にきわめて理想的な形態であるということです．その結果，咬合はリンガライズドオクルージョンとグループファンクションに帰結するのです．

　次に，それでは咬合面傾斜角度は，いったい何のために存在するかという疑問が浮かびます．そのことについてはPart 1とPart 2で述べたとおりです．

　さらなる疑問は，咬合について天然歯と義歯とで考え方が異なることです．

　以前パラリンピックのテレビ放送で短距離走の競技をみていたときのことです．足を失った選手の義足が，走るためのものと，そうでないときのもので異なることを知りました．

　それはなぜでしょうか．求める機能が異なるからでしょうか．

　そうではありません．それは義足が未完成だからです．本来は1つの義足で，すべての機能をはたせるのが真に完成された人工臓器といえます．

　あるときこんな患者さんに遭遇しました．会話をするときの義歯と食事をするときの義歯が異なっているのです．会話と咀嚼という機能について

1つの義歯で兼ねることができないのでしょうか．

　実は，それどころか正しい咬合の具体的な基準すらできていないのです．正しい咬合とは，咀嚼理論から導かれるものなのです．咀嚼運動が1つの理論に集約されると，そこから咀嚼を客観評価する「ものさし」ができるのです．そしてすべての症例に，理論に基づく治療法が確立するはずです．現時点では，このものさしは存在せず，装着された歯冠修復物や義歯による咀嚼機能の評価は患者さん任せです．

　若い歯科医師たちと話をしていますと，陶材冠のような個々の歯はよいが，全部床義歯は苦手という方の多いことを知りました．江戸時代には，大工を初めとして，いろいろな職業に名人といわれた職人がいたように，現在でも義歯の名人といわれる歯科医師が存在します．しかし現代の歯科治療で，ごく普通の治療である義歯の製作に技術差があってはならないと思っています．
　とはいうものの歯科医師も一人の人間です．個人の能力や技術には差のあることも事実です．この格差を極力小さくする唯一の方法は，咀嚼という機能をはかる「ものさし」をもつことです．

　陶材冠のような個々の歯と義歯を安定させる咬合は，これまで述べたようにまったく同一です．従来の理論では，それが異なるものであると考えるところに，咀嚼理論を展開するうえで大きな誤りを犯してきたのではないでしょうか．
　咀嚼という1つの機能においては天然歯も義歯も変わりありません．その機能を支配する理論は1つしかありません．そして「その理論はむずかしいものではなく，ごく単純なもの」ではないでしょうか．それが冒頭で記したアインシュタインのことばであり，自然の営みである咀嚼機能の解明における究極の回答につながるものと考えます．

参考文献

1) Christensen C.：*The Problem of The Bite, Dent Cosmos*, 47：1184-1195, 1905
2) Monson G. S.：Occlusion as applied to crown and bridge-work, *The Journal of the National Dental Association*, 7（5）：399-413, 1920
3) McCollum B. B.：Factors That Make The Mouth And Vital Organ, *J. Amm. Dent. Ass.*, 14：1261-1271, 1927
4) Schuyler C. H.：Fundamental Principles in the correction of occlusal disharmony, natural and artificial, *J. Am. Dent. Ass.*, 22：1193-1202, 1935
5) Costen J. B.：Some Features of the mandibular articulation as it pertains to medical diagnosis, especially in otolaryngology, *J. Am. Dent.*, 24：1507-1511, 1937
6) Payne S. H.：A Posterior Set-Up to Meet Individual Requirements, *The Dental Digest*, 47：20-22, 1941
7) D'Amico A., 保母須弥 ほか監訳：犬歯誘導の起源, 書林, 1958
8) 岩沢忠正：健全乳歯の交換時期順序と不正咬合発生の関係について 第2編, 継承歯の不正発生について, 日本矯正歯科学会誌, 19（1）：1-21, 1960
9) McCollum B. B.：The Mandibular Hinge Axis and a Method of Locating it, *J. Pros. Den.*, 10：3, 1960
10) Stallard H.：Elimination Tooth Guidance in Natural Dentitions, *J. Pros. Den.*, 11（3）：474-479, 1961
11) Worth H, M,：Principles and Practice of Oral Radiologic Interpretation, Year Book Medical Pub. 1963
12) Glickman I.：Inflammation and Trauma from Occlusion, Co-Destruction Factors in Chronic Periodontal Disease, *J. Periodontol.*, 34：5-9, 1963
13) 上條雍彦：口腔解剖学 1 骨学, アナトーム社, 1966
14) 上條雍彦：口腔解剖学 2 筋学, アナトーム社, 1966
15) Pound E.：Utilizing speech to simplify a personalized denture service, *J. Prosth. Dent.*, 24（6）：586-600, 1970
16) 阿部晴彦：総義歯と Bladed Metal teeth, 補綴, 87-108, 1971
17) 関根 弘 ほか編：歯界展望別冊 パーシャルデンチャーの設計, 1971
18) 石原寿郎 ほか：臨床家のためのオクルージョン―石原咬合論―, 医歯薬出版, 1972
19) Ramfjord S. P. et al., 覚道 幸雄 ほか訳：オクルージョン 咬合治療の理論と臨床, 医歯薬出版, 1973
20) 川添堯彬 編：咬合, 診断・治療のために, 補綴臨床別冊, 医歯薬出版, 1974
21) Lauritzen A. G., 青木秀夫 ほか訳：Atlas 咬合分析の臨床, 医歯薬出版, 1974
22) 日本歯科医学会 編：学術用語集 歯学編, 口腔保険協会, 1975
23) Stafne E. C. et al.：Oral Roentgenographic Diagnosis, Fourth edition, Sanders, 1975
24) Dawson P. E., 下総高次 監訳：オクルージョンの臨床, 医歯薬出版, 1976
25) Thomas P. K., 舘野 常司 訳：ナソロジカルオクルージョン, 書林, 1977
26) 上村修三郎 ほか：顎関節疾患に関するX線診断学的研究, 顎関節症における関節の形態変化について, 歯科放射線, 19：224-237, 1979
27) Waerhaug J.：The infrabony pocket and its relationship to trauma from occlusion and subgingival plaque, *Journal of Periodontology*, 50：355-365, 1979
28) 日置 誠：オーストラリア原住民と Begg technique, 歯界展望, 54：673-682, 1979
29) 井上直彦：鎌倉時代の歯科疾患, 歯界展望, 56：1009-1018, 1980
30) 井上直彦：歴史時代における咬合の退化, 歯界展望, 56：435-444, 1980
31) 羽賀通夫：咬合学入門, 医歯薬出版, 1980
32) 井上直彦：古人骨にみられるう蝕から, *Quintessence Journal*, 4：71-80, 1981
33) 須賀昭一 ほか：特集 歯槽骨を考える（上）, 歯界展望, 61（5）：839-884, 1983
34) 三浦不二夫 ほか：歯槽骨を考える（下）, 歯界展望, 61（7）：1231-1278, 1983
35) 岩坪玲子：ヒマラヤ診療旅行, 中央公論社, 1984
36) 林 都志夫：無歯顎補綴―私はこう考える, 歯界展望, 64（2）：269-273, 1984
37) McCarroll R. et al.：Relationship of electromyographic parameters in jaw dysfunction patient classified according to Helkimo's index, *J. Oral. Rehabil*, 11：521-527, 1984
38) 五十嵐孝義 ほか編：図解 咬合の基礎知識, 歯科技工別冊, 医歯薬出版, 1984
39) 大西正俊：顎関節異常, 下顎頭形態の変化と適応についての検索, 日本歯科医師会雑誌, 41（8）：27-34, 1985
40) 養老孟司：中枢は末梢の奴隷, 鴎出版, 1985
41) Bell W. E.：Temporomandibular Disorders Second edition, Year BookMedicalPub., 1986
42) 井出吉信 ほか：顎堤のX線像, ザ・クインテッセンス, 5（11）：19-49, 1986
43) 松本直之 ほか：新しい半調節性咬合器 LL-85 について, その1 調節機構, 補綴臨床, 19（1）：99-110, 1986
44) 平沼謙二 ほか：新しい半調節性咬合器 LL-85 について, その2 有歯顎臨床への応用, 補綴臨床, 19（3）：307-317, 1986
45) 西浦 恂 ほか：新しい半調節性咬合器 LL-85 について, その3 無歯顎症例への応用, 補綴臨床, 19（4）：457-466, 1986
46) 古田 浩 ほか：若年発症顎関節症の臨床研究, 日本口腔外科学会雑誌, 3（2）：257-263, 1987
47) Woodforde J., 森 隆 訳：エピソードでつづる義歯の歴史, 口腔保険協会, 1988
48) 羽賀通夫：顎運動の研究期, 歯界展望, 71（5）：1267-1270, 1988
49) 羽賀通夫：ニュー・センチュリー, 歯界展望, 71（6）：1509-1512, 1988
50) 矢崎 武 ほか：歯の老化と寿命を再考する, 月刊保団連, 6（282）：37-42, 1988

51）日本小児歯科学会：日本人小児における乳歯・永久歯の萌出時期に関する調査研究，小児歯科学会雑誌，26（1）：1-18，1988
52）矢崎　武　ほか：歯の老化と寿命を再考する，月刊保団連，283：37-43，1988
53）水谷　紘　ほか編：犬歯，日本歯科評論社，1989
54）藍　稔　ほか編：咬合を考え臨床にどう生かすか，補綴臨床別冊，医歯薬出版，1989
55）Lindhe，岡本　浩　監訳：Lindhe 臨床歯周病学 第2版，医歯薬出版，1989
56）歯科医学大事典，医歯薬出版，1989
57）志賀　博　ほか：咀嚼運動の分析による咀嚼機能の客観的評価に関する研究，補綴誌，34：1112-1126，1990
58）佐藤貞雄　監修：機能咬合のリコンストラクション，クインテッセンス出版，1990
59）埴原和郎：日本人の形成史─顔を中心として─，日本歯科医師会雑誌，42（10）：13-20，1990
60）須賀昭一　編：図説齲蝕学，医歯薬出版，1990
61）Ash M.M.，小林　茂夫　監訳：ホイーラーの歯の解剖・生理・咬合学 第6版，西村書店，1990
62）石岡　靖　ほか編：顎口腔機能分析の基礎とその応用，デンタルダイヤモンド社，1991
63）加藤吉昭：装着総義歯の13年後における観察，デンタルダイヤモンド，4：140-143，1991
64）NHKアインシュタインプロジェクト：アインシュタインロマン，1〜6，日本放送出版協会，1991
65）顎関節症：暮らしと健康，1，2，3月号，1991
66）Dawson P. E.，丸山剛郎　監訳：オクルージョンの臨床 第2版，医歯薬出版，1993
67）山内　厚：すれ違い咬合にコーヌスクローネで対応した1症例に学ぶ，デンタルダイヤモンド，11：134-140，1993
68）Kraus S. L.：Temporomandibular Disorders, Second edition, Churchill Livingston, 1994
69）片山　仁　ほか：骨・関節のMRI，南江堂，1994
70）矢崎秀昭：矢崎正方の総義歯に学ぶ，医歯薬出版，1995
71）川原田幸三　ほか：開業医のための総義歯臨床補綴，ケイ ケイ デンタルサービス，1996
72）長谷川成男　ほか監修：臨床咬合学辞典，医歯薬出版，1997
73）大藤芳樹：自然挺出の臨床応用，日本歯科評論，653：163-175，1997
74）McNeill C.：History and evolution of TMD concept, OS. OM. OP., 83（1）：51-60, 1997
75）小川陽一：クローズドロック患者における基本運動時の外側翼突筋（上下頭）の筋電図学的特徴，歯科医学，60：141-151，1997
76）日高喜一郎　ほか：HIP平面の変化と補綴臨床における有用性，歯界展望，89：6，1997
77）渡辺宣孝　ほか：レジン床局部義歯をどう作るか，デンタルダイヤモンド，5：28-46，1997
78）藤田和也：顎関節症─生理的咬合の判定基準─，デンタルフォーラム，1997
79）榎本昭二　ほか：顎関節症の診断と治療，医歯薬出版，1998
80）中村嘉男　ほか編：基礎歯科生理学 第3版，医歯薬出版，1998
81）Williams J. K. et al.，髙田健治　監訳：わかる矯正歯科治療─固定式矯正装置の原理と応用─，メデジットコーポレーション，1998
82）坂井正彦　ほか：誌上シンポジューム，最近の日本人の顎は小さくなっているのか，日本歯科評論，October，672：49-97，1998
83）平場勝成：外側翼突筋上頭・下頭の関節頭ならびに円板の運動に対する相反的割─円板前方転位の発生メカニズムに関する仮説─，補綴臨床，31：611-623，医歯薬出版，1998
84）林　治幸：包括的歯科治療へのアプローチ，砂書房，1998
85）Williamus J. K. et al.，髙田健治　監訳：わかる矯正歯科治療─固定式矯正装置の原理と応用，メデジットコーポレーション，1998
86）小出　馨　ほか：顎口腔機能学の夜明け ─補綴物の形態は何を基準に決定されるのか─，歯科技工，26（1）：29-60，1998
87）Glossary of Prosthodontic Terms（7），J. P. D., 81（1）：39-110, 1999
88）横塚繁雄　ほか：やさしい接着のはなし，医歯薬出版，1999
89）小谷野潔　ほか編：目で見る咬合の基礎知識，歯科技工別冊，医歯薬出版，2002
90）柏田聡明：コンポジットレジンを用いた新しい「歯台築造を伴う歯冠補綴」の考え方とその実際，接着歯学，18（1）：51-62，2000
91）染谷成一郎　ほか：スペシャルシンポジューム 人工歯の選択と排列を考える，デンタルダイヤモンド，7：31-55，2000
92）小出　馨　ほか：咬合器をつかいこなすために，─咬合器の理論と実践─，歯科技工，28，2，4，6，8，10，12号別冊，2000
93）森本俊文　ほか編：顎関節入門，医歯薬出版，2001
94）山内和夫：やってみよう矯正歯科治療，医歯薬出版，2001
95）小出　馨　ほか：図解 咬合採得，補綴臨床別冊，医歯薬出版，2001
96）原島　博：顔を科学する，日本歯科医師会雑誌，54（10）：17-24，2002
97）藍　稔：補綴臨床に必要な顎口腔の基礎知識，学建書院，2002
98）大西正俊　ほか監：顎関節症，日本顎関節学会編，永末書店，2003
99）Okeson J. P.：Temporomandibular Disorders and Occlusion, 5 th ed., Mosby, 2003
100）松下　寛：これならできる明快総義歯作り，砂書房，2003
101）全国歯科衛生士教育協議会 編：口腔衛生学・歯科衛生統計，医歯薬出版，2003
102）髙木　實：口腔の構造と機能，医歯薬出版，2004
103）加藤　均　ほか：咀嚼時に適切に機能する歯冠修復のための咬合面の形成法"主機能部位"の設計と製作，歯科技工，32（1）：25-53，2004
104）矢崎秀昭：咬座印象法による総義歯の臨床，医歯薬出版，2004
105）小谷野　潔　ほか：入門咬合学，補綴臨床，医歯薬出版，2005
106）佐藤貞雄　ほか：特集 ストレスと咬合 ─咬合医学の提言─，日本歯科評論，65（8）：53-90，2005
107）Glossary of Prosthodontic Terms（8），J. P. D., 94（1）：10-94, 2005

108）福本　忍：咬合調整と咬合検査用フィルムの臨床的活用―粘膜負担義歯―，日本歯科医師会雑誌，58（9）：6-15，2005
109）中村嘉男：咀嚼する脳 ―咀嚼運動をコントロールする脳・神経の仕組み―，医歯薬出版，2005
110）三井　誠：人類進化の700万年 書き換えられる「ヒトの起源」，講談社現代新書，2005
111）坂東永一 ほか：チェアサイドでの咀嚼・顎運動検査，日本歯科医師会雑誌，57（11）：23-33，2005
112）永久歯の抜歯原因調査報告書，財団法人8020推進財団，2005
113）森本俊文 監修：口腔の生理からどうしてを解く，デンタルダイヤモンド，2006
114）飯塚哲夫：矯正歯科の基礎知識，永末書店，2006
115）市川哲雄 編：入門無歯顎補綴治療，医歯薬出版，2006
116）野田隆夫：咬合性外傷の早期診断と治療法，クインテッセンス出版，2006
117）亀田　晃 ほか：矯正歯科 トラブルの法則，クインテッセンス出版，2006
118）Dawson P. E.：Functional Occlusion, Mosby, 2007
119）佐々木啓一 ほか：生体本位の実践　咬合技工，医歯薬出版，2007
120）諏訪兼治：「中心位はどこ」生きた咬合をトレースする，歯科技工，35（4）：506-515，2007
121）中村健太郎：なぜ「力」を読むことが必要なのか，歯界展望，109（1）：161-176，2007
122）佐藤貞雄：ブラキシズムと口腔疾患，ブラキシズムから歯を守れるか，日本歯科医師会雑誌，60（12）：29-39，2008
123）小畠郁夫 監修：進化論の不思議と謎，日本文芸社，2008
124）中沢勝宏：顎関節症 治療するときいないとき，デンタルダイヤモンド社，2008
125）海野宣男：ガリレオの驚きから400年，月刊保団連，975：57-60，2008
126）Zarb G. A. et al., 田中久敏 ほか監訳：バウチャー無歯顎患者の補綴治療，原著12版，医歯薬出版，2008
127）小林義典：睡眠中の歯ぎしり「ブラキシズム」に注意，ヘルシーダイヤモンド，ダイヤモンド健康マガジン，7：2-3，2008
128）ヘルスネット，歯の健康：歯の喪失の原因，http://www.e-healthnet.mhlw.go.jp/information/teeth/h-04-002.html
129）朝田芳信 ほか編：歯列・咬合の発育，医歯薬出版，2009
130）古屋良一 ほか，日本顎口腔機能学会編：よくわかる顎口腔機能，医歯薬出版，2005
131）塩田博文：義歯作りの法則，砂書房，2002

索　引

人名

アインシュタイン……………………1
飯塚哲夫……………………………129
石原寿郎……………………………84
井上直彦……………………………6
ウェルハウグ………………………40
ウッドフォード……………………125
大西正俊……………………………64
柏田總明……………………………25
加藤吉昭……………………………193
ガリオ………………………………201
ガリレオ……………………………213
川原田幸三…………………………137
ギージー…………………17, 134, 201
グリックマン………………………40
小出 馨………………………72, 95
河野正司……………………………84
コステン………………………29, 114
志賀 博……………………………138
スカイラー…………………………143
スタラート…………………………91
スチュアート…………………180, 201
スノー………………………………201
ソーシン……………………………87
ドーソン……68, 69, 74, 76, 139, 143, 177, 214
ノストラダムス……………………152
パウンド………………………17, 85
林 都志夫…………………………101
日置 誠……………………………6
ペイン………………………………85
ボンウィル…………………………201
マッカラム…………………………91
松下 寛……………………………96
森 隆………………………………125
モンソン……………………………42
矢崎正方……………………………84
養老孟司………………………40, 58
ルシア………………………………76
レービン………………………87, 193
ローリッツェン……………………112
脇坂 聡……………………………11

あ行

アタッチメント……………………126
アダプタブル咬合器………………201
圧受容器……………18, 54, 130, 159
アデノイド…………………………40
アブフラクション……………38, 161
アボリジニ…………………………6
アポロ計画…………………………49
アメリカ歯科補綴用語集…………66
アレルギー…………………………118
安静空隙………………70, 95, 147
安静空隙幅…………………………71
安静時顎位（下顎安静位）………67
アンテリアガイダンス……8, 139, 177, 201
アンレー……………………………102

インサイザルピン…………………198
インフォームドコンセント……164, 196
インプラント治療…………………134

ウィリス法…………………………95
ウィルソンの彎曲……………30, 44, 96
　　理想的なウィルソンの彎曲…98

エナメル破折………………………165
延長ブリッジ………………………123

応力…………………………………24
オーバージェット…………………107
オープンバイト……………………107
オーラルリハビリテーション……84
オトガイ舌骨筋…………………45, 57
オトガイ法…………………………76
オトガイ誘導法……………………77

か行

カーボランダムポイント…………185
開口位………………………………70
開口運動……………………………60
外側靭帯………………………56, 60
外側翼突筋……………………56, 57
下顎安静位………48, 67, 70, 94, 147, 195
　　得るための体位………………67
下顎窩………………………………56
下顎スタビリゼーション型スプリント…31
下顎スプリント……………………208
　　利点…………………………210
下顎前突症…………………………108
下顎頭………………………………56
　　骨変化………………………63
顎位（正しい）……………………147
顎間距離………………………44, 59
顎関節…………………………56, 63
顎関節症………29, 61, 112, 170, 191, 207
　　治療…………………………207
顎関節症状…………………………34
顎機能の発達………………………191
顎舌骨筋………………………45, 57
顎二腹筋………………………45, 57
攪拌運動……………………………138

カスピッドプロテクティッド
　　オクルージョン………………141
片持ち梁……………………………126
化膿性炎症…………………………37
かみ合わせ……3, 93, 103, 107, 158
　　調整…………………………177
ガリオ咬合器………………………201
カルバニー電流……………………118
加齢…………………………………118
加齢現象……………………………25
顆路角………………………………213
顆路傾斜角度………………………7
顆路描記法…………………………201
感覚受容器…………………………87
関節包………………………………56
カンペル平面………46, 115, 197, 201

ギージーの平均値咬合器
　　（ジンプレックス OU）……101
義歯床の沈下………………………193
義足…………………………………214
杵と臼………………………………137
機能咬頭……………………………89
機能的中心位………………………67
逆ウィルソンの彎曲……45, 169, 174
逆スピーの彎曲……………………169
近心傾斜………………………44, 50
筋肉のスパズム……………………78

くいしばり……38, 175, 190, 191, 203
クサビ作用…………………………102
グラスアイオノマーセメント……26
クラック………………………38, 161
クリステンセン現象………………42
クリッキング………………………207
グループファンクション……99, 143, 148
グループファンクション
　　オクルージョン………………141, 144
クローズドロック…………………207

頸突下顎靭帯………………………60
犬歯誘導……………………………141
原子力発電…………………………35

咬筋…………………………………45, 57
口腔習癖……………………………191
口腔保健管理………………………155
咬合…………………………………3
　　安定……………………………116
　　メカニズム……………………44
　　狂い………………30, 64, 74, 79
　　一過性の咬合の狂い…………112

診査……………………181
　　長期安定……………117
　　変異…………………191
咬合圧………………………7
　　負担…………………167
　　負担形式…………126,164
咬合異常………………33,147,158
咬合器………………………201
咬合器上での咬合診査………196
咬合挙上……………………71
咬合高径………………13,118,122
　　維持と咬合の安定……114
　　確立…………………110
　　基本…………………93
　　急激な低下…………61
　　挙上…………………62
　　決定…………………122
　　正しい咬合高径……96
　　低下………………29,172
　　変化…………………120
咬合再建……………………84
　　シミュレーション……196,210
　　処置………………171,205,209
　　治療………………174,211
咬合再建法…………………84
咬合採得…………47,75,94,96,198
咬合紙………………………185
　　ホルダー……………195
咬合小面学説………………17
咬合診……………………186,187
咬合診査…………………79,209
咬合性外傷………30,40,126,147,158,163
　　第1次症状…………37
　　第2次症状…………37
　　発生メカニズム……36
咬合接触…………………148,181
咬合接触圧…………………103
咬合調整……………………177
　　手順…………………186
咬合痛…………37,124,159,164,167,183
咬合低位……………………164
咬合破壊…………………118,176
咬合病…………………88,106
咬合平面………………2,13,115,122,148
　　形成…………………11
　　測定基準板…………47
　　レベル……………46,148
咬合ベクトル………………15,18
咬合面………………………59
　　意義…………………16
　　傾斜角度…………7,9,15,143
　　形態…………………23
咬合様式………………141,148,203
咬合力………………………83,114
咬合理論………1,3,85,91,134,213
咬合彎曲……………………42

交叉咬合……………………159
咬頭干渉…………………161,184
咬頭傾斜角…………………143
咬頭破折……………………160
後方指導要素………………139
咬耗……………6,21,29,64,117,153,165,189
咬耗不全………………3,146,149,153
コーヌスデンチャー……123,126
股関節………………………56,82
ゴシックアーチ……………75
骨改造現象…………………166
骨芽細胞……………………36,38
骨粗しょう症………………120
骨破壊………………………36
骨密度………………………157
孤立歯………………………125
コンタクトゲージ…………23
コンタクトポイント………53,55
根治療法……………………206

さ行

再生機能……………………36
最大咬合接触………………67
暫間固定……………………168
暫間補綴……………………122

歯冠破折……………………23,31
軸学説………………………17,201
ジグ法………………………76
歯根吸収……………………166
歯根破折……………………24
　　天然歯の歯根破折……27
歯根膜………………………193
　　厚さ…………………193
　　沈下量………………193
歯根膜靭帯線維……………54
歯周疾患…………………37,103
　　前駆疾患……………41
　　病因…………………40
矢状顆路角………………84,197,201
視診…………………………186
歯髄感染……………………192
歯槽骨の萎縮………………120
膝関節………………………56,82
歯肉腫脹……………………38
歯肉の腫脹と出血…………167
シャーピー線維……………117
自由度………………………68
上顎スプリント……………210
上顎中切歯切縁……………46
食事時間……………………132
触診…………………………186
食品グリップ………………32
食片圧入………………21,52,161
食塊のグリップ……………12
自力開口……………………207

人工臓器……………………214
審美的要因…………………146

垂直的自由度………………70,148,171
　　推測…………………72
垂直ベクトル………………16,18,24
水平位誘導法………………78
水平的自由度………………69,148
スタビリゼーション型スプリント……88,208
スチュアート咬合器………201
ストレス…………………131,191
スピーの彎曲………………43,96
　　理想的なスピーの彎曲……97
スピルウェイ………………32
スプリットキャスト法……198
スプリント……………62,68,171,203
　　厚さ…………………62
　　依存症………………210
　　効果…………………98
　　療法…………………208
スリーピングセル…………152
すりつぶし運動………………14,135
すりつぶし様運動………15,137,149

生活習慣病…………………130
正常咬合……………………145
　　維持基準……………149
　　具体的基準…………145
　　静的基準……………147
　　動的基準……………148
　　目的…………………146
正中離開……………………172
生理的咬耗………………3,31,154
切歯路角………………140,201,213
絶対的中心位………………67
接着強度……………………26
舌面板……………………204,206
線維芽細胞…………………54
全運動軸……………………84,106
前歯ガイド…………………140
前歯の役割…………………139
全調節性咬合器……………180
前突…………………………172
セントリックストップ……62,108
前方滑走運動………………143
前方クリステンセン現象……43,197
前方指導要素………………139

早期接触…………………184,207
側頭筋………………………57
側方滑走運動………………59
　　役割…………………138
側方顆路角………………84,197,201
側方クリステンセン現象
　　　　　　　43,45,91,100,197
側方限界運動………………59

側方ベクトル	16, 18, 24, 143, 169
大きさ	19
比較	86
咀嚼	130, 133
回数	132, 157
機能	146
サイクル	132
理論	3, 213
咀嚼運動	15, 82, 134, 137, 148
理論	150
咀嚼筋	34
収縮力	34
発育	34

た行

対症療法	206
タッピング	168
弾性率	25, 26
チェックバイト	194, 209
記録	194
チェックバイト材	195
チェックバイト法	79
知覚過敏	37, 124
地動説	213
緻密性骨炎	27, 192
中心位	14, 34, 66, 76, 147
自由性	69, 143
中心咬合位	14, 34, 67, 70, 147
蝶形下顎靱帯	60
聴診	186, 187
沈下度	180
低位咬合位	70
ディープオーバーバイト	142
挺出	53, 162, 176
挺出歯	48
てこの原理	126
天動説	213
トゥルーバイト咬合器	201
ドーソンテクニック	76
トリガー	39, 175, 205
トレーシングライン	92

な行

内側翼突筋	45, 57
ナイトガード	140
ナソスコープ	201
ナソロジー	17, 84, 91, 113, 201
粘膜の厚さ	193

は行

歯	33
ガイド	106
喪失	154
微少移動	34
歯ぎしり	38, 175, 190, 203
原因	39
防止	204
破骨機転	167
破骨細胞	36, 38
破砕運動	14, 18, 135, 138
鋏状咬合	108
発育バランス	110
バッカライズドオクルージョン	83, 89, 103, 169, 170, 203
ハノウH咬合器	201
バランスドオクルージョン	49, 100, 143, 144
反射サイクル	19
反対咬合	107
パントグラフ	2, 8, 91, 92, 180, 201
ピエゾ電位	36
非作業側	49, 91
非生理的咬耗	3, 45, 153, 165, 174
ヒポクラテス変法	77
ヒンジアキシス	84, 91
ファイバーコア	25
フィードバック	20
フィードバック機構	18
ブーツポンティック	124, 127
フェイスボウ	194, 201
フェイスボウトランスファー	197
不正咬合	128
プラーク	40
ブラキシズム	34, 141, 203
フランクフルト平面	197, 201
フリーエナメル	31, 166, 189
不良姿勢	191
ブルー法	95
フルバランスドオクルージョン	91, 141, 143
プロビジョナルレストレーション	122
文明病	65
平衡側	49
ベクトル咬合理論	3, 150
ベネット運動	59, 92, 100, 197
ベネット角	59
変形性関節症	63
片側性均衡	59, 84, 99, 144, 188
成立	144
扁桃腺	40
ポイントセントリック	70, 91, 143
防御機構	192
放射線治療	152
萌出完了	32
頬杖	191
ポステリアガイダンス	8, 139, 197
ポステリオブレードティース	87
骨のリモデリング	16
ボンウィル咬合器	201

ま行

埋入	120
マックグレンの方法	96
無縫冠	28
メタルコア	24, 102
メロット	28
モーメント	19, 89, 99, 126, 182
問診	186, 187
モンソン球面	2, 93
モンソンの8インチ球面	42, 115

や行

矢崎式咬合器	84
よくかむこと	130
よくかめること	130

ら行

リベース	126
リマウント	180, 198
リモデリング	36
両側性均衡（バランスドオクルージョン）	49, 100, 144
リンガライズドオクルージョン	17, 21, 39, 83, 85, 86, 89, 98, 143, 148
リンガルブレードティース	87, 193
隣接面	23, 51
レトロモラーパッド	46
老化現象	146
蝋堤	48
ロングセントリック	69, 71, 135, 143

わ行

ワイドセントリック	71, 135, 143

＊

BULLの法則	184
DIOP	112
GPT-5	66
GPT-8	66, 99, 133, 144
HIP平面	197
LIOP	112
MIOP	112
MUDLの法則	184
PMTC	155
TIOP	112

著者紹介

丹羽克味 (にわかつみ)

1965 年	東京歯科大学卒業
1969 年	東京歯科大学大学院修了
1971 年	東京歯科大学助教授
1974 年	明海大学歯学部助教授
1988 年	奥羽大学歯学部教授
1996 年	フジ写真フィルム東京本社保健センター歯科医長
1999 年	東京都にて開業
2005 年	亀田総合病院歯科センター臨床部顧問
2007 年	明海大学歯学部非常勤講師

田島基紀 (たじまもとのり)

1969 年	東京歯科大学卒業
1969 年	鹿児島大学医学部口腔外科助手
1972 年	宮崎市にて開業
1980 年	宮崎県地域保健活動推進協議会理事

咀嚼・咬合論

2008 年 11 月 20 日　第 1 版第 1 刷発行
2009 年 9 月 1 日　第 1 版第 2 刷発行

著　者　丹羽　克味
　　　　田島　基紀
発行者　木村　勝子
発行所　株式会社 学建書院
〒113-0033　東京都文京区本郷 2-13-13　本郷七番館 1F
TEL（03）3816-3888
FAX（03）3814-6679
http://www.gakkenshoin.co.jp
印刷製本　三報社印刷㈱

©Katsumi Niwa, Motonori Tajima, 2008 ［検印廃止］

JCOPY 〈㈳出版者著作権管理機構　委託出版物〉
本書の無断複写は著作権法上での例外を除き禁じられています．複写される場合は，そのつど事前に，㈳出版者著作権管理機構（電話 03-3513-6969，FAX 03-3513-6979）の許諾を得てください．

ISBN978-4-7624-0667-6